全国高职高专院校药学类专业核心教材

药学文献检索

（供药学类、中药学类、药品与医疗器械类专业用）

主　编　贾文雅

副主编　李　琪　姜云莉　李静华

编　者　（以姓氏笔画为序）

刘　悦（天津生物工程职业技术学院）

许惠惠（山西药科职业学院）

杨延音（重庆医药高等专科学校）

李　琪（山东医药技师学院）

李静华（乐山职业技术学院）

张　波（重庆三峡医药高等专科学校）

姜云莉（山西药科职业学院）

贾文雅（山西药科职业学院）

中国健康传媒集团

中国医药科技出版社

内容提要

本教材是"全国高职高专院校药学类专业核心教材"之一,系根据高等职业教育教学标准的要求,以高等职业院校药学类专业人才培养目标为依据编写而成。内容涵盖9个项目,包括总论、现代图书馆文献信息利用、网络免费药学学术信息检索及搜索引擎、药学参考工具书、计算机检索、药学文献数据库检索与利用、特种文献信息检索、学术性资源信息管理与利用、药学文献写作。具有内容条理清晰、突出创新、实用性强等特点。本教材为书网融合教材,即纸质教材有机融合电子教材、教学配套资源(PPT、微课、视频、图片等)、题库系统、数字化教学服务(在线教学、在线作业、在线考试),使教学资源更加多样化、立体化。

本教材可供全国高职高专院校药学类、中药学类、药品与医疗器械类专业使用。

图书在版编目(CIP)数据

药学文献检索/贾文雅主编 . —北京:中国医药科技出版社,2022.5

全国高职高专院校药学类专业核心教材

ISBN 978 – 7 – 5214 – 3093 – 6

Ⅰ.①药⋯　Ⅱ.①贾⋯　Ⅲ.①药物学 – 信息检索 – 高等职业教育 – 教材　Ⅳ.①R – 058

中国版本图书馆 CIP 数据核字(2022)第 037177 号

美术编辑　陈君杞

版式设计　友全图文

出版　**中国健康传媒集团** | 中国医药科技出版社

地址　北京市海淀区文慧园北路甲 22 号

邮编　100082

电话　发行:010 – 62227427　邮购:010 – 62236938

网址　www.cmstp.com

规格　889mm × 1194mm $^1/_{16}$

印张　12 $^3/_4$

字数　327 千字

版次　2022 年 5 月第 1 版

印次　2022 年 5 月第 1 次印刷

印刷　北京市密东印刷有限公司

经销　全国各地新华书店

书号　ISBN 978 – 7 – 5214 – 3093 – 6

定价　38.00 元

获取新书信息、投稿、为图书纠错,请扫码联系我们。

为了贯彻党的十九大精神，落实国务院《国家职业教育改革实施方案》文件精神，将"落实立德树人根本任务，发展素质教育"的战略部署要求贯穿教材编写全过程，充分体现教材育人功能，深入推动教学教材改革，中国医药科技出版社在院校调研的基础上，于2020年启动"全国高职高专院校护理类、药学类专业核心教材"的编写工作。在教育部、国家药品监督管理局的领导和指导下，在本套教材建设指导委员会和评审委员会等专家的指导和顶层设计下，根据教育部《职业教育专业目录（2021年）》要求，中国医药科技出版社组织全国高职高专院校及其附属机构历时1年精心编撰，现该套教材即将付梓出版。

本套教材包括护理类专业教材共计32门，主要供全国高职高专院校护理、助产专业教学使用；药学类专业教材33门，主要供药学类、中药学类、药品与医疗器械类专业师生教学使用。其中，为适应教学改革需要，部分教材建设为活页式教材。本套教材定位清晰、特色鲜明，主要体现在以下几个方面。

1. 体现职业核心能力培养，落实立德树人

教材应将价值塑造、知识传授和能力培养三者融为一体，融入思想道德教育、文化知识教育、社会实践教育，落实思想政治工作贯穿教育教学全过程。通过优化模块，精选内容，着力培养学生职业核心能力，同时融入企业忠诚度、责任心、执行力、积极适应、主动学习、创新能力、沟通交流、团队合作能力等方面的理念，培养具有职业核心能力的高素质技能型人才。

2. 体现高职教育核心特点，明确教材定位

坚持"以就业为导向，以全面素质为基础，以能力为本位"的现代职业教育教学改革方向，体现高职教育的核心特点，根据《高等职业学校专业教学标准》要求，培养满足岗位需求、教学需求和社会需求的高素质技术技能型人才，同时做到有序衔接中职、高职、高职本科，对接产业体系，服务产业基础高级化、产业链现代化。

3. 体现核心课程核心内容，突出必需够用

教材编写应能促进职业教育教学的科学化、标准化、规范化，以满足经济社会发展、产业升级对职业人才培养的需求，做到科学规划教材标准体系、准确定位教材核心内容，精炼基础理论知识，内容适度；突出技术应用能力，体现岗位需求；紧密结合各类职业资格认证要求。

4.体现数字资源核心价值，丰富教学资源

提倡校企"双元"合作开发教材，积极吸纳企业、行业人员加入编写团队，引入一些岗位微课或者视频，实现岗位情景再现；提升知识性内容数字资源的含金量，激发学生学习兴趣。免费配套的"医药大学堂"数字平台，可展现数字教材、教学课件、视频、动画及习题库等丰富多样、立体化的教学资源，帮助老师提升教学手段，促进师生互动，满足教学管理需要，为提高教育教学水平和质量提供支撑。

编写出版本套高质量教材，得到了全国知名专家的精心指导和各有关院校领导与编者的大力支持，在此一并表示衷心感谢。出版发行本套教材，希望得到广大师生的欢迎，对促进我国高等职业教育护理类和药学类相关专业教学改革和人才培养做出积极贡献。希望广大师生在教学中积极使用本套教材并提出宝贵意见，以便修订完善，共同打造精品教材。

全国高职高专院校药学类专业核心教材

建设指导委员会

主　任　委　员　　冯　锋　江苏食品药品职业技术学院

常务副主任委员　（以姓氏笔画为序）

龙敏南　福建生物工程职业技术学院

冯连贵　重庆医药高等专科学校

刘运福　辽宁医药职业学院

李松涛　山东医药技师学院

李榆梅　天津生物工程职业技术学院

张震云　山西药科职业学院

陈地龙　重庆三峡医药高等专科学校

陈国忠　江苏医药职业学院

周志宏　益阳医学高等专科学校

周建军　重庆三峡医药高等专科学校

战文翔　山东中医药高等专科学校

袁兆新　长春医学高等专科学校

虢剑波　湖南食品药品职业学院

副　主　任　委　员　（以姓氏笔画为序）

朱庆丰　安庆医药高等专科学校

朱照静　重庆医药高等专科学校

刘国珍　赣南卫生健康职业学院

孙　莹　长春医学高等专科学校

李群力　金华职业技术学院

汪小根　广东食品药品职业学院

沈　力　重庆三峡医药高等专科学校

张　建　天津生物工程职业技术学院

张雪昀　湖南食品药品职业学院

林雪霞　邢台医学高等专科学校

周　博　杨凌职业技术学院

昝雪峰　楚雄医药高等专科学校

姚腊初　益阳医学高等专科学校

贾　强　　山东药品食品职业学院

高璀乡　　江苏医药职业学院

葛淑兰　　山东医学高等专科学校

韩忠培　　浙江药科职业大学

覃晓龙　　遵义医药高等专科学校

程一波　　广西卫生职业技术学院

委　　　　员　（以姓氏笔画为序）

王庭之　　江苏医药职业学院

兰作平　　重庆医药高等专科学校

司　毅　　山东医学高等专科学校

刘　亮　　遵义医药高等专科学校

刘林凤　　山西药科职业学院

李　明　　济南护理职业学院

李　媛　　江苏食品药品职业技术学院

李小山　　重庆三峡医药高等专科学校

何　雄　　浙江药科职业大学

何文胜　　福建生物工程职业技术学院

沈　伟　　山东中医药高等专科学校

沈必成　　楚雄医药高等专科学校

张　虹　　长春医学高等专科学校

张奎升　　山东药品食品职业学院

张钱友　　长沙卫生职业学院

张雷红　　广东食品药品职业学院

陈　亚　　邢台医学高等专科学校

陈　刚　　赣南卫生健康职业学院

罗　翀　　湖南食品药品职业学院

郝晶晶　　北京卫生职业学院

胡莉娟　　杨凌职业技术学院

徐贤淑　　辽宁医药职业学院

高立霞　　山东医药技师学院

黄欣碧　　广西卫生职业技术学院

康　伟　　天津生物工程职业技术学院

傅学红　　益阳医学高等专科学校

数字化教材编委会

主　编　贾文雅
副主编　李　琪　姜云莉　李静华
编　者　（以姓氏笔画为序）
　　　　刘　悦（天津生物工程职业技术学院）
　　　　许惠惠（山西药科职业学院）
　　　　杨延音（重庆医药高等专科学校）
　　　　李　琪（山东医药技师学院）
　　　　李静华（乐山职业技术学院）
　　　　张　波（重庆三峡医药高等专科学校）
　　　　姜云莉（山西药科职业学院）
　　　　贾文雅（山西药科职业学院）

前　言

本教材为"全国高职高专院校药学类专业核心教材"之一。为认真贯彻落实《国家职业教育改革实施方案》《普通高等学校高等职业教育（专科）专业目录》《教育信息化 2.0 行动计划》等文件精神，持续深入推进信息技术与药学专业人才培养深度融合，在教育部、国家药品监督管理局的领导下，在全国高职高专院校药学类专业核心教材建设指导委员会的指导下，本教材由医药类高职院校药学文献检索课程教学经验丰富的 8 名教师编写而成，力求所编写的内容更贴近实际工作岗位的要求。

药学文献检索是全国高职高专院校药学类专业的一门必修课程。本教材紧跟医药学和信息科学的发展趋势，选取适应学科与信息技术发展及高校信息素养教育的要求为内容，更具时代性和实用性。通过本课程的学习，使学生了解药学文献检索的检索技术和工具等，掌握各种检索工具的使用方法和检索技巧，具备信息检索、信息使用、信息综合和信息分析评价等能力，使学生在今后的学习和工作中把准方向，有效利用药学信息资源并为其服务。

本教材紧扣学生就业岗位的实际要求，以理论知识"必需、够用"为度，通过技能点的完成来达到教学要求，注重与前后教学内容的有序衔接。编写内容力求实用、条理清晰、循序渐进，在编写体例和形式上进行大胆创新，每章设计"学习目标""导学情景""看一看""练一练""药爱生命""目标检测"等模块，并将课程思政融入教材编写过程中。内容上共分为 9 个项目，重点论述现代药学方面的信息检索与利用，内容包括总论、现代图书馆文献信息利用、网络免费医药学术信息检索及搜索引擎、药学参考工具书、计算机检索、医药文献数据库检索与利用、特种文献信息检索、学术性资源信息管理与利用、药学文献写作等。

本教材为书网融合教材，即纸质教材有机融合电子教材、教学配套资源（PPT、微课、视频、图片等）、题库系统、数字化教学服务（在线教学、在线作业、在线考试），使教学资源更加多样化、立体化。

本教材由贾文雅担任主编，具体编写分工如下：项目一和项目五由贾文雅编写，项目二由刘悦编写，项目三由李琪编写，项目四由许惠惠编写，项目六由张波编写，项目七由杨延音编写，项目八由李静华编写，项目九由姜云莉编写，贾文雅负责全书的统稿和校对工作。本教材在编写过程中得到了教材建设指导委员会及各参编院校的大力支持，同时参阅了大量文献，并引用了同类文献中的一些资料，在此一并表示诚挚的谢意！

本教材可供全国高职高专院校药学类、中药学类、药品与医疗器械类专业使用。

限于编者水平与经验，书中疏漏之处在所难免，恳请广大读者批评指正，以便修订时完善。

编　者

2021 年 10 月

目 录

项目一 总 论

学习目标

知识目标：

1. **掌握** 文献、信息、知识、情报的概念及四者之间的关系；文献信息的类型和级别；信息检索的定义和类型；文献检索技术；描述文献内容特征和外表特征的检索语言以及检索途径。

2. **熟悉** 药学文献检索的步骤。

3. **了解** 文献信息发展的特点；文献和信息的基本概念；文献检索的类型及其划分方法；信息能力、信息道德、信息素养的概念。

技能目标：

能够高效准确地获取特定需求的检索内容，为药学类专业信息服务。

素质目标：

培养学生的信息意识和信息能力，寻找信息和解决信息问题的能力；具备基本的药学信息素养。

📖 **导学情景**

情景描述： 新型冠状病毒肺炎疫情对全世界来说，是一次危机，也是一次大考。某药学专业学生想详细了解什么是新型冠状病毒肺炎以及疫情防控策略的信息。

情景分析： 信息检索是时代赋予人的需求，了解文献和信息的相关知识，利用网络信息资源可以帮助学生快速精准地查找相关资料。

讨论： 1. 通过哪些途径能得到"新型冠状病毒肺炎"的相关知识？

2. 如何使用合适的检索词获取所需的信息？

学前导语： 随着现代信息技术的发展，药学相关岗位对药学工作者文献检索能力的要求越来越高，药学文献检索在药学专业教学中的重要性日渐突显。充分利用文献检索技术收集、筛选信息资源，是每个人都应具备的信息素养。我们应知晓文献、信息、知识、情报的概念及文献检索的意义和作用。

第一节 绪 论

PPT

古代思想家、教育家荀子曰："假舆马者，非利足也，而致千里；假舟楫者，非能水也，而绝江河；君子生非异也，善假于物也。"18 世纪英国词典编撰家塞缪尔·约翰逊提出："知识有两类，一类是我们自己知道的，另一类是我们知道在什么地方可以找到的。"信息无处不在，无时不在，广泛存在于自然界、人类社会和思维领域中，它影响着我们生活的方方面面。美国前总统克林顿在美国大学演讲时曾提出："衡量一个国家的财富不再是看资源和物质的多少，而是看拥有与利用信息的数量和能力的高低。"准确快速地查找信息、筛选信息、运用信息，为自己的学习、工作、生活服务，是每个人都应具备的基本信息素养和能力。

一、文献、信息、知识、情报的概念及四者之间的关系

信息是信息社会中的关键要素，信息、知识、情报、文献是情报学的四个基本概念。

（一）文献、信息、知识、情报的概念

1. 文献

（1）概念　"文献"一词最早见于《论语·八佾》，南宋学者朱熹所著《四书章句集注》认为，"文，典籍也；献，贤也"。这里的文指典籍文章，献指的是古代先贤的见闻、言论以及他们所熟悉的各种礼仪和自己的经历。

GB/T 3792.1—2009《文献著录 第1部分：总则》提到，文献是"记录有知识的一切载体"。文献是用文字、图形、图像、符号、公式、声频、视频、代码等技术手段，将信息、知识记录或描述在一定的物质载体上，并能起到存贮和传播信息情报及知识作用的一切载体。可以看出，文献不仅包括各种图书和期刊，也包括会议文献、科技报告、专利文献、学位论文、科技档案等各种类型的出版物，还包括用声音、图像及其他手段记录知识的出版物。现在通常理解为图书、期刊等各种出版物的总和。

文献是记录、积累、传播和继承知识的最有效手段，是人类社会活动中获取情报的最基本、最主要的来源，也是交流传播情报的最基本手段。正因为如此，人们把文献称为情报工作的物质基础。在国内外，常常可以看到有人把"文献"与"情报"，"文献学"与"情报学"等同起来，虽然这种等同未必适宜，但却反映了文献在情报活动和科学中极为重要的地位。

（2）构成要素　文献具有三个要素，即记录知识信息的核心内容、揭示和表达知识信息的标识符号、记录信息符号的物质载体。其中，核心内容是关键，是文献的灵魂所在。标识符号是表现形式，是记录方式，即用文字、图像、代码、声音等方式和技术手段把知识或信息记录在一定物质载体上。物质载体为文献存在方式，是符号赖以依附的"寄主"。随着生产力的发展，存贮和表达人们思想的物质载体从龟甲兽骨、竹木、金石泥陶、纸张、穿孔纸张带，发展到胶片胶卷、磁带、磁盘，再到后来的视频、网络等感光介质和磁性介质。文献和文献载体密不可分，相辅相成。内容、符号和载体三者不可分割，缺少三者之一都不能成为文献。文献载体随着科学技术的发展而发展，同时所记载的文献又促进了科技的发展。

练一练1-1

文献的三要素是（　）

A. 核心内容　　B. 标识符号　　C. 发展性　　D. 物质载体

答案解析

（3）属性　是文献本身所固有的性质。具有知识信息性、物质实体性、人工记录性、动态发展性等四个属性。

1）知识信息性　是文献的本质属性，传递信息、记录知识是文献的基本功能，知识是文献的实质内容，没有记录下任何知识或信息内容的纸张、胶卷、磁带，都不能称之为文献；离开知识信息，文献便不复存在。

2）物质实体性　载体是文献的存在形式，无论人们大脑中的知识多么丰富，只要没有记录在物质载体上，都不能称其为文献。

3）人工记录性　文献所蕴含的知识信息是通过人们用各种方式将其记录在载体上的。

4）动态发展性　文献不是静止状态，而是按规律运动着的。随着人们记录水平的提高，信息交流

的频繁，文献量在不断壮大，形式愈发多种多样，与此同时，文献老化的速度越来越快。

（4）功能 包括存储知识信息、传递知识信息、教育和娱乐等。文献记录了人类历史长河中科学技术的发展和人类活动所有的成就和水平，凝结着人类的辛勤劳动和智慧，积累了各种对后人有用的理论、方法，记载着先人成功的经验和失败的教训，使人类继往开来，不断推陈出新。通过文献传递信息，可以帮助人们克服时空上的沟通障碍，成为人类知识信息交流的主要途径。随着网络通信技术、信息数字化技术的发展，电子文献被越来越多的人所接受。文献承载了人类文化发展的历史，无论是纸质文献还是电子文献，始终是图书馆开展信息服务的重要保障。通过阅读文献，人们可以获取知识、掌握技能、提高认识，还可以娱乐消遣、陶冶情操，丰富文化和精神生活。

2. 信息

（1）概念 《情报与文献工作词汇基本术语》（GB 4894—85）中有关信息的定义是"信息是物质存在的一种方式，形态或运动状态也是事物的一种普通属性，一般指数据、消息中所包含的意义，可以使消息中所描述事件的不定性减少"。信息作为一个科学术语，广义是指事物属性的表征，狭义是指系统传输和处理的对象，最早出现在通信方面。信息包含三个要素，即信息源、中介传递物、信息接收者。

信息、物质、能源构成人类社会的三大资源。物质提供材料，能源提供动力，信息则提供知识和智慧。信息已成为促进科技、经济和社会发展的新型资源。

（2）属性 是信息自身所固有的性质。主要体现在以下几个方面。

1）普遍性 信息既不是物质，也不是能量，而是依附于自然界客观事物而存在的。人与人之间、动物与动物之间、植物与植物之间、细胞与细胞之间等，都可以进行信息交换。

2）客观性 信息是客观存在的，是客观事物运动时所表现出来的特征和信号。如：自然现象传递的信息，蚂蚁搬家蛇过道，大雨不久要来到；朝霞不出门，晚霞行千里等。

3）中介性 所有信息活动都有一个过程，必然要经过一定的物质媒介进行传递。表现在人与人之间、机器与机器之间、动物与动物之间的信息交换，同时，人类进化过程中的细胞选择——遗传也被看作信息的传递与交换。

4）增值性 信息通过人脑思维或人工技术的综合、加工和处理，不断丰富，提高其质量和价值。信息交换的结果是增值。

5）传递性 信息可以通过语言、动作、电报、广播、通信卫星、计算机等，从一端转移到另一端。

6）时效性 信息的功能、作用和效益随着时间的延续而改变，这种性质是信息的时效性，一个信息如果超过了实用期就会贬值甚至毫无价值。

7）共享性 信息可以从多方面、多层次传播，被多个用户共享使用，而信息的提供者不会因此而失去信息内容的信息量。共享性可以提高信息的利用率，避免重复研究，节约资源。

8）存储性 信息可以用不同的方式存储在不同的介质上，即信息必须依附物质才能存在。人们的大脑自带信息存储器。另外，图像、摄影、光盘、录音、计算机存储器等都可以存储信息。

9）可知性 信息是人们感知的东西，但对同一个信息，人们之间的理解是存在差异的。

3. 知识

（1）概念 关于知识的定义，《现代汉语词典》中解释为"人们在改造世界的实践中所获得的认识和经验的总和。知识是人类对自然界、人类社会中各种现象、规律的信息反映进行思维分析，加工提炼，经过系统化、理论化的过程，也就是人的大脑通过思维重新组合的系统化的信息集合"。

知识是经过认真研究、领会后的有用信息，是人类对信息加工处理的产物，可以看出，并非所有信息都可以成为知识。知识是有组织的大量的信息。信息只是知识得以形成和传播的中介，而不是知识本身。例如，根据某些症状可能诊断为某种疾病，这种症状和体征是该疾病信息的反映，该疾病是症状和体征的信息升华，这种信息升华就是疾病的诊断知识。知识的划分标准有很多，比如根据事物反映的深度，可以分为感性知识与理性知识；根据知识的概括水平，可以划分为具体知识与抽象知识；根据功能，可以划分为陈述性知识与程序性知识。

药学知识是人们通过实践对药学信息的获取、提炼和系统化、理论化的结果，是对人体生命、健康、疾病的现象、本质和规律的认识。

（2）属性　是知识本身所固有的性质。主要体现在科学性、实践性、意识性、信息性、规律性、继承性、渗透性等七个方面。

1）科学性　知识的本质是对客观事物运动规律的科学概况。离开了对事物运动规律认识的科学，是一种伪科学，不能算是知识；对事物运动规律掌握不够的认识过程，是知识不断完善、不断更新的过程。

2）实践性　知识来源于实践，反作用于指导实践。任何知识都离不开人们的实践活动，所谓"读万卷书，行万里路"。即使是从书本上获得的知识，也是前人实践的结晶。

3）意识性　知识是观念的东西，只有人们的大脑能产生、识别并利用它。知识一般以概念、判断、推理、遇见等思维形式和范畴体系来表现。

4）信息性　知识是产生信息的源泉，知识是被人们理解和认识，并经大脑重新组织和系统化的信息，信息提炼为知识的过程称为思维。

5）规律性　人们获得的知识揭示了事物及其运动过程的规律性。

6）继承性　任何知识，既是实践经验的总结，又是前人知识的继承和发展。知识是一个实践、认识、再实践、再认识的不断循环向前的发展过程。

7）渗透性　随着知识种类的不断增多，各种知识相互渗透、相互影响，形成了许多新的知识门类，形成知识的网状结构体系。

4. 情报

（1）概念　情报即"有情有报告"的信息。在普遍意义上，能被多数学者认同接受的情报定义是"情报是为实现主体某种特定目的，有意识地对有关的事实、数据、信息、知识等要素进行劳动加工的产物"。可以看出，情报是针对特定目的、特定对象、特定时间所提供或寻找的能起借鉴和操控作用的信息或知识。

（2）属性　是指情报本身固有的性质。主要体现在以下几个方面。

1）知识性　知识是人的主观世界对于客观世界的概括和反映。知识性是情报最主要的属性。随着人类社会的发展，每时每刻都有新的知识产生，人们通过读书、看报、听广播、看电视、参加会议、参观访问等活动，都可以吸收到知识。这些经过传递的有用知识，就是人们所需要的情报。因此，情报的本质是知识。没有一定的知识内容，就不能成为情报。

2）传递性　知识之所以能成为情报，必须经过传递，知识如果不能进行传递交流，就不能构成情报。

3）效用性　人们创造情报、交流传递情报的目的在于充分利用情报，不断提高效用性。情报的效用性表现为启迪思想、开阔眼界、增进知识、改变人们的知识结构、提高人们的认识能力、帮助人们去认识和改造世界。情报为用户服务，用户需要情报，效用性是衡量情报服务工作好坏的重要标志。

4）针对性　情报要针对性地解决某一特定问题，这就要求情报具有时效性，如果失去了时效性就不能针对性地解决某一特定的问题，那么，这种陈旧的知识也就不能被称为情报。

5）社会性　情报来源于人类社会的实践和认识活动，并为社会广泛地选择利用。

此外，情报还具有积累性、动态性、语言性、可塑性、与载体的不可分割性等特性。

（3）类型

1）按应用范围分类　可分为科学情报、经济情报、技术情报、军事情报、政治情报、社会科学情报等。

2）按内容及作用分类　可分为战略性情报和战术性情报两大类。战略性情报与战术性情报是相互作用、密切关联的，战术性情报是构成战略性情报的基础，战略性情报则可以为战术性情报指明方向。

3）按使用目的分类　可分为战略情报、战术情报、竞争情报等。

4）按传播形式分类　可分为口头情报、实物情报、文献情报、文字情报、数据情报、音像情报等。其中文献情报是情报交流的主要方式，如今网络通信技术飞速发展，利用网络技术交换情报已经成为主流渠道。

（二）文献、信息、知识、情报四者之间的关系　📱微课1

文献与信息、知识、情报之间存在辩证的关系，是既有区别又有联系的概念。信息是知识的源泉，知识是系统化、理论化的信息，情报是活化的知识和信息，情报应用于实践，解决实践中存在的问题，创造出物质财富或精神财富，产生新的信息，这样形成了一个无限循环的过程。

信息的概念非常广泛，包含了知识、情报和文献。信息无处不在，它是物质存在、运动的表征。人类通过信息来认识世界，同时，在认识世界的过程中，把获得的信息通过大脑思维组合、汇成知识。文献则记载着经过加工的高级信息，但文献不是信息的全部；情报传递着能为人类所接受的一切有用的信息，可以是未经加工的低级信息，也可以是经过加工的高级信息。

知识是系统化了的信息，是人类对客观事物存在和运动规律的认识。《辞海》对于知识的解释是"人类认识客观事物的成果或结晶"。客观知识通过交流、传递而转变为情报，人们借助情报进行思维、决策，又不断产生新的知识。可以看出，情报与知识是循环往复的辩证过程。知识在需要时可以转化为情报，不需要时还是知识。知识是客观存在的信息，而情报是运动的，是交流中的知识或信息。

情报是在特定场合适用的，是针对特定目的、特定对象、特定时间所提供的起借鉴或参考作用的有用的知识和信息。情报不仅是在传递中为人类所接受和利用的知识，也可能是为人类所感知、接受和利用的信息。情报不是全部的信息、知识和文献，而是经过筛选后能满足特定需要的信息、知识和文献。情报可来自口头、实物，但更多地来自文献。

文献是一种具有特殊存在形式的信息，是固化在载体上的知识。但并不是所有的知识都记录在文献中，文献是传递交流信息、知识和情报的主要媒介，是最重要的情报源，然而文献不是情报的全部。

文献、信息、知识与情报四者之间的关系如图1-1所示，四者之间的相互转换关系如图1-2所示。

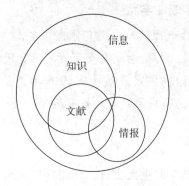

图1-1　信息、知识、文献和情报之间的关系

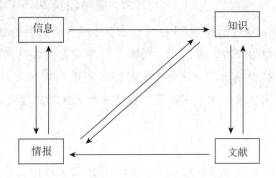

图1-2　信息、知识、文献和情报的相互转换关系

二、药学文献检索的内涵

文献检索是指根据学习和工作的需要获取文献的过程。近代认为文献是指具有历史价值的文章和图书或与某一学科有关的重要图书资料，随着现代网络技术的发展，文献检索更多地通过计算机技术来完成。

药学文献检索，也称药学信息检索，指从药学信息的集合中识别和获取所需信息而采取的一系列方法和策略的过程。广义的药学文献检索包括药学信息的检索和存储，狭义的药学文献检索即药学信息查询，指从相关的药学文献中获取所需信息的过程。

三、药学文献检索的学习目的和学习方法

（一）学习目的

1. 扩大学习视野 马克思曾将文献比作"我们站在巨人的肩膀上"。充分占有文献可以开拓研究者的思路，深化对问题的认识，启发深层次的思考。经常查阅文献可站在研究领域的最前沿，及时跟踪了解国内外药学信息最新研究成果和方法，并从中得到启发，寻找解决问题的方法，使自己研究的内容站在更高的起点上。

2. 避免重复工作 随着计算机网络技术和医药学两大领域的快速发展，大量的药学信息新知识不断涌现，要求我们必须紧随发展要求，适应日新月异的新时代。资料表明，美国因没有很好地利用现有医药文献信息，导致科研项目的过多重复，平均每年造成10亿元以上的损失，从中看出，如果充分利用医药文献信息，可避免大量的人力和物力以及财力的浪费，从而达到事半功倍的效果。

3. 提高大学生的信息素养 信息素养是能够独立有效地利用信息资源解决问题的能力。培养学生的信息素养是文献检索课程的目标之一。文献检索课作为高校信息素质教育的主要方式，是一门以培养大学生综合信息意识、提高大学生信息素质水平为目的的素质教育课程。

4. 获取知识的捷径，增强学生的自学能力 古人云："授人以鱼，不如授人以渔。""授之以鱼"只能让其享用一时。而文献检索正是一门授渔课程，如果掌握了文献检索的方法，我们便可以无师自通，找到一条吸收和利用大量新知识的捷径，对未知世界进行探索，才能终身受用无穷。该课程的主要作用是教会学生解决问题的思路和科学的分析方法，使学生快速而准确地寻找到所需的信息和材料。

此外，文献检索对于毕业论文的选题具有重要意义，学好文献检索有助于学生毕业论文的撰写，提高论文质量。

💗**药爱生命**

屠呦呦获 2015 年诺贝尔生理学或医学奖

20 世纪 60～70 年代，在极为艰苦的科研条件下，屠呦呦带领团队与中国其他机构合作，经过艰苦卓绝的努力，从《肘后备急方》等中医药古典文献中获取灵感，先驱性地发现了青蒿素，开创了疟疾治疗新方法，全球数亿人因此而受益。2015 年 10 月 5 日，中国科学家屠呦呦获 2015 年诺贝尔生理学或医学奖，这是中国医学界迄今为止获得的最高奖项，也是中医药成果获得的最高奖项。

（二）学习方法

1. 充分利用图书馆 图书馆作为文献信息中心，是高校办学的重要支柱。图书馆的充分利用能让大学生获益匪浅。图书馆的资源十分丰富，有大量与药学专业相关的文献资源供学生们使用。大学生通过文献检索的学习，深度了解图书馆的各类信息资源和各种获取文献与学习材料的途径，这对大学

生的自学十分有利。

2. 充分利用搜索引擎等网络工具获取学习资料　大学生应全面有效地利用网络中各类有用资源，提高检索、获取和利用信息的能力。例如，RSS（really simple syndication）订阅有利于学生获取网站内容的更新，使用最少的时间来获得最需要的信息。百度和谷歌成为生活的必需品，包括专业性较强的学术文章搜索，有时也可以用百度、谷歌来完成。大学生应充分利用百度、谷歌等搜索引擎，检索需要的文献。

3. 重视使用药学专业文献检索数据库　网络搜索引擎所能搜索到的材料是较为大众化的、常用的、常见的，对于检索专业性较强的信息而言还远远不够。此外，通过搜索引擎查到的材料不一定能直接下载，这也给学习带来不便。学校购买的数据库很多都是由知名学术出版商提供的，大学生在检索专业文献时，应优先考虑使用学校购买的数据库。购置的数据库除了药学类期刊类数据库外，还有电子图书、电子报纸、会议论文、学位论文、科技报告、标准、专利等数据库。中国知网、万方数据等平台集成了期刊库、学位论文库、专利库等，应充分利用。

除此之外，在学习中还要做到常预习、重听课、多上机、勤复习、善总结、把所学知识总结成图和表等，只有这样才能学好药学文献检索，关注学科前沿动态，逐步增强创新意识，努力提高创新能力。

❓ 想一想

什么是核心期刊？列举与药学类专业最相关的核心期刊以及 ISSN 号（3 个以上）。

答案解析

第二节　文献信息

PPT

一、文献信息源及其识别　微课2

随着声、光、电、磁等技术和新材料的广泛应用，新型文献载体不断涌现，同一内容的文献以不同文字表达，以不同形式出版，文献内容交叉重复，文献种类各具特色，了解文献的级别、类型、特点等相关知识，对学习者提高文献检索效率有很多的好处。

（一）按物质载体和记录形式划分

分为手写型、印刷型、缩微型、声像型、机读型、多媒体型六种。

1. 手写型文献　古代各种非印刷型文献以及现在尚未正式付印的手稿，如甲骨、简策、帛书。

2. 印刷型文献　印刷术发明以后，以纸张为载体，通过油印、铅印、胶印、复印等手段，将文字固化在纸张上所形成的文献，如期刊、报纸、图书等，是一种有悠久历史的传统文献形式。其特点是便于阅读和流传，不需借助任何技术设备。但存贮密度低，收藏占用空间大，保存成本高，识别和提取难以实现机械化和自动化，不便于管理和长期保存。

3. 缩微型文献　也称缩微复制品文献。以感光材料为载体，利用光学技术以缩微照相为记录手段，如缩微胶卷、缩微胶片等。其特点是存贮密度大、体积小，便于保存和远距离传递，但不能直接阅读，需要借助缩微阅读机才能阅读。许多文献信息服务机构都将长期收藏的文献制成缩微品加以保存。

4. 声像型文献 也称视听型或音像型文献。以感光、磁性材料为载体记录声音、图像、摄影、摄像等信息的一种文献形式。其特点是形象、直观，可以做到闻其声、观其形，适用于记录用文字、符号难以描述的复杂信号和自然现象，但制作成本高，阅读需要利用专门设备。

5. 机读型文献 也称电子型文献。伴随着计算机和网络技术的出现而产生，以计算机处理技术为核心记录信息的一种文献形式，如磁带、磁盘、光盘、各种电子图书、电子期刊、网络数据库等。其特点是信息存储量大，出版周期短，易更新，传递信息迅速，易实现自动化，可以融文本、图像、声音等多媒体信息于一体，信息共享性好，但必须利用电子设备如计算机才能阅读。

6. 多媒体型文献 是一种崭新的文献载体，采用超文本或超媒体方式，把文字、图像、动画、声频等多种媒体信息综合起来。其特点是在内容表达上具有多样性、直观性、人机交互界面良好。因为多媒体兼具前几种载体的优点，所以发展特别迅速。

👁 看一看

常用的电子图书网站

中国数图网 http://www.d-library.com.cn

超星数字图书馆 http://www.ssreader.com

书生之家中华读书网 http://www.21dmedia.com

白鹿书院 http://www.oklink.net

中国大百科全书网 http://www.ecph.com.cn

黄金书屋 http://wenxue.lycos.com.cn

方正数字图书馆 http://www.apabi.com

（二）按文献信息加工深度划分

分为零次文献、一次文献、二次文献、三次文献四种。

1. 零次文献 记录在非正规物理载体上的未经任何加工处理的源信息，比如书信、论文手稿、笔记、实验记录、会议记录，甚至口头言论等。这是一种零星的、分散的、无规则的信息，是近些年来被逐步认识和重视的一类文献，它具有原始性、新颖性、分散性和非检索性等特征。

2. 一次文献 也称原始文献。是以作者本人的研究成果为依据，公开发表或交流的原始文献资料，如期刊论文、专利说明书、日记等。这些文献具有内容新颖丰富、实用性强、数量大而分散、参考价值高等特点。一次文献是科技文献的主体，是人们检索信息的主要对象。

3. 二次文献 是人们把大量的、分散的、无序的一次文献收集起来，按照一定的方法进行加工、整理，使之系统化，便于查找而形成的文献，也称文献检索工具，包括目录、文摘、索引、题录等，如《中文科技资料目录》《中国科技期刊数据库》等。具有明显的汇集性、系统性和可检索性等特点，它汇集的不是一次文献本身，而是某个特定范围的一次文献线索。二次文献是查新工作中检索文献所利用的主要工具。

4. 三次文献 也称三级文献。是在一、二次文献的基础上，经过综合分析而编写出来的文献，是选用大量相关的文献，经过综合、分析、研究而编写出来的文献。它通常是围绕某个专题，利用二次文献检索搜集大量相关文献，对其内容进行深度加工而成。属于这类文献的有综述、评论、评述、进展、手册、词典、动态等。具有综合性、价值性和针对性的特点。

四者的关系：从零次文献、一次文献、二次文献到三次文献，是一个由分散到集中，由无序到有序，由博而精地对知识信息进行不同层次的加工过程。它们所含信息的质和量是不同的，对于改善人们的知识结构所起到的作用也不同。零次和一次文献是最基本的信息源，是文献信息检索和利用的主要对象；二次文献是一次文献的集中提炼和有序化，它是文献信息检索的工具；三次文献是把分散的零次、一次、二次文献，按照专题或知识的门类进行综合分析加工而成的成果，是高度浓缩的文献信息，它既是文献信息检索和利用的对象，又可作为检索文献信息的工具。

✎ 练一练1-2

以下属于三次文献的是（　　）

A. 综述　　　　　　B. 文摘　　　　　　C. 索引

D. 期刊论文　　　　E. 图书

答案解析

（三）按文献信息出版形式划分

分为常见文献和特种文献两大类。常见文献有图书、期刊、报纸。特种文献包括学位论文、会议文献、专利文献、标准文献、科技报告、技术档案以及产品资料、政府出版物等。

1. 图书　也称书籍，凡篇幅达到48页以上并构成一个书目单元的文献均称为图书。通常指装订成书本形式，内容分章分节，或按一个学科，或按一个专题的专著，单卷或多卷出版，多数是总结性的经过作者重新组织加工的第二手材料。科技图书是一种重要的科技文献源，公开出版发行的图书都有国际标准书号（ISBN）。其特点是信息量大，内容成熟，论述全面深刻，对于了解和掌握某学科的系统知识有重要的参考意义。但出版周期长，报道速度较慢。不过随着电子图书的出版，图书出版周期缩短，时效性有显著提高。其种类包括专著、教科书、读物、工具书等。著作类型分为著（述）、编（撰）、（翻）译和注释等。

👁 看一看

国际标准书号

国际标准书号（international standard book number，ISBN），是专门为识别图书等文献而设计的国际编号。ISO于1972年颁布了ISBN国际标准，并在西柏林普鲁士图书馆设立了实施该标准的管理机构——国际ISBN中心。现在，采用ISBN编码系统的出版物有图书、小册子、缩微出版物、盲文印刷品等。

2007年1月1日前，ISBN由10位数字组成，分4个部分：组号（国家、地区、语言的代号）、出版者号、书序号和检验码。2007年1月1日起，实行新版ISBN，由13位数字组成，分为5段，即在原来的10位数字前加上3位EAN（欧洲商品编号）图书产品代码"978"，如果现有的10位的ISBN号码用完了，新申请的ISBN号码则全部以979开始。

例如：978 - 7 - 5578 - 6113 - 1。其中，组号为978，中国的编号为7；出版社代码为5578；书序号为6113；校验码为1。

2. 期刊　也称为杂志，是定期或不定期的连续出版的成册刊物。期刊有固定名称，按卷、期或按年月顺序编号出版，有综合性和专业性期刊。由依法设立的期刊出版单位出版刊物。期刊出版单位出版期刊，必须经新闻出版总署批准，持有国内统一连续出版物号，领取《期刊出版许可证》。有周刊、旬刊、半月刊、月刊、季刊、半年刊、年刊等。

"国内统一刊号"是"国内统一连续出版物号"的简称，即CN，它是新闻出版行政部门分配给连续出版物的代号。"国际刊号"是"国际标准连续出版物号"的简称，即ISSN，我国大部分期刊都配有ISSN。

3. 报纸 是以刊载新闻和时事评论为主的定期向公众发行的印刷出版物或电子类出版物。是大众传播的重要载体，具有反映和引导社会舆论的功能。其特点是出版周期短、信息传递及时、各类学科的最新情报信息率先在报纸上发表，是十分重要的情报信息源。

4. 会议文献 指各国或国际学术会议所发表的论文或书面报告，经过整理后编辑出版的文献，是报道最新科技动向的一次文献。分为会前文献、会中文献、会后文献。其特点是传递比较及时、内容新颖、专业性和针对性强、出版形式多样。它是科技文献的重要组成部分，能及时反映科学技术中的新发现、新成果、新成就以及学科发展趋向，是一种重要的情报源，是科技查新中重要的信息源之一。

5. 专利文献 指各国及国际性专利组织在审批专利过程中形成并定期出版的各类文献的总称。专利文献包括专利说明书、专利公报、专利摘要、商标、设计公报以及检索专利的工具等。专利文献具有新颖性、创造性和实用性特征，并具有法律效力。其涉及学科领域广阔，所反映的内容系统完整、可靠，是集技术、经济与法律于一体的文献信息类型。

6. 学位论文 指本科生、研究生为取得学位资格而撰写的学术性较强的研究论文。在学位论文上往往注明授予的学位头衔、授予单位名称、授予学位的时间。其主要特点是理论性、系统性较强，内容专一，阐述详细，通常是就某一专题进行研究而成的学术性总结，具有一定的独创性和参考价值，是一种重要的文献信息源，并形成商业型电子版学位论文数据库，如 CNKI 中国优秀博硕士学位论文数据库、万方数据资源学位论文数据库等。

7. 标准文献 是技术标准、技术规格和技术规则等文献的总称。是按照规定程序制定，经权威机构公认或者主管部门批准的在特定范围内必须执行的规格、规则、技术要求等规范性文献。其主要特点是能较全面地反映标准制定国家的经济和技术政策，技术、生产及工艺水平，自然条件及资源情况等；能够提供许多其他文献不可能包含的特殊技术信息。具有严肃性、法律性、时效性和滞后性，是准确了解该国社会经济领域各方面技术信息的重要参考文献。

二、网络药学信息资源

在网络时代，药学信息资源的社会性和共享性日益突出，其数据庞大而丰富，成为人们获取免费资源的主要场所。

（一）概念

网络药学信息资源是指以药学电子资源数据的形式，将文字、图像、声音、动画等多种形式的药学信息储存在光、磁等介质中，通过网络进行发布、传递、储存的各类信息资源的总和。

（二）特点

与传统的信息资源相比，网络药学信息资源显示出以下新的特点。

1. 药学信息数量庞大，增长迅速 互联网是一个集多种信息资源为一体的资源网，政府、机构、企业、个人随时都可以在网上发布信息，从而使网络药学信息资源增长迅速。

2. 药学内容丰富，覆盖面广 网络药学信息资源几乎无所不包，而且类型丰富多样，覆盖了不同地区、不同语种的药学信息，形式上包括文本、图形、图像、声音、软件、数据库等，网络药学信息包括学术信息、商业信息、政府信息、个人信息等，给用户提供了较大的选择余地。

3. 药学信息质量参差不齐 任何用户都可以通过网络发布药学信息，但发布的信息没有严格的审查，缺少质量控制和管理机制，使得信息繁杂、混乱，质量参差不齐。同一药学信息在多个网站或数据库重复出现，用户查找信息时，需要进行相应的筛选。

4. 时效性强，传播方式动态 计算机和互联网的普及改变了传统的信息加工处理方式，网络药学信息加工、整理用时短，信息发布、更新、传播速度快，时效性强。与此同时，信息所在的网站、网页都在不断变化。

三、文献检索系统

（一）概念

文献检索系统是指按某种方式、方法建立起来的供读者查检信息的一种有层次的体系，是表征有序的信息特征的集合体。在这个集合体中，对所收录的信息的外部特征和内容特征都按需要有着详略不同的描述，每条描述记录（款目）都标明有可供检索用的标识，按一定序列编排，科学地组织成一个有机的整体，同时应具有多种必要的检索手段。其中二次文献信息或三次文献信息是文献信息系统的核心和概括。

（二）计算机信息检索系统的类型

计算机信息检索系统主要由计算机硬件及软件系统、数据库、数据通信等设施组成。根据其内容的不同，计算机信息检索系统又可分为以下几种。

1. 计算机光盘检索系统 是以大容量的光盘存储器为数据库的存储介质，利用计算机和光盘驱动器进行读取和检索光盘上的数据信息。它只能满足较小范围的特定用户的信息检索需求。

2. 计算机联机检索系统 是由大型计算机联网系统、数据库、检索终端及通信设备组成的信息检索系统。它能满足较大范围的特定用户的信息检索需求。

3. 计算机网络检索系统 包括局域网络信息检索系统（如图书馆管理系统）和广域网络因特网信息检索系统。尤其是后者，可以支持因特网用户的信息检索需求。

第三节 药学文献检索基础

PPT

一、药学文献检索的类型

药学文献检索类型通常有以下几种划分方法。

（一）按药学文献检索结果内容划分

分为数据检索、事实检索、文献检索三种。

1. 数据检索 也称为数值检索。指利用参考工具书、数据库等检索工具，检索包含在文献中的数据、参数、药物剂量、银行账号、观测数据、统计数据等特定数据的过程。它是以数值或数据（包括图表、公式等）为对象的检索。

2. 事实检索 以文献中的事实为对象，检索某一事件发生的时间，地点或过程。如查找钟南山生于某年；又如，谁在何时首次公开发表文献报道新型冠状病毒肺炎疫情。其检索对象为机构、企业、人物的基本情况、历史变迁等，检索结果是基本事实。

3. 文献检索 指利用目录、索引或文摘等检索工具查找文献线索和根据这些线索查找原始文献。是以文献原文为检索对象的一种检索，检索结果不直接解答用户提出的技术问题本身，而只提供一些研究课题使用的参考文献的线索或全文。

（二）按药学文献检索手段划分

分为手工检索和计算机检索两种。

1. 手工检索 简称手检，是人工处理和查找文献信息的检索方式。即利用目录、索引、文摘、题录等手工检索工具查找和获取所需信息的方法。手检无须借助任何辅助设备，人直接用手、眼、脑组织查找印刷型文献的检索。但需要了解各种印刷型检索工具的编排规律和检索途径及方法。其特点是经济、灵活、判别直观、查准率较高。不足之处是检索速度较慢、检索效率低、漏检现象比较严重，且不便于进行复杂概念课题的检索。在信息检索中，手工检索主要用于查找数据库中通常没有收录的文献，包括早期文献等。随着计算机检索技术的发展，计算机检索将逐步取代手工检索。

2. 计算机检索 简称机检，指人们在计算机或计算机检索网络的终端机上，使用特定的检索指令、检索词和检索策略，从计算机检索系统的数据库中检索出需要的信息，继而在有终端设备显示或打印的过程。其特点是检索方便快捷、检索功能强大、获得信息类型多、检索范围广泛。不足之处是回溯文献少，对读者要求水平高、检索技术掌握有一定难度。

（三）按药学检索组织方式划分

分为全文文本信息检索、多媒体信息检索、超文本信息检索、网络信息资源检索四种。

1. 全文文本信息检索 文本，即文字信息，是数字化信息资源中最常见的形式。全文文本信息检索就是通过计算机将文献的全貌包括文字、图像等信息转换成计算机可读形式。即将存储在数据库中的整本书、整篇文章中的任意内容信息查找出来的检索，可以根据需要获得全文中的有关章、节、段、句、词等的信息，也可进行各种统计和分析。

2. 多媒体信息检索 多媒体是指包括文本、图像和声音在内的各种信息表达或传播形式的总称。多媒体信息检索是指能够检出支持两种以上媒体的数据库检索。

3. 超文本信息检索 是对每个节点中所存的信息以及信息链构成的网络信息的检索。强调中心节点之间的语义联结结构，靠系统提供的工具进行图示穿行和节点展示，提供浏览式查询，可进行跨库检索。

4. 网络信息资源检索 是一种集各种新型技术于一体，对各种类型、各种媒体的信息进行跨时间、跨空间的检索。

二、药学文献检索语言

（一）检索语言的概念

检索语言，也称标引语言、索引语言。是人们在文献检索领域中用来描述文献外表特征、内容特征和表达信息检索提问的一种专用语言。它是根据信息检索的需要创造出来的一种人工语言，在信息检索中起着桥梁作用，用来沟通信息存储和检索。

（二）药学文献检索语言的组成

组成药学文献检索语言需具备三个基本要素：用于构词的专用字符、一定数量的基本词汇（用来表达各种基本概念）、一套专用语法规则。

1. 一套用于构词的专用字符 字符是检索语词的表现形式，可以是自然词语中的规范化名称或名称性词组，也可以是具有特殊意思的一套数字、字母或代码。

2. 一定数量的基本词汇 用来表达各种基本概念。基本词汇是组成一部分类表、词表、代码表等全部检索语词标识的总汇。

3. 一套专用语法规则 用来表达由各种复杂概念所构成的概念标识系统。标识系统是对全部标识按一定的逻辑关系编排组合成的有机整体语法，是创造和运用标识来正确表达文献信息内容和信息需求，最终实现信息检索的一套规则。

（三）检索语言的类型

检索语言类型很多，按规范化程度划分，有规范化检索语言（人工语言）和非规范化检索语言

（自然语言）；按检索语言的词汇组配程序划分，有先组式检索语言和后组式检索语言；按描述文献不同特征划分，有描述信息外部特征的检索语言和描述信息内容特征的检索语言。本节仅对常用的分类检索语言和主题检索语言做介绍。

1. 分类检索语言 也称分类法系统。分类检索语言是用等级列举的方法，层层纵横次第展开文献类目的一种人工检索语言，是一种传统的分类语言。国际上最广泛使用的《杜威十进分类法》和国内最广泛使用的《中图法》都属于分类检索语言。

2. 主题检索语言 也称主题法系统。它用自然语词作为检索标识系统来表达文献的各种属性的概念，具有表达能力强、标引文献之间专指程度深等特点。分为标题语言、单元词语言和叙词语言三种，是检索工具中最常用的检索语言。国内医药行业影响最大的叙词表《医学主题词表》（MeSH）及《中医药学主题词表》都属于主题检索语言。

《医学主题词表》（medical subject headings，MeSH），是美国国立医学图书馆编制的权威性主题词表，是一部规范化的、可扩充的动态性叙词表。MeSH 具有以下特点：对医学文献中的自然语言进行规范，使概念和主题词单一对应；保证文献的标引和检索过程在用词上的一致；可以对主题词进行扩检和缩检；具有动态性。MeSH 可通过网络免费提供，查询网址为 https：//www. nlm. nih. gov/mesh。

（1）MeSH 词表收词范围 MeSH 词表字顺表中的词分为五种类型，即主题词、款目词、类目词、副主题词和特征词。

1）主题词 也称叙词，是构成主题词表的主体，由生物医学领域经过规范化的名词术语构成，有独立检索意义。在字顺表的每一个主题词下均有三种注释，即树状结构号、历史注释和参考注释。

2）款目词 也称入口词，起着将自由词引见到主题词的作用。如肺癌见肺肿瘤，其中的"肺癌"是入口词，"肺肿瘤"是主题词。

3）类目词 为保证分类表体系的完整性而设立的一类词汇，通常都是一些学科范围较大的词，它们不作为主题词使用。

4）副主题词 对文献主题起限定作用，构成主题的一些通用性概念本身没有独立检索意义。如"肾功能衰竭的中药治疗"，"中药治疗"可作为副主题词，对主题词"肾功能衰竭"起限定作用。

5）特征词 用于表达文献中的某些特征，作用在于检索时对文献集合中某种特种文献进行限定或排除。特征词又可分为对象特征词、时间特征词、位置特征词和文献类型特征词。

①对象特征词：文献研究的对象，包括种属（动物）、性别、年龄、是否妊娠状态、病例报告等。如妇女、人类、妊娠、青年、幼儿、女性、病例报告等。

②时间特征词：包括年代、时代、朝代等。例如，公元前、21 世纪、唐、两汉等。

③位置特征词：包括国家、地区等。例如，美国、朝鲜、山西等。

④文献类型特征词：包括临床文献、教材、历史传记、专题讨论、综述、读者来信等。

（2）MeSH Browser 主题词注释表 显示该主题词及其注释、参照系统与树状结构号等，表达该主题词的历史变迁、主题词的族性类别，揭示主题词之间的语义关系，用于查询、选择主题词及相关信息。

（3）参照系统 印刷版 MeSH 有用代参照、相关参照、属分参照。用代参照常见于词与词之间为同义或近义关系者。相关参照常见于用以处理两个以上主题词在概念上彼此之间有某种联系或依赖的关系。表示上下位概念的包含与被包含关系的参照，用属分参照。网络版 MeSH Browser 常见 Entry Term、See Also 和 Consider Also 参照。Entry Term 揭示该主题词的款目词；See Also 是提示该主题词的相关主题词，选择这些词可以提高检全率；Consider Also 常用于提示解剖类主题词。

（4）树状结构表 也称范畴表，是从学科分类角度对所有主题词进行编排而成的等级制分类表。

为了显示主题词的学科体系，词表将 MeSH 字顺表中的所有主题词（包括类目词）按学科属性从分类角度进行划分，编制成树状结构表。树状结构表共分 15 个大类，依次用 A ~ N、Z 代表，再细分成 118 个二级子类目，各子类目下又层层划分，逐级展开，最多可达 11 级。有的主题词可能同属于两个或多个子类目。这种主题词后同时列出了多个树状结构号，并分别排在其归属的类目中。作用如下：①用树状结构号确定主题词在分类表中的位置，是字顺表和范畴表相互联系的桥梁和媒介，是副主题词组配范围的依据；②是选择下位词的依据，便于缩小检索范围，提高查准率，又是选择上位词的依据，便于扩展检索，提高查全率；③可以了解某主题词的学科属性及该词与其他词的隶属关系，加深对药学知识的了解与掌握。

三、药学文献检索的步骤

药学文献检索是一项实践性很强的活动，它要求我们善于思考，并通过经常性的实践，逐步掌握药学文献检索的规律，从而迅速、准确地获得所需文献。简单来讲，药学文献检索可分为以下步骤。

1. 明确检索课题的目的与要求　检索课题是根据查找文献信息的需要所拟定的问题。在检索文献信息之前，首先要弄清楚检索课题的要求及检索目的，了解检索课题的意义和作用。其次，对检索课题进行认真分析后，确定检索的学科范围、文献类型、检索年限、语种，要求检出的文献的数量、输出方式等。

明确药学文献检索的目的，就是要弄清最终的检索结果是求新、求全还是求准。求新就是要求文献检索结果能反映药学研究最新进展；求全就是要求文献检索结果能反映药学研究内容的产生、发展和现状，对查全有较高的要求，在撰写论文、教科研课题查新和专利申请过程中往往需要求全的检索目的；求准就是要求文献检索结果具有针对性，了解项目中的某个细节或研究中的具体问题。

2. 选择检索工具或数据库　在分析文献信息提问时，要确定主题词、检索工具或数据库，并明确各主题词之间的逻辑关系与查找步骤。检索工具或数据库选择得恰当与否直接影响检索策略。如进行主题范围较广的检索或一般浏览时，多采用目录式检索工具搜索引擎查找相关内容。

3. 确定检索途径　检索工具确定后，需要确定检索途径，选定检索词。根据学科特点、药学信息资源的收录范围、提供的检索方式及检索费用等，分为以下三种。

(1) 从药学专业网站上查询　当今国内外许多药学组织机构、药学研究团体、药学院校均在网上设立了自己的服务器，比如，医药在线网站是由中国市场学会主管、中国健康产业市场发展委员会主办、美国 IBM 公司参与战略合作的大型专业网站，是一个面向医药单位和消费者（患者）的公共信息平台。设有医药行业动态、药品、健康知识、医药单位及药品查询等内容。药品查询时，用户直接在检索框当中输入药品名称，即可了解到该药品的别名、适应证、药理作用、不良反应、用法用量、禁忌证等详细内容。其网址为 http://www.cnm21.com。

(2) 从相关学科的网络信息中查找　比如，Free Medicine 是美国国立医学图书馆 Medical 系统中使用频率最高的生物医学数据库。又如，中国医学生物信息网（CMBI）是由北京大学心血管研究所、北京大学人类疾病基因研究中心和北京大学医学部信息中心协作开发的综合性、非商业性医学生物信息网。设有医学新闻、最新文章、特别报道、Insight、专题网页、今日临床、数据库和相关信息等版块。

(3) 利用搜索引擎进行查找　利用国内外著名门户网站提供的分类搜索引擎进行查找，药学信息分布在"医药卫生"等相关栏目中。比如，Google 学术搜索是一个专门用于搜索网上学术信息资源的搜索引擎。用户可以从一个位置搜索众多学科和资料来源，包括学术著作出版商、专业性社团、预印本、各大学及其他学术组织的经同行评论的期刊论文、学位论文、同行评议、书籍、预印本、标准文献、会议文献和技术报告等，学科范围涉及自然科学、人文科学、社会科学等，侧重医学、物理、经济、计算机等学科，可反映出相关学术领域的科学前沿动态。Google Scholar 主要优点是按相关度排序，提供全文检索及非在线文章搜索，有多界面检索途径，方便好用。其网址为 http：//www．scholar．google．com。

4. 选择合适的检索方法 选择方法的确定在于寻求一种快速、准确、全面地获得文献信息的检索效果。目前，常用的检索方法有浏览、分类检索和关键词检索等。

5. 查找文献线索 在选定检索方法后，就可以应用检索工具实施检索，所获得的检索结果为检索线索。在检索过程中应随时对检出的文献进行鉴别和评价，因此，对文献线索的整理、分析、识别是检索过程中极其重要的一个环节。

6. 查阅原始文献信息 索取原始文献是整个检索过程的最终目的。由于书目检索结果得到的只是文献的线索，所以检索结束后，还要根据所获得的文献线索索取原文。

第四节 药学文献检索的途径和方法

PPT

一、药学文献检索的途径

文献检索途径，也称文献检索入口或检索点，由不同文献检索语言所构成的标识和索引系统。药学文献检索途径与文献检索的特征有密切的联系，检索工具所提供检索途径的多少及其性能与其索引系统的完善程度直接相关。药学文献信息的特征分为文献信息的外表特征和内容特征，是药学文献检索的主要检索途径。

（一）描述药学文献内容特征的检索语言

按照文献内部特征检索的途径有主题检索途径、分类检索途径、关键词检索途径、分类主题检索途径及其他检索途径。

1. 主题检索途径 是以文献涉及的主题概念词为检索入口，通过描述文献内容特征的主题索引来查找文献信息的检索途径。通过主题途径检索文献信息时，关键是要学会使用检索语言，即利用主题词表选准主题词，然后按主题词字顺在主题索引或主题系统中找到该主题词，组配相关联的副主题词，从而获得所需文献信息。

主题词是指能够表征文献内容主题特征的、经过规范化处理的名词术语。副主题词则对主题词起定性、修饰或限定的作用。如以某种药物作为主题词，则可选用投药和剂量、治疗应用、药物不良反应、药代动力学、毒性等副主题词加以组配。

主题词表是将文献标引人员或用户的自然语言转换成规范化语言的一种术语控制工具。各种检索工具都有各自的主题词表，并通过参照关系做规范化处理，使同义词、近义词的主题词与非主题词在主题词表中一目了然；也可通过参照关系指引读者，查找作为主题词的词和与主题有关的主题词，扩大检索范围。

主题检索途径的最大优点是概念准确，直接性、适应性及通用性强，专指度高，能将分散在各学科领域里的有关某课题的同一主题词集中在一起，较好地满足特性检索的要求，突破了分类检索途径的严格框架限制，适合现代科学发展。目前国内最常用的主题词表是《医学主题词表》（MeSH）、《中医药学主题词表》和《汉语主题词表》。

2. 分类检索途径 是指根据文献信息的主题内容所属的学科分类体系，以学科分类号为检索入口，按照分类号和类目名称来检索文献信息的途径。通过分类检索途径检索文献信息的前提是要了解二次信息资源（检索工具）或数据库所采用的分类体系。分类体系是根据科学分类的逻辑规律并结合图书类别特点进行分类。分类检索途径的优点是从学科概念的上下、左右关系来反映事物的派生、隶属、平行关系，体现了学科的系统性和科学分类的逻辑规律，有利于从学科专业角度查找文献信息，满足族性检索的要求。但该法涉及相互交叉的学科或分化较快的学科时，其专指性不强，容易造成漏检。

3. 关键词检索途径 以关键词作为检索标识，通过关键词索引查找文献信息的一种途径。其特点是未经过规范化处理，也不受主题词表控制，因此，又称为自由词。检索时只要根据课题要求选择关键词，按字顺在关键词索引中找到该关键词。

4. 分类主题检索途径 是分类途径及主题途径相结合的检索途径。如《美国生物学文摘》中的目次表即属于这一类。

除此之外，还有药品名称索引、化学物质索引、化学分子式索引等起辅助作用的检索途径。这些索引对于药学专业的文献信息具有特殊的作用。

（二）描述药学文献外表特征的检索语言

按照药学文献外表特征检索的途径有书名检索途径、著者姓名检索途径、文献序号检索途径和引文途径。

1. 书名检索途径 也称题名检索途径，是以书名、刊名或文章的题名（篇名）作为检索标识，根据书刊名称查找药学文献的途径，这种检索途径一般是按照字顺排列的。某些题录、文摘刊物中的"来源索引"或"引用期刊一览表"也属于文献题名途径。在使用题名检索途径时必须掌握药学文献信息的具体名称或文献题名中的主要部分，才能准确地查找到所需要的特定文献信息。其广泛应用于计算机检索系统中。

2. 著者姓名检索途径 是以文献信息上署名的著者、译者、编者的姓名或团体名称作为检索标识，利用著者索引或机构索引来查找文献信息的途径。通过著者检索途径，可以查找到同一著者所著内容相同或相近的文献信息，便于发现和了解同行专家的研究进展。所以，国外的各种检索工具大部分都有著者检索途径。

3. 文献序号检索途径 也称号码途径，指以文献的各种代码、数字为检索标识，利用各种序号索引查找文献信息的途径。如科技报告号、专利号、标准号、图书的国际标准书号（ISBN）、期刊的国际标准刊号（ISSN）等，它们都按代码字顺或数字的次序由小到大排列。序号索引具有明确、简短和唯一性的特点。

4. 引文索引 指利用文献的引用和被引用关系建立起来的一种新型索引。被引论文按照作者排列，在被引论文之下，按照年代列出引用过本篇论文的论文。它能够理顺科学著作之间的"引文网"，揭示文献之间的引证关系，检索到一批相关文献。

二、药学文献检索的方法

药学文献检索方法是指为实现药学文献检索目的而采用的具体操作方法。主要分为直接检索法、间接检索法、引文检索法和综合检索法四种。

1. 直接检索法 是指直接通过浏览、查阅文献原文而获取所需文献信息的方法。这种方法能够明确判断文献所包含的信息是否需要，但费时费力，具有一定的盲目性和偶然性，查全率无法保证。

2. 间接检索法 是指必须借助于二次信息资源（检索工具）或检索系统来获取所需信息的一种检索方法。这种方法检出的文献信息比较全面、系统，但查准率受到一定影响。间接法是信息检索中最常用的方法，所以又称为"常用法"。根据检索要求的不同，常用法又可分为顺查法、倒查法和抽查法。

（1）**顺查法** 是一种按时间顺序查找文献信息的方法。顺查法是以检索课题起始年代为起点，选择适宜的信息检索系统，按时间顺序由远及近、从旧到新查找文献信息的方法。使用这种方法查找文献信息，首先要分析检索课题提出的时代背景及历史概况；其次确定查询的起始年月；最后再从检索起始的时间点上逐年逐卷查寻，直到查到符合检索课题要求的文献线索为止。利用这种方法查全率、查准率高，但费时间，劳动量大。这种方法适合于检索主题比较复杂、研究范围广、研究时间较久的科研课题。

（2）倒查法 与顺查法相反，是一种逆时间顺序查找文献信息的方法。倒查法是利用选定的二次信息资源（检索工具），根据课题需要由近及远、由现在到过去、从新到旧逐年逐卷地回溯查找文献信息的方法。它的检索目的是要更多地获得某学科或研究课题最新或近期一段时间内所发表的文献信息或研究进展状况。这种方法比较节省时间，效率高，但漏检率比顺查法高。这种方法是科研人员最常用的检索方法。特别是在药学领域，要想明确某项成果是否有创新性，更适合采用倒查法。

（3）抽查法 是一种利用信息检索系统查找文献信息的方法。抽查法是针对某学科发展特点和发展阶段，抽出学科发展迅速、发表文献较多的一段时间，有重点地逐一进行检索的方法。它能节省较多的时间，获得一批具有代表性、反映学科发展水平的文献信息，检索信息效果好，检索效率高。但这种方法必须是在熟悉该学科发展的高峰期及历史背景的情况下才能使用。

3. 引文检索法 又称追溯法，是一种跟踪查找文献信息的方法。引文法是指利用已有文献后面所附的引用文献、参考文献、有关注释、辅助索引、附录等进行追溯查找原始文献信息的方法。根据原始文献信息的有关指引，扩大并发现新线索，进一步查找，如此反复跟踪扩展下去，直到检索到满意的文献信息，从而获得一批相关文献。引文法的优点是在没有检索工具或检索工具不全的情况下，或对课题不熟悉或不需做深入研究的情况下是可取的，借助于参考文献也能追查到一些相关文献。但这种方法查全率不高，容易造成漏查，而且查出的文献时效性差。同时，还要注意查阅权威性的标准参考源。

4. 综合检索法

（1）分段法 又称循环法，是常用法和追溯法的结合。就是先利用二次信息资源（检索工具）或检索系统查找一批有用的文献，然后利用这些文献后所附的参考文献进行追溯查找，由此获得更多的相关文献，直到满足需要为止。这是一种多向、立体的查找方法，它具有很大的灵活性，能博采众法之长，获取文献信息量较大，检索效率较高，适用于历史跨度长、文献信息需求量较大的检索课题。

（2）核心期刊浏览法 是指检索系统或检索工具在报道原始文献信息时，通常存在一定时差，为了获取检索课题的最新文献信息，直接浏览尚未收录到信息检索系统中的现期刊刊文的检索方法。这种方法的检索目的是阅读有关课题的专业期刊以及该学科综合性核心期刊的目次表或主题索引，直至进一步阅读全文。

第五节 信息素养和数据素养

PPT

一、信息素养

（一）信息素养的概念

信息素养的概念始于美国图书检索技能的演变。1974 年，美国信息产业协会主席保罗·车可斯基（Paul. Zurkowski）率先提出了信息素养这一全新概念，并解释为"利用大量的信息工具及主要信息源使问题得到解答的技能"。

我国从 1997 年起也开始了信息素养方面的研究，王吉庆在《信息素养论》一书中提出"信息素养是一种可以通过教育所培养的，在信息社会中获得信息、利用信息、开发信息的修养与能力。它包括信息意识与情感、信息伦理道德、信息常识以及信息能力多个方面，是一种综合性的、社会共同的评价"。进入 21 世纪以来，信息素养作为一种高级的认知技能，同批判性思维、解决问题的能力共同构成学生进行知识创新和终身学习的基础。

（二）信息素养的特征

1. 信息素养是一种基本能力 信息素养是一种对信息社会的适应能力。美国教育技术 CEO 论坛 2001 年第四季度报告提出 21 世纪的能力素质，包括基本学习技能、信息素养、创新思维能力、人际交往与合作精神、实践能力。信息素养是其中一个方面，它涉及信息的意识、信息的能力和信息的应用。

2. 信息素养是一种综合能力 信息素养涉及各方面的知识，是一个特殊的、涵盖面很宽的能力，它包含人文的、技术的、经济的、法律的诸多因素，和许多学科有着紧密的联系。信息技术支持信息素养，信息技术主要强调对技术的理解、认识和使用技能。信息素养主要是内容、传播、分析，包括信息检索以及评价。信息素养是一种信息能力，信息技术是它的一种工具。

（三）信息素养的内涵

信息素养包括信息意识、信息知识、信息能力、信息伦理四个方面。信息意识是先导，信息知识是基础，信息能力是核心，信息伦理是保障。它们共同构成一个不可分割的统一整体。

1. 信息意识 指客观存在的信息和其活动在人们头脑中的能动反映，表现为人们对所关心的事或物的信息敏感力、观察力和分析判断能力及对信息的创新能力。通俗地讲，就是人们面对不懂的东西，积极主动地去寻求答案，并知道用什么方法到哪里去寻求答案。

2. 信息知识 指人们在利用信息技术工具、拓展信息传播途径、提高信息交流效率的过程中所积累的认识和经验的总和。包括信息理论知识与信息技术知识。

3. 信息能力 指人们获取信息、处理信息、利用信息、管理信息和信息创新的能力。主要包括使用信息工具的能力、评价判断信息的能力和信息选择能力、加工处理信息的能力、表达信息的能力、创新信息的能力等。

4. 信息伦理 也称信息道德，它是调整人与人之间以及个人和社会之间信息关系的行为规范的总和。是整个信息活动中应遵循的道德规范，是调节信息创造者、信息服务者、信息使用者之间相互关系的行为规范的总和，是信息行为所表现出来的道德修养，是信息领域规范人们社会信息行为的思想观念与行为准则，也是维护信息社会正常秩序的保证。

二、数据素养

（一）数据素养的概念

数据素养是对媒介素养、信息素养等概念的一种延续和扩展。

数据素养，也称量化素养、统计素养、数据信息素养、科学数据素养等。对数据素养的定义正在不断地演变和发展，人们对其内涵与外延也有不同的理解。

2007 年，加利福尼亚大学洛杉矶分校学者 Stevenson 等定义数据素养为"找到、评价和有效合理使用信息（包含数据资源）的能力"。2011 年，伊利诺伊大学香槟分校学者 Hogenboom 认为，数据素养是阅读、解释、分析、批判性思考统计数据以及将统计数据作为证据的能力。信息素养至少包括五个维度：对数据的敏感性；数据的收集能力；数据的分析、处理能力；利用数据进行决策的能力；对数据的批判性思维。

（二）数据素养的内涵

数据素养不仅包括数据能力，还要强调数据意识和数据伦理。数据素养不仅包含获取和使用数据的能力，还强调管理、贡献数据的意愿和能力。帮助人们获取各种来源和类型的数据，并进行反思，系统地利用数据内容和专业技能获得知识。

目标检测

答案解析

一、单选题

1. 文献是记录有知识的（　　）

　　A. 纸张　　　　B. 载体　　　　C. 光盘　　　　　D. 磁盘　　　　E. 软盘

2. 信息、知识、情报三者包含范围的大小是（　　）

　　A. 情报＞知识＞信息　　　　B. 知识＞情报＞信息　　　　C. 情报＞信息＞知识

　　D. 信息＞知识＞情报　　　　E. 知识＞信息＞情报

3.（　　）类型的专业文献出版周期最短、发行量最大、报道最迅速及时，成为各种学科的最新情报信息发表的渠道

　　A. 会议文献　　B. 报纸　　　　C. 期刊　　　　　D. 专利　　　　E. 著作

4. 每一种正式出版的图书都有一个（　　）

　　A. ISSN　　　　B. ISBN　　　　C. ISDN　　　　　D. ISIN　　　　E. SCI

5. 以下属于三次文献的是（　　）

　　A. 综述　　　　B. 文摘　　　　C. 索引　　　　　D. 期刊论文　　E. 著作

6. 期刊论文属于（　　）

　　A. 零次文献　　　　　　　　　B. 一次文献　　　　　　　　C. 二次文献

　　D. 三次文献　　　　　　　　　E. 四次文献

7. 通过参考文献获取原始文献属于（　　）

　　A. 顺查法　　B. 倒查法　　　　C. 追溯法　　　　D. 抽查法　　　E. 随机法

8. 将存储于数据库中的整本书、整篇文章中的任意内容查找出来的检索是（　　）

　　A. 全文检索　　　　　　　　　B. 文献检索　　　　　　　　C. 超文本检索

　　D. 超媒体检索　　　　　　　　E. 计算机检索

二、多选题

1. 情报按内容及作用分类，分为（　　）

　　A. 战略性情报　　　　　　　　B. 战术性情报　　　　　　　C. 竞争性情报

　　D. 科学情报　　　　　　　　　E. 文字情报

2. 二次文献主要包括（　　）

　　A. 文摘　　　　B. 索引　　　　C. 手册　　　　D. 书目　　　　E. 指南

3. 具备信息意识和学习能力主要表现在（　　）

　　A. 善于从大量信息中发现有用的信息

　　B. 善于从信息中找出解决问题的关键

　　C. 能积极主动地获取新信息

　　D. 善于运用合理的工具迅速地解决问题

　　E. 全盘接受所获得的信息

4. 常用的信息检索方法有（　　）

　　A. 直接法　　B. 间接法　　　　C. 追溯法　　　　D. 循环法　　　E. 综述法

三、问答题

1. 简述文献、信息、知识与情报四者之间的关系。

2. 什么叫零次文献、一次文献、二次文献、三次文献？相互之间有什么关系？请举例说明。

3. 常用的药学文献信息检索方法有哪些？

4. 简述检索语言的类型及其特点。

（贾文雅）

书网融合……

重点回顾　　微课1　　微课2　　习题

项目二　现代图书馆文献信息利用

学习目标

知识目标：

1. **掌握**　医药类科学图书馆概况；图书馆服务项目类型；馆藏机读目录查询及图书借阅基本流程；图书馆数字信息资源类型；数字文献查询基本流程。

2. **熟悉**　馆藏机读目录查询及排架利用；电子图书检索、在线阅读及下载。

3. **了解**　图书馆基本概念、基本类型；数字图书馆基本概念；图书馆服务类型；馆藏信息及排架基本概念；电子图书概念及电子书平台。

技能目标：

能够利用图书馆和数字图书馆资源进行图书查找及借阅、文献获取及下载、电子书检索及在线阅读；掌握获取药学类专业信息的图书馆途径。

素质目标：

培养学生了解、使用图书馆的能力，以及利用药学类数字图书馆及药学数据库获取信息的素养。

📖 导学情景

情景描述： 某药学专业教师布置学生使用《中国药典》（2020年版）查询"二甲双胍格列本脲片"的【鉴别】、【检查】、【含量测定】几项，总结方法和步骤，由学生分组完成。某小组讨论时，有的同学说可以上网搜索电子版《中国药典》，但有的同学说《中国药典》根本没有授权过网络电子版。于是有同学提议图书馆也许能借到最新版纸质《中国药典》。

情景分析： 身处信息时代，图书馆仍然是查阅图书及文献资源的主要阵地，无论是纸质图书还是电子图书，图书馆都可以查到。

讨论： 1. 除了借书、还书，你还去过图书馆哪些区域？都去做了些什么？

2. 你读的电子书是从哪里获取的？你知道图书馆电子书资源如何获取吗？

学前导语： 博尔赫斯曾说："天堂应该是图书馆的模样。"对于身处大学校园的我们，图书馆是我们最常光顾的学习园地。你知道如何利用图书馆获取药学专业书籍吗？你知道如何利用数字图书馆获取想要的药学类电子图书吗？学习本项目，构建属于你的"药学专业图书天堂"。

第一节　图书馆 📱微课1

PPT

一、图书馆的概念

我国图书馆学教授吴慰慈先生在其《图书馆学导论》（2002年版）中，关于什么是图书馆的论述是这样开始的：什么是图书馆，这个问题似乎非常的简单，大部分人认为图书馆就是借书的地方。吴慰慈先生以这种非常通俗的开场白引出了普通读者对于图书馆的直观感觉，而这种感觉仅仅停留在对图书馆工作内容的表层认识上。随着学习的不断深入，大家进入大学校园学习，对于书籍和文献的需求与日俱增，如何科学有效地利用好图书馆资源，成为大学生的必修课和必备技能，因而图书馆所具有的深层次性质和功能在此显现，需要我们对图书馆的概念有科学的认知。

图书馆是随着社会发展和信息技术应用而不断发展的，不同时期、不同阶段对图书馆的定义是不断深入变化的。20世纪80年代至21世纪初，人们普遍认可的概念主要是吴慰慈先生在《图书馆学概论》（1985年版）中提出的，即"图书馆是收集、整理、保管和利用书刊资料，为一定社会的政治、经济服务的文化教育机构"。这个定义回答了图书馆最本质的问题——图书馆的工作程序、工作对象、活动目的和基本性质。

现如今，社会和科学技术不断进步，人类社会已经进入信息时代和网络时代，现代计算机技术和网络技术充分应用于图书馆领域，网络环境下的图书馆馆藏特点、服务对象、服务手段和服务技术都发生了深刻的变化，图书馆的定义也有了新的发展，吴慰慈先生重新给出的定义是"图书馆是社会记忆（通常表现为书面记录信息）的外存和选择传递机制。换句话说，图书馆是社会知识、信息、文化的记忆装置、扩散装置"。这个定义对图书馆发展历程进行了高度概括，适用于传统图书馆，也适用于现代和未来图书馆。

二、图书馆的发展简史

（一）图书馆的产生

图书馆是人类文明和人类社会发展到一定阶段的产物，最早起源于奴隶社会，从产生至今已有数千年的历史。自从人类创造了文字，发明了书写工具和记录工具，就开始出现书籍，为文献资料的出现创造了基本条件。人类的思维活动，人类在生产生活中积累的知识和经验，都得以借助文字的形式记录并保存下来。文字和书籍的出现，为人类交际扩展了时间和空间，丰富了信息交流的方式和途径。随着书籍和文献资料的大量涌现，如何收集、整理、保存和利用书籍、文献成为新的问题，至此，负责收集和保管书籍、文献的图书馆应运而生。

（二）图书馆的发展

图书馆的发展经历了漫长的过程，按照发展阶段可分为古代、近代和现代三个时期。

1. 古代图书馆　发端于奴隶社会，发展于封建社会。我国的古代图书馆以古代藏书楼最具有代表性，官府藏书、私人藏书、寺院藏书和书院藏书并称我国四大藏书体系。古代藏书楼以收藏整理书籍为主，"重藏轻用"，使得大量古代文化典籍得以保存完好，留存至今，对我国古代文化遗产的保护发挥了重要作用。

2. 近代图书馆　是伴随着资本主义制度的形成而产生的，由古代图书馆演变而来。在我国，1840年以后，封建文化没落，古代藏书楼体系不断消解，进而出现了面向社会开放的近代图书馆。1902年，浙江绍兴乡绅徐树兰仿照西方图书馆模式，个人出资兴办了古越藏书楼，向社会公众开放，是第一个近代意义上的公共图书馆。近代图书馆除完成书籍的收藏保管外，还增加了收集、采访、加工、传递、利用等复杂工作体系，对人们的社会生活产生了重要影响。

3. 现代图书馆　是指实现自动化管理后相对于传统图书馆而言的图书馆概念。第二次世界大战以后，科学技术的发展推动着图书馆的巨大变革，现代图书馆随之产生。1954年计算机技术首次应用于图书馆，1966年机读目录（MARC）的成功研制使图书馆的技术方法迎来巨大革新。计算机技术、光学技术、声像技术、缩微技术等现代信息技术应用于图书馆，大大提高了图书馆工作效率。除传统印刷品之外，缩微品、录像带、磁盘、光盘等成为文献信息资源的新载体。数据库技术、网络技术改变了文献信息的储存和传递方式，图书馆服务从实体服务转向实体服务和虚拟服务互补，并提供个性化服务。图书馆事业向着网络化、国际化、多元化方向发展，同时肩负了普及科学文化知识，发挥社会教育的功能和使命。

三、图书馆的类型

在图书馆学和图书馆事业发展的进程中，各种图书馆相继涌现，不同图书馆的具体任务、服务对象不尽相同，对书刊文献资料的收集、整理、保管，传递的内容和形式方法也各有侧重，因此产生了不同的图书馆分类。对图书馆进行分类研究，是图书馆学研究的一个重要方面。

我国图书馆划分的标准通常有三种：①按照图书馆的管理体系、隶属关系等进行划分，如文化系统图书馆、教育系统图书馆、科学研究系统图书馆等；②按照馆藏文献范围进行划分，如综合性图书馆，包括各级公共图书馆、综合性大学图书馆、工会图书馆等；专业性图书馆，包括专业科学研究图书馆、专业院校图书馆、专业厂矿技术图书馆等；③按用户群进行划分，如少年儿童图书馆、盲人图书馆、少数民族图书馆等。

（一）国家图书馆

1. 概况　国家图书馆（National Library）是指由国家举办的、面向全国的、承载国家总书库职能的图书馆。例如中国国家图书馆、美国国会图书馆、英国不列颠图书馆等，都属于国家图书馆。可以说，国家图书馆是国家的藏书中心、书目中心、图书馆学研究中心、馆际互借中心和国际图书交流中心，国家图书馆的发展也代表了一个国家图书馆事业的发展水平。

2. 主要职能　中国国家图书馆是国家总书库、国家书目中心、国家古籍保护中心、国家典籍博物馆。主要工作职责：①履行国内外图书文献收藏和保护的职责，指导协调全国文献保护工作；②为中央和国家领导机关、社会各界及公众提供文献信息和参考咨询服务；③开展图书馆学理论与图书馆事业发展研究，指导全国图书馆业务工作；④对外履行有关文化交流职能，参加国际图联及相关国际组织，开展与国内外图书馆的交流与合作。

（二）高等院校图书馆

1. 概况和主要职能

（1）概况　高等院校图书馆是高等院校的文献资料中心，也是为高等院校教学和科研服务的学术性机构，学术性和服务性是它的基本特征。在国外，具有现代化的图书馆被视为现代化大学的三大标志之一，由此可见，高等院校图书馆在高等院校中占据重要地位。在我国，高等院校图书馆、公共图书馆、科学图书馆共同作为我国图书馆事业的三大支柱，称为三大系统图书馆。

（2）主要职能　高等院校图书馆是高等院校的一个组成部分，其主要职能服从于高等院校的基本职能。基于此特点，高等院校图书馆的主要职能如下：①建设图书馆馆藏和数字图书馆的文献信息资源，并进行科学加工和管理维护；②做好图书流通、资源传送和参考咨询服务，开展数字化文献信息服务；③开展信息素质教育，培养学生信息意识以及获取文献、利用文献的能力；④组织协调馆际互借、文献传递等文献信息工作，实现馆际资源优化配置；⑤积极参与文献保障体系建设，开展各种协作、培训、学术交流活动。

2. 任务和特点

（1）任务　高等院校图书馆是为教学和科研服务的学术性机构，学术性和服务性是其基本特征，基本任务是为高等院校培养高质量合格人才、研制高水平科研成果而做出的文献信息资源的保障，也是教学和科研的有机组成部分，是办好高等院校的基本条件之一。

（2）特点　①读者需求的稳定性；②读者用书的集中性和阶段性；③藏书体系的专业性。

高等院校图书馆是服务性和学术性兼具的机构，随着数字和信息化技术在高等院校图书馆的应用，高等院校图书馆需要不断研究新形势下如何适应时代和社会需要，从而推动高等院校图书馆事业不断前行发展。

（三）科学图书馆

1. 概况和主要职能　我国的科学图书馆一般都隶属于各类科学研究机构，例如国家科学图书馆隶属于中国科学院。科学图书馆是交流科学信息的机构，是我国图书馆体系的重要组成部分。其主要任务是紧密结合本系统、本单位的科研方向与任务，收集、整理、保管和提供国内外科技文献，为科学研究和生产技术服务；开展信息的调研分析，摸清各研究领域的国内外发展情况，向科研人员和领导部门提供分析报告和科研资料；组织本系统科技信息交流，协调系统内文献信息流通；开展文献信息理论、方法和现代化技术的研究等。

2. 医药类科学图书馆

（1）国家科学图书馆　全名为中国科学院文献情报中心，其发端于 1950 年成立的中国科学院图书管理处。国家科学图书馆立足中国科学院，面向全国公众，主要为自然科学、边缘交叉科学和高技术领域的科技自主创新提供文献信息保障、战略情报研究服务、公共信息服务平台支撑和科学交流与传播服务。同时通过国家科技图书文献平台和开展共建共享，为国家创新体系其他领域的科研机构提供信息服务。2001 年，国家科学图书馆进入中国科学院知识创新试点工程序列、牵头建设国家科学数字图书馆，与中科院文献情报系统共同建设成为现代数字化网络化的科技信息集成服务体系。

国家科学图书馆面向社会公众和中科院系统内读者，以自然科学基础学科和高技术类图书、期刊、数据库为主，拥有古籍等特色资源，精选人文社科图书以及休闲杂志和报纸等，目前馆藏印本书刊 1145 余万册、古籍善本 50 余万册、各类型网络数据库 170 余个。为读者提供图书借阅、期刊阅览、复印、电子文献检索和下载等服务，同时提供科技查新和引证、文献传递和馆际互借、古籍资源阅览及数字学术服务。国家科学图书馆也是图书馆学和情报学两个学科的硕士学位和博士学位授予单位；常年接收高级访问学者和组织专业继续教育。2012 年获批图书馆学、情报学博士后科研流动站。中国科学院文献情报中心是国际图书馆协会与机构联合会（IFLA）的重要成员，与美国、德国、韩国、俄罗斯等多个国家的文献情报机构建立了稳定的合作关系。

随着信息时代和大数据技术的发展，国家科学图书馆建设了大数据科技知识资源体系，开展普惠的文献信息服务和覆盖研究所创新价值链的情报服务。在分布式大数据知识资源体系建设以及覆盖创新价值链的科技情报研究与服务体系方面获得了重大突破，已成为支持我国科技发展的权威的国家科技知识服务中心。

（2）中国医学科学院图书馆　是国家级医学信息研究、医学信息资源保障与服务机构，承担医学信息研究、医学科技情报研究、科技评价研究、卫生政策研究和信息传播等任务，行使国家医学图书馆职能，是国家科技图书文献中心医学分中心、世界卫生组织卫生与生物医学信息合作中心，是为国家医疗卫生事业改革发展、医学科技创新发展提供决策支持和信息服务的重要支撑单位。

中国医学科学院图书馆前身是 1958 年成立的中国医学科学院医学科学情报研究室。中国医学科学院图书馆同时也是国家级研究机构，研究领域覆盖医学科技文献资源建设与服务、医学与健康科技发展战略、医学人工智能与数据挖掘、科学数据、医学术语、知识组织、科技评价、重大疾病防治与公共卫生信息、药物与医疗器械信息、医疗保障、卫生政策与全球健康、卫生经济、基层卫生与妇幼保健、科学及健康信息传播、舆情监测等。

中国医学科学院图书馆面向全国提供医学科技文献资源保障服务，目前拥有印刷型文献总量累计 275 万册，尤以外文医学期刊较为丰富。每年订购印刷型中外文现刊 4600 余种，各类数据库 80 余个，其中包括中外文电子期刊 1.2 万余种，电子图书约 14 万种，以及医学领域重要文摘型、引文型、事实工具型数据库如 Embase、SCIE、Uptodate、F1000 等 40 余种，基本涵盖预防医学、基础医学、临床医学和药学领域常用的学术信息资源。馆藏外文印本期刊 3400 余种，2200 余种为独家刊，国内外医药领域专业数据库百余种。开展生物医学文本语义研究，建设中文医学术语体系及标准。同时建有中国生物医学文献服务系统，建成生物医学科技论文预印本、医学健康舆情、西太平洋地区医学索引、公众健康知识服务等系列平台。中国医学科学院图书馆为医疗机构、科研院所、企业、高等院校等提供文献检索与信息咨询服务；根据用户需求提供个性化定制、全方位、多层次医学信息服务；开展医学信息服务相关理论、服务模式与实践研究。也承担国家卫生健康委、国家发展改革委、科技部、工业和信息化部、民政部、国家医疗保障局等部委相关研究及中国工程院的咨询工作。

（3）中国中医研究院图书馆 是我国中医药图书文献资源中心，是全国乃至全世界馆藏中医药书刊文献和收藏中医古籍珍善本最为丰富的单位之一。始建于 1955 年，现有藏书 32 万余册，其中中医古籍 5000 余种 6 万余册，包括珍善本医书 2 万余册，1911 年以后出版的中医药图书达 1.2 万余种，外文传统医学图书 1 万余册；国内外期刊 2000 余种，其中中医期刊 230 多种，外文中医期刊 60 多种；缩微胶卷、声像资料及电子产品数百种。图书馆以书刊借阅、古籍复制、馆际互借、网络服务、联机与光盘检索等方式向国内外读者提供服务。

中医古籍的保护、整理、研究与开发利用是中国中医科学院图书馆的一项重要工作。编撰有《中国中医研究院图书馆馆藏中医线装书目》《中国中医研究院图书馆馆藏善本丛书》《中医主籍孤本大全》等书目，具有极高的学术研究、文献研究及临床实用价值。

中国中医科学院图书馆设有中医药媒体中心，主要开展电影、录像、摄影、缩微、幻灯、多媒光盘体制作及声像资料服务等项业务，并建立了中医药声像资料库，摄制了《中医药科技成果集锦》《针灸手法百种》等录像带；已拍摄名老中医临床经验、针灸、推拿、正骨、手术、气功等系列片 40 余部；收集中医药音像资料 1550 余部，制作中医药主籍善本缩微胶片 200 余种。珍贵的中医药媒体资料为读者提供阅览服务，极大地方便了公众和中医药研究人员学习。

（四）其他类型图书馆

1. 公共图书馆 这一说法发端于 150 多年前近代意义的西方公共图书馆，从联合国教科文组织到国际图联以及各个国家都有自己特色的公共图书馆。我国通过立法，于 2008 年制定了《中华人民共和国公共图书馆法》，并于 2018 年 1 月 1 日起正式实施。该法将公共图书馆的概念表述为"公共图书馆，是指向社会公众免费开放，收集、整理、保存文献信息并提供查询、借阅及相关服务，开展社会教育的公共文化设施。是社会主义公共文化服务体系的重要组成部分"。

公共图书馆应当具备"三要素"：向所有人开放、经费来源于税收、设立与运营有法律依据。我国法律规定设立公共图书馆应具备六大条件：①有章程；②有固定的馆址；③有与其功能相适应的馆舍面积、阅览座位、文献信息和设施设备；④有与其功能、馆藏规模相适应的工作人员；⑤有必要的办馆资金和稳定的运行经费来源；⑥有安全保障设施、制度及应急预案，以上条件确保公共图书馆为社会公众开放的职责和任务。公共图书馆的核心任务是收集、整理、保存文献信息，并提供查询、借阅服务；突出强调"社会教育功能"，极大拓展了公共图书馆的服务范围，强化了公共图书馆以形式多样的社会教育方式提高公民素质的职能；同时公共图书馆也成了"公共文化设施"，开设展览、讲座、论坛、艺术鉴赏、音乐会及电影赏析等活动，是我国公共文化服务的有力保证和补充。具有中国特色的公共图书馆体现了对公众基本阅读权益的彻底保障，体现了公共图书馆服务以人民为中心的思想。

我国的公共图书馆建设彰显了公共图书馆事业在中国特色社会主义文化中的重要地位，体现了公共图书馆在新时代满足人民日益增长的美好生活需要的重要作用，公共图书馆法的实施也历史性地成为我国历经百余年的公共图书馆事业跨入新时代的标志。

👁 看一看

世界著名的公共图书馆

公共图书馆是人类社会文明发展的产物，在早期图书馆史上就曾出现过一些具有公共性质的图书馆，如古罗马的公共图书馆向城市自由民开放，欧洲的贵族、僧侣或新兴资产阶级的一些私人图书馆也向学者甚至部分市民开放。16世纪上半叶，马丁·路德等人倡导的德意志城镇图书馆是为一般市民服务的。18世纪，在英、美等国出现的会员图书馆是近代公共图书馆的先声。19世纪下半叶，先是在英、美两国，后在其他国家兴起了近代意义上的公共图书馆。英国的公共图书馆在1850年议会通过公共图书馆法后获得了较大的发展，截至1900年英国有公共图书馆360所。1848年，美国马萨诸塞州议会通过在波士顿市建立公共图书馆的法案后，各州也纷纷通过公共图书馆法。其中纽约公共图书馆逐渐发展成为美国最大的公共图书馆。苏联十月革命后公共图书馆有了很大的发展，截至1980年共有13万所公共图书馆。其中圣彼得堡的国立萨尔蒂柯夫－谢德林公共图书馆（现俄罗斯国家图书馆）于1814年对外开放，截至1988年馆藏量已达2800万册（件）。

2. 少年儿童图书馆　我国的少年儿童图书馆事业诞生于20世纪初，自1949年以来儿童图书馆事业持续发展，进入21世纪后，数字和网络技术发展为我国少年儿童图书馆的发展创造了更好的环境。我国的少年儿童图书馆事业发展离不开1949年后公派留学苏联的图书馆学家郑莉莉教授的大力推动，她讲授儿童图书馆课程并建立了儿童图书馆专业。我国对儿童图书馆的研究起步于20世纪初，在长达百年的时间里，探讨儿童图书馆的论文和著作时有发表。但直到20世纪80年代，少年儿童图书馆学这一概念的公开提出，才使得儿童图书馆学作为一门学科被加以系统地研究。少年儿童图书馆学被界定为图书馆学的分支学科，是研究社会组织图书馆事业对少年儿童给予阅读指导、进行教育的一门学科。它涉及的范围相当广泛，包含着丰富而深邃的研究内容。少年儿童图书馆学与很多学科存在广泛的联系。诸如社会学、教育学、儿童心理学、儿童文学、图书学、自然科学等学科相互交叉、互相渗透，尤其是少儿图书馆图书分类的理论和知识，甚至牵涉到各门学科的基本内容。所以，少年儿童图书馆学将逐渐发展成为一门综合性的学科。

少年儿童图书馆的职能主要侧重于教育和服务两个方面。主要职能如下：①是少年儿童文献信息的保障中心；②是少年儿童思想品德教育的基地；③是培养现代化人才的摇篮；④是少年儿童健康成长的乐园。进入21世纪以后，信息时代的发展对少年儿童图书馆的职责提出了新的任务和要求，主要体现在职能拓展方面，包括：①引进并应用信息化图书阅读服务；②加大资源共享的工程体系建设；③针对特殊儿童群体开展关爱教育服务。党的十九届五中全会提出，到2035年建成文化强国战略目标，建设覆盖全社会的公共文化服务体系，我国的少年儿童图书馆将在少年儿童的成长和发展中发挥越来越重要的作用。

3. 工会图书馆　我国的工会图书馆建设起始于1949年之初，1955年中华全国总工会召开了第一次全国工会图书馆工作会议，确立了工会图书馆的方针和基本任务。至1957年底，我国的工会图书馆已发展到3.5万所，藏书达2000万册。我国的工会图书馆发展是随着国家建设同步发展起来的，截至2015年底，全国工会图书馆已有约20万所。

工会图书馆主要是工会组织开办的面向基层、广大职工群众的综合性图书馆。工会图书馆类型多样，中华全国总工会图书馆，专门的产业工会图书馆，省、市、县（区）工会图书馆等都属于工会图书馆范畴。工会图书馆主要服务对象是所属系统、地区或单位的职工、干部及其家属，是工会组织创办的群众文化事业，是对职工进行思想教育的重要阵地，是职工学习政治、学习科学文化知识的场所，比如各厂矿的工会图书馆以及基层工会图书馆（室）等。

随着我国经济水平发展和信息时代的到来，工会图书馆正迈向信息化、智能化，在实现发展的同时不断提升自身服务质量，正在为我国民众精神生活质量提升做出贡献。

4. 企事业单位图书馆　以事业单位为背景，馆藏资源质量高，具有丰富性和专业性。如人民日报社图书馆、《求是》杂志社图书馆、中华书局图书馆、商务印书馆图书馆、故宫博物院图书馆等，都具有各自的特色。

5. 中小学图书馆　1949年以后，一些有条件的中小学陆续建立了图书馆（室），随着经济水平的不断提高，中小学图书馆的发展规模也不断壮大，很多中学都配备了藏书楼以及电子阅览室等，馆藏资源丰富。借阅形式也从过去的闭架借阅逐渐转变为半开架以及开架借阅，同时配备了专职的管理人员，方便中小学生和教师在校阅览和借阅。

四、数字图书馆

1. 起源　数字图书馆拥有超大规模的可跨库检索的海量信息资源，几乎图书馆的所有载体信息均以数字的形式存取，读者通过网络即可访问图书馆的文献信息数据库系统。数字图书馆通过网络技术和现代计算机技术，实现了数据文献资源检索、传递、下载，已成为知识经济社会必不可少的信息保障体系，并成为当前评价一个国家信息基础水平的重要标志。

数字图书馆的研究起始于20世纪80年代末的西方国家，传统图书馆作为储藏图书资料的仓库，负责收集、选择和整理图书资料，使其可以被查询利用，保存图书资料和提供更便利的利用。随着信息技术的迅猛发展，图书馆原有的封闭式运作和服务模式如查询、维护和馆际信息共享等，在一定程度上已不能胜任信息社会的需要，使得传统图书馆面临三方面的巨大变革：快捷方便的电子化服务方式，最大范围的信息内容数字化，有效组织、基于Web的信息资源共享。在此背景下，数字图书馆应运而生，并为即将到来的高速宽带互联网和数字时代做好准备。

1988年，美国国家科学基金会（NSF）的伍尔夫（W. Wulf）撰写国际合作白皮书，正式提出了数字图书馆的概念。随后美国率先开展数字化图书馆的研究工作，并将此项目列入美国全球资源项目，由NSF主管，技术实施由国家研究创新公司进行协调，在总统信息技术委员会的倡导下，由NSF、DARPA、NASA三部门共同发起了"数字图书馆的首创计划"（简称DLI - 1）。计划中包括六个研究项目：信息媒体、环境科学电子图书馆、密歇根大学数字图书馆研究、亚历山大工程、斯坦福集成数字图书馆项目及构造互联空间。分别由六所大学牵头共同研发数字图书馆所需要的各种新技术。1995年起，美国国会图书馆开始开发"美国往事"数字图书馆工程，实现了500万件文献数字化。1999年开始的加州数字图书馆项目，建成了含有5000余种电子刊物，167个大型数字数据库。1999年，DLI - 2计划和美国国家科学数字工程与技术教育数字图书馆计划的实施，从扩展媒体形态研究开发点，主题和资助单位各方大力促进数字图书馆的研究和开发。除此以外，还有美国国家数字图书馆项目、IBM数字图书馆计划、数字图书馆技术项目、公众存取政府信息项目，以及数字图书馆研究中心的建设项目，美国政府投入了相当大的人力、物力和财力，在数字图书馆项目研究和应用方面取得了突破性的进展。一些发达国家紧随其后都开始了国家数字图书馆建设工程。在法国，数字图书馆被称为"多媒体数据库"，1998年法国开始了数字图书馆的建设和实施工作，由法国文化与交流部统一规划和组织，法国国家图书馆和国家博物馆负责实施，法国国家计算机科学与控制研究所负责技术支持，共同实施数字图书馆研发项目，包括法国国家数字图书馆项目、法国国家书目数据库、法国联合目录、法国"文化遗产"资料数字化项目。该计划在数字基础设施方面起主导作用；设计使用Web和多媒体数据库的新型应用；设计和指挥多种复杂的自动控制系统，将仿真、拟人和现实相结合。充分实现了馆藏资源的数字化以及网络存取。在德国，数字图书馆主要由德国教育与科研部及德国基础科学研究基金会联合开发，1997年德国进行了四项数字图书馆的研发计划，包括科学图书馆的现代化和合理化促进计划、电子版计划、回溯资料的数字化计划、数字文献的发布处理和交换重点计划，有力地促进了德国数字图书馆的发展。在日本，1993年以来由日本通产省、邮政省、文部省和日本国会图书馆共同合作，开启了日本数字图书馆研发工程，实施三大项目：数字图书馆联合项目、导航性电子图书馆项目、国会图书馆关西新馆项目。开展了包括研发下一代数字图书馆系统、高级影像远程通信应用技术的研究、电子图书馆鉴别试验、儿童电子图书馆、亚洲信息提供系统、国会会议记录全文数据库，以及日本学术情报中心电子图书馆系统、日本国家联合目录和电子图书馆示范性试验等一系列研究和试验项目，充分显示了日本网络和数字资源的实力。

2. 概念 数字图书馆是利用数字技术来处理和存储各种各样图文并茂的文献的图书馆，它的本质是一种由多媒体构成的分布式信息系统。

对于数字图书馆，学界给出了多种定义和解读。美国工程院院士奥本海姆（Oppenheim）认为，数字图书馆是以数字方式和多种媒体形式（文本、图像、视频资料、音频资料、三维模式或这些媒体的组合）组织和管理的信息的集合。大英数字图书馆计划给出的定义是"数字图书馆是通过使用数字化技术获取、存储、保护和提供信息与提供信息查询途径而被广泛认可的虚拟描述，而不论这些信息当初的出版形式如何"。这两种定义都强调了数字图书馆资料的数字化形式。美国数字图书馆联合会从图书馆员的角度，将数字图书馆表述为"提供各种资源（包括专业化职员）的组织机构，它们选择、创建、提供知识查询途径，解释、传播和保护数字作品馆藏，以确保其能够长久使用，从而为社区和社区群提供方便、经济的信息服务"。

我国图书馆学专家对数字图书馆的定义是"以资源共享为主要特征的全面开放与合作的数字信息资源体系"。其最本质的特征是建立基于网络技术基础之上的数据库信息系统。它将分散于各种载体、不同地理位置的信息资源以数字化方式储存，以网络化形式互相连接，提供给分散于不同地理位置的用户利用。

综上所述，数字图书馆就是一个虚拟的图书馆，可以通过互联网访问的图书馆，与实际生活中的图书馆一样，可以查阅资料，数字图书馆通过检索来查阅图书，规模大、内容多、便于使用、无使用时间与空间的限制，是一个可以实现跨库的知识中心。

3. 功能和特点 德雷本斯特（Drabenstott）根据有关定义，提出了数字图书馆具有的共同特点。

（1）数字图书馆不是单一实体。

（2）数字图书馆具有把许多信息资源统为一体的技术。

（3）数字图书馆与信息服务之间的连接界面对最终用户具有简单明了的特点。

（4）目标是实现数字图书馆和信息服务的全球查询。

（5）数字图书馆馆藏不局限于各种文本文献资源，而且包括不能用印刷方式表示或传播的数字实物。

伯格曼（Borgman）通过分析不同的数字图书馆定义，认为数字图书馆应具备如下功能：①是一种服务；②是一种建构；③是信息资源，数据库、文本信息、数字、图像、音频和视频信息聚集处；④具有发现、检索、利用信息资源的一系列工具和能力。

在数字化图书馆建设中，应树立全球观念，不能局限于一国范围来考虑问题。与传统的图书馆相比，数字图书馆在信息资源数字化、信息传递网络化、信息利用共享化、信息提供知识化、信息实体虚拟化等方面具有独特的优势和功能，正在与传统图书馆发展齐头并进开启21世纪信息时代图书馆行业发展新的序幕。

4. 我国的数字图书馆建设 开始于 20 世纪 90 年代，1997 年由国家图书馆牵头，北京图书馆、中山图书馆、上海图书馆等五家图书馆联合文化部文化科技开发中心共同建设的"中国试验性数字式图书馆项目"，标志着我国数字图书馆建设的开始，作为具有里程碑意义的项目，此项目在数字信息资源库设计、专用软件工具和检索标准化等方面取得了初步成果，为实施中国数字图书馆工程展开了基础性工作。1998 年，经国务院批准的"中国高等教育文献保障系统（CALIS）"建设正式启动，该系统是我国高等教育"211 工程""九五""十五"总体规划中三个公共服务体系之一，其总体目标是在"九五"期间建成网上信息资源共享系统。中国高等教育文献保障系统管理中心设在北京大学，下设文理、工程、农学、医学四个全国文献信息服务中心，是我国最先建成的的数字文献服务系统。CALIS 通过文献信息服务网络和文献信息资源及数字化建设，初步实现系统的公共检索、馆际互借、文献传递、协调采购、联机合作编目等功能，基本建成中国现代高等教育文献保障体系的基本框架，对今天的数字图书馆建设和数字文献阅读仍存在着深远的影响。

进入 21 世纪以后，我国的数字图书馆建设事业发展迅速。2000 年，由文化部牵头建设的"中国数字图书馆工程"正式启动，其主要职责是组织全国数字图书馆资源的建设及技术的研发、集成和运行，目标是形成超大规模的高质量的中文数字资源库群，并通过国家骨干通信网向全国及全球提供服务。中国数字图书馆工程主要任务包括数字资源建设、数字图书馆软硬件基础设施建设、应用系统开发、标准规范与法规的制定和推行、人才培养等，其中数字信息资源建设是中国数字图书馆工程建设的核心，对全国数字图书馆的研究和建设发挥统领和带动的作用。同时，由北京大学、清华大学、华南理工大学、上海交通大学承建的"国家教育部数字图书馆攻关计划"，主要研究数字图书馆的结构、检索机制以及相应的标准规范，建有图文信息联合导读学习系统、数字音乐图书馆雏形和一个小型的数字化视频数据库示范系统，为后续的数字音视频数据库建设发挥了典范作用。全国数字图书馆建设的示范项目"中关村科技园区数字图书馆群"通过高速宽带网络系统向全国乃至全球提供服务，在技术体系上与国际主流技术接轨，开创性地在网络上形成了超大规模的、高质量的资源库群。

目前我们在互联网上查找文献，使用最多的数据库是"中国知识资源总库（CNKI）"。CNKI 简称"中国知网"，是中国学术期刊（光盘版）电子杂志社和清华同方光盘股份有限公司共同承建的数字图书馆项目，早期囊括了 20 个国家级数据库型电子期刊，涵盖我国自然科学、工程技术、人文社科等领域的期刊、博硕士论文、报纸、会议论文、图书、互联网信息资源等公共知识信息资源。目前已成为世界上最大的连续动态更新的中国学术期刊全文数据库，收录国内学术期刊 8000 多种，全文文献总量 4000 万篇，同时链接 1000 多个全球跨语言跨平台数据库，达成数据资源跨库无缝连接和一站式检索。目前 CNKI 工程已跨入 2.0 时代，将全面应用大数据与人工智能技术打造知识创新服务业作为新起点，将原有的公共知识整合知识服务，深化到与各行业机构知识创新的过程及结果相结合，通过更为精准、系统、完备的显性管理，提供面向问题的知识服务和激发群体智慧的协同研究平台。建成"世界知识大数据（WKBD）"以及"世界知识大数据（NKI）"的知识基础设施，启动"百行知识创新服务工程"、全方位服务中国世界一流科技期刊建设及共建"双一流数字图书馆"。

我国的数字图书馆经过 30 年的研究、探索和实践，在体系结构、资源建设、服务体系、技术体系、知识产权等方面有了长足的积累和发展。随着 21 世纪互联网和 5G 技术的应用，数字图书馆和电子图书发展也迎来了更广阔的发展空间。利用数字图书馆对信息资源进行分类、识别和读取，可以大大减少人力资源的使用，提高现代读者学习和应用文献的效率。为了更好地方便读者的阅读，数字图书馆还与移动阅读技术相结合，将快节奏的生活方式和观念，碎片化的阅读时间等新的生活方式，开发成相应的 APP，读者通过手机、电脑等移动产品进行阅读，将传统的阅读纸质读物过渡到阅读电子读物，更适应这个瞬息万变的信息时代。

五、现代化信息技术在图书馆中的应用

进入 21 世纪，信息技术和网络技术飞速发展，为人类带来了第三次工业革命，5G 技术、VR 技术、大数据、云计算、3D 打印、虚拟现实、人工智能等新技术不断影响着人类的生活和学习。无论是公共图书馆还是高等院校图书馆，都迎来了历史性的机遇和巨变，面向未来、面向世界、面向现代化已成为图书馆创新发展的立足点和落脚点。党的十九大为我们描绘了新时代的新愿景，即在全面建成小康社会基础上分两步走，在 21 世纪中期建成富强、民主、文明、和谐、美丽的社会主义现代化强国，信息化已成为现代化发展的驱动器和"牛鼻子"，现代化信息技术在图书馆发展创新中发挥着重要作用。

1. 数字图书馆向智慧图书馆逐步转变　进入 21 世纪，智慧图书馆持续成为我国乃至全球图书馆学界理论研究和实践探索的焦点，以互联、高效、便捷、智能、泛在、可视为特征的智慧图书馆，搭载大数据、云计算、物联网、人工智能、区块链等新一代信息技术，使得数字化、网络化、智能化的信息技术融合图书馆汇聚成智慧图书馆成为历史发展的必然。最典型的智慧图书馆案例是手机、5G 技术和图书馆的融合，目前大部分图书馆已开放手机端服务功能，手机和电脑之间的界限越来越模糊，而 5G 技术的投入使用将书与书、人与书、人与人相互交织连接，以电子阅读为模式的阅读服务也逐步改变着人们获取知识的方式。与此同时，信息知识的可视化也成为智慧图书馆发展趋势，除可提供的屏幕化、可视化的娱乐和艺术体验，更多的可视化将用在知识体验、新知识发现、数据的深度统计挖掘分析等工作中。除此以外，网络文学、听书、网络课程已经深入普通用户学习生活的方方面面，融合发展已成为智慧图书馆发展的主形态。

2. 人工智能推进现代图书馆服务重塑　2016 年以来，人工智能逐渐成为科技革命的最大热点和最前沿技术之一。由人工智能引发的图书馆文献资源、人力资源、图书馆服务、读者用户等方面的重塑逐步展开。例如，图书馆入口智能识别系统、服务台智能咨询、文献智能检索导读、智能触屏等都是图书馆人工智能使用实践。人工智能机器人也已投入图书馆的各个岗位，如南京大学图书馆的图书盘点机器人、上海图书馆的咨询馆员机器人、清华大学图书馆的运书机器人、天津滨海新区中新友好图书馆的借导服务机器人等。便携式人工智能也深入人们的生活，手机成为最常用的电子设备终端，在未来，手机将带给读者在图书馆不同场景的全新体验，如自动识别文本、图像、声音或视频并分类整序，语音助手提供实时自动翻译、语音和可视化的智能导览及智能讲解等。

第二节　现代图书馆服务与信息资源共享

PPT

一、图书馆馆藏和流通服务

流通服务是图书馆为读者服务的所有工作的基本，是图书馆最重要的中心工作。它直接体现了图书馆的方针、任务和作用，是一项思想性、科学性、服务性都很强，并富有生动内容、联系广泛的工作，也是图书馆文献信息资源开发利用的最基本形式。其服务状况和效果，是检验图书馆各项工作的尺度，也是评价一个图书馆服务质量、工作效果的重要标志之一。外借服务和阅览服务是图书馆文献流通服务中最基本、最重要的服务。随着信息化时代的到来，参考咨询、文献传递、科技查新等服务在图书馆服务中发挥着越来越重要的作用。

二、图书馆服务项目

（一）文献外借服务

1. 个人外借　是图书馆外借形式中最主要、最基本的服务形式。读者个人外借必须凭相关证件，在图书馆办证处提交个人照片和一定的押金即可办理借书证。读者可以凭图书馆发放的借书证，以个人读者的身份在馆内设置的外借图书区域选择图书，进行外借登记后即可外借。个人外借读者应当熟悉开放时间、借书规则、图书排架等，并应具备怎样从架上选择自己所需要的图书、如何利用图书馆目录、如何办理借还书手续等基本技能。

2. 集体外借　是读者以单位或组织形式向图书馆借书的方式。有些经费有限、书源不足、设备较差的学校为满足学生课外阅读的要求，或一些单位需要集体进行某一项目需要集中借阅某类书籍时，需要向图书馆提出集体外借请求。集体外借应按照图书馆的规定办理集体借书证，然后由专人负责，代表小组成员或单位读者向图书馆借书处集体批量外借文献。此种借书方式能方便有共同需要的读者群，保证用书需求，也减少了单个读者往返图书馆借还图书的时间和困难，节省了图书馆借还图书的工作量，缓和了供求矛盾。

3. 馆际互借　是图书馆为满足读者的阅读需求，帮助读者从其他图书馆借阅文献的一种方法。有些图书馆由于自身条件的制约，藏书规模、品种受到很大限制，难以满足本馆读者多种多样的需求。馆际互借服务方式打破了图书馆之间的界限和读者利用馆藏信息资源的空间界限，充分发挥各馆馆藏，在一定程度上实现了资源共享。

4. 预约外借　读者需要借阅的书暂时无法借到而向图书馆提交预约登记申请，待图书可借阅后，由图书馆按预约登记借阅顺序通知读者到馆借书。读者需要的书籍暂时无法借到的原因可能是此书籍的所有副本都已借出，需要等待其他读者归还后，图书馆重新上架再根据预约进行外借；也可能是由于读者请求的书籍已经采购到馆，但是还没有完成加工，尚未进行入库流通，需要读者等待上架后才能借到。预约借书可以降低拒借率，满足读者的特定需要，提供行之有效的外借服务。

（二）阅览服务

1. 开架阅览　是指图书馆阅览区完全对读者开放，读者可以自由进入阅览区，根据自己的爱好和兴趣，在书架上直接找书。图书馆藏书都是按分类方式排架的，在全开架阅览情况下，读者进入书库后根据书架上的标识，按类别进行查找。读者能够接触到大量的图书，扩大了选择图书的范围，开阔了视野，提高了阅读兴趣和求知欲望。开架阅览方式适应了时代发展的要求，也是现在最提倡的一种文献组织模式，逐渐被广大图书馆采用，受到读者普遍欢迎。

2. 闭架阅览　指图书馆阅览区对馆藏资源采取封闭式管理，读者不能直接接触到馆藏图书，由图书馆员根据读者填写的索书单在书架上取书，然后交给读者阅览，读者归还时直接将图书交由图书馆员归架。闭架借阅最大的好处是有利于图书保护。在过去以收藏为主的情况下，大多数图书馆都采用闭架借阅，随着时代的进步，这种阅览方式逐渐被开架阅览取代。目前图书馆的闭架阅览区主要是存放珍贵版本书籍或者借阅量不高、有年代感的书籍，有的图书馆闭架阅览区也改造成开放式书架允许读者进入取阅，但需要详细登记方可进入。闭架阅览在今天仍有沿用的意义。

3. 半开架阅览　是介于闭架和开架阅览方式之间的一种文献组织模式。半开架阅览通常是将图书陈列在特制的玻璃书架之内，书背面向读者，读者可以看到书脊但不能自行取阅，需要向管理员指明需要的书籍，由管理员取下后交给读者阅读。半开架阅览目前已不适应时代发展的要求，大多数图书馆也已经不再采用这种方式。

（三）文献复制服务

1. 馆内复制　是图书馆文献服务的方式之一，即对读者所需文献由图书馆通过纸质复印或缩微摄影等技术向读者提供文献复制件的服务工作。图书馆开展的文献复制服务，是最传统的复制方式，可大大节省读者摘抄誊写资料的时间和精力，加快文献的传递速度，提高图书资料的利用率，同时也可解决图书馆因珍本不出借或复本不足而与读者之间产生的供求矛盾。

2. 文献传递　是指图书馆通过一定的方式把用户所需的文献从文献源提供给用户的一种信息服务。它是从馆际互借发展而来的一种服务。传递的文献范围包括图书、期刊论文、专利文献、学位论文、会议文献等。文献传递服务有人工传递和电子传递两种类型。人工传递即馆际互借服务的扩展，最早通过邮寄的方式将资料发送给读者，现已被逐渐取代。电子传递是通过计算机和网络，将电子版图书或文献等发送给读者，读者可以将文献需求通过文献传递系统进行提交，图书馆收到文献请求后，将读者需要的文献通过扫描、下载、拍摄等方式制成电子版，再通过系统或邮寄发送给读者。这种方式已成为主流的文献传递方式，目前我国的国家科技图书文献中心（STL）文献传递系统、中国科学院国家科学数字图书馆（CSDL）文献传递与馆际互借系统、中国高等教育文献保障系统（CALIS）馆际互借系统都提供文献传递服务。

（四）非书资料服务

1. 音像文献视听室　主要为读者提供多媒体音频、视频馆藏资源。音像文献视听室一般都配有电视机、CD 机、DVD 机等能播放多媒体的设备，以及计算机与多媒体播放软件、耳机、音响、投影仪等，满足个人读者和集体读者的视听需求。读者可以根据自己的喜好点播阅览室中馆藏的电影、电视、音乐和动画等丰富多彩的音像制品。

2. 电子文献阅览室　主要为读者提供电子图书、电子文献的在线浏览和下载需求，也能为读者提供网上浏览、欣赏音视频资源。电子文献阅览室都配有计算机和网络，借助互联网和数据库资源，发挥数字图书馆功能，读者可以在线浏览馆藏电子书，也可以搜索数据库文献资源。大部分图书馆都配有 CALIS 文献保障系统，高等院校图书馆也有相应的博士、硕士全文数据库，也会购买国外文献数据库资源，在电子文献阅览室，以上资源都免费开放给读者，读者可以根据需要进行搜索和下载。

（五）参考咨询

参考咨询服务（reference 或 reference work）是图书馆应广大读者需求而开展的一项服务，是图书馆传统读者服务工作的一种延伸和发展。根据美国参考咨询专家威廉·卡茨的论述：参考咨询最基本的含义是解答各种问题。在《英国大百科全书》中，参考咨询被定义为"参考咨询员对各个读者在寻求情报时，提供个别的帮助"。需要指出，在参考咨询服务中，其核心基础是文献，在参考咨询工作中需针对读者在获取信息资源过程中提出的各种疑难问题，为读者进行检索、文献提供以及知识和文献线索的提供，或在检索工具和检索方法上给予读者指导和帮助，所提供的答案是参考性的。因此，参考咨询可以定义为"以文献为根据，通过个别解答的方式，有针对性地向读者提供具体的文献、文献知识或文献途径的一项服务"。

读者咨询服务是参考咨询最常见的服务内容，一般由参考咨询员随时接受读者咨询提问，并给予解答，以满足不同读者个性化的信息需求。常见的读者咨询按照内容划分，可以分为解答咨询服务、书目参考服务、信息检索服务以及科技查新服务。

1. 解答咨询服务　是参考咨询工作中最基础的服务层次，一般问题都比较简单，服务时间也较短。解答类咨询的问题最常见的如图书馆各职能部门的位置、基本工资内容、图书馆规章制度、各种手续如何办理、馆藏基本结构分布、讲座活动咨询等。解答咨询服务一般发生在总咨询台，大部分图书馆都会在大厅设置总参考咨询台，方便读者找到并提供各种问题咨询解答。

解答类咨询的问题一般是图书馆常识性问题，具有随机性强、咨询数量多、需要立即回答清楚的特点，一般参考咨询员都会将问题进行归类，整理成本图书馆参考咨询手册，并实时更新以满足读者咨询。

2. 书目参考服务　一般是针对读者在查找书籍、资料等过程中出现的各类问题而进行的咨询解答服务。书目参考类问题一般包括图书导读和报刊查找两类。读者对图书导读的咨询问题主要集中于图书的查找方法、工具书的使用以及标准、专利等的查找，例如"图书馆是否提供专题书目服务""如何查找某种教学参考书""外文原版图书在哪里查找"等问题。报刊查找类问题主要集中在现刊的查找、过刊的查找、目次页服务、检索工具使用等，例如"日、俄文期刊在哪里查找""中文过期期刊的查找方法""如何使用报刊索引"等问题。

书目参考咨询一般由各区域负责的参考咨询员完成，图书流通部门负责图书导读，阅览部门负责报刊导读等，此类咨询是参考咨询工作的基本内容之一，已经渗透到图书馆读者服务的各个环节，通过面对面的交流，参考咨询员针对不同读者的阅读目的、内容、方法给予直接的指导和帮助，全面改善读者对图书馆的了解，提高馆藏层次利用率。

3. 信息检索服务　一般是根据读者提出的问题，通过查找有关文献、文献线索及动态进展性情报而开展的服务。由于此类读者的检索专业性强、个性需求高，所以一般由专职的参考咨询员来完成，常见的服务形式是代查代检。一般检索范围包括本馆馆藏资源、馆际联合查找以及网络信息数据库资源检索，从而完成信息的全面检索。

常见的信息检索类型包括专题检索、三大索引检索、标准检索等。专题检索主要针对读者所研究的课题，以描述课题的主题词、关键词作为检索入口开展文献检索服务，例如需要查找某篇文献的原文、需要查找某个国外专利的文献、在哪里可以检索中文期刊的文摘索引等。三大索引检索即通过作者姓名、作者单位、期刊名称及卷期、会议信息、发表时间等，查找文献被世界著名检索工具（SCI、EI、ISTP）收录及被引用情况，并依据检索结果出具检索证明常见的咨询问题如"如何判断自己的论文是否被三大检索工具收录""如何查到最新的 SCI 收录期刊排名"等。

4. 科技查新服务　是指查新机构根据查新委托人提供的有关科研资料查证其研究成果是否具有新颖性，并做出结论。通过科技查新，可以为科研立项、科技成果鉴定、评估、验收、奖励、专利申请等提供客观依据，常见的咨询问题如"本图书馆是否具有查新认证资格""科技查新的收费标准是什么""如何办理科技查新手续"等。

随着参考咨询问题的不断深入，参考咨询服务的内容不断拓展深化，除了传统的书目咨询、文献检索等服务，目前参考咨询还提供比较深入的专题服务、技术服务及网络资源导航服务等，进而产生了信息咨询服务及专门的信息咨询业务部门和咨询公司。在咨询方式上，随着数字图书馆和信息交流模式的革新，馆员与读者的交流、文献传递都可以在网络上完成，馆际交流平台的上线将参考咨询升级为联合咨询，极大地丰富了咨询的内容和模式。

练一练2

图书馆提供的参考咨询服务有（　　）

A. 解答咨询服务　　　　　B. 书目参考服务

C. 信息检索服务　　　　　D. 科技查新服务

答案解析

三、图书馆信息资源共享

（一）图书馆信息资源的构成

1. 纸质文献资源 图书馆的纸质文献资源，一般指图书馆馆藏的具有实体的印刷类纸质资源，主要包括图书、期刊、报纸以及往年的过刊，高等院校图书馆还收藏有本校学生的毕业论文等。

2. 数字信息资源 是在计算机技术、通信技术和高密度存储技术的迅速发展，并在各个领域里得到广泛应用的环境下产生的一种信息资源形式。数字资源是通过数字化处理，并且可通过计算机系统或通信网络或设备等进行识别、传递、浏览的信息资源。图书馆的数字资源内容非常丰富，可以是文字、图表等静态信息，也可以是集图、文、声、像于一体的动态多媒体信息；在形式上，数字资源以磁性材料或光学材料为存储介质，以现代信息技术为记录手段，以机读数据为存在形式，信息密度高、容量大，可在计算机内高速处理，也适合网络远距离传播。数据库是数字资源产生的最早的形式，常见的图书馆数据库如文献书目数据库、全文文本数据库、图像数据库和多媒体数据库等。在形式上，数据库又可分为光盘数据库、网络数据库和联机数据库等，以上共同构成了图书馆的数据信息资源。

3. 网络信息资源 是指以数字化形式记录的，以多媒体形式表达的，分布式存储在因特网不同主机上的，通过计算机网络通讯方式进行传递的信息资源的集合，是计算机技术、通信技术、多媒体技术相互融合而形成的在因特网上可查找可利用的信息资源。

（二）图书馆信息资源体系构建

1. 构建图书馆数字信息资源共享重要形式 图书馆联盟是构建图书馆数字信息资源共享的重要形式。图书馆联盟的定义可概括如下：为实现资源共享、利益互惠而组织起来的，具有共同认可的协议，并受合同制约的图书馆联合体。图书馆联盟是一个非营利的组织，可能有具体的组织实体，也可能没有实际的组织机构。在网络环境下，图书馆联盟主要是通过现代通信技术和计算机网络设备将其成员的相关信息资源系统地组织起来，按照一定的协议和合同进行统一规划，既有分工，又有合作。

（1）图书馆联盟在图书馆信息共享方面的重要功能

1）信息资源协调采集，对价格昂贵的纸质文献分工协调，电子资源则主要采用集团联合采购，各成员馆分摊费用，联盟共同拥有资源的使用权。

2）联合编目与联合目录，各成员馆利用网络进行联机编目，共享编目成果，以减少重复劳动，实现书目资源的共享。

3）馆际互借与文献传递，从其他图书馆借阅本馆未入藏的资料，并根据互惠原则向申请馆出借文献的活动。

4）数字资源建设及资源合作贮存，根据各成员馆的馆藏特色和优势，对馆藏文献数字化工作进行分工协调。

5）参考咨询服务协作，整合各成员馆的信息资源优势和人才优势，通过合作数字参考咨询服务将各成员馆结成一个整体。

（2）构建图书馆联盟的重要意义

1）图书馆联盟大大降低了图书馆信息资源建设和服务的成本，为图书馆带来了直接的经济效益。

2）图书馆联盟改变了依靠单个图书馆解决文献资源保障率的状况，建立了信息资源联合保障体系，最大限度地满足了读者的信息需求。

3）图书馆联盟有效地克服了我国信息资源共建共享的体制性障碍，是我国图书馆宏观管理领域的制度创新。

2. 构建图书馆数字信息资源共享重要保障 我国图书馆数字化信息资源共享保障体系是一个由国

家信息资源共享保障体系、行业信息资源共享保障体系和区域信息资源共享保障体系三个层次构成的社会化信息保障体系，通过这三个层次的协调合作、相辅相成，共同建立起社会化的信息资源共享协作网。

国家信息资源共享保障体系，是在国家信息资源管理中心领导与协调下，对国家级的数字图书馆工程项目的资源和服务进行整合和集成，构筑信息资源共享国家级横向协作网。该协作网主要依托中国科技网（CSTNET）、中国教育科研网（CERNET）等网络平台整合，国家数字图书馆、国家科技图书文献中心及其网络服务系统（NSTL）、中国高等教育文献保障系统（CALIS）等以及一些地方政府投资的数字图书馆项目的资源与服务，通过互联网向全国用户提供全方位的数字信息服务。行业信息资源共享保障体系，是在系统内纵向布局，构建本系统资源共享保障体系纵向协作网。公共、科研、高校三大系统图书馆要在国家统一规划下，完成系统内信息资源的专业化、特色化、集成化建设，实现跨系统的资源整合与共享。如高校系统建设的文献保障体系、科研系统建设的国家科技图书文献中心，是我国目前最为成功的系统内信息资源共享保障体系。区域信息资源共享保障体系，是地区与系统相结合，以地区为主的信息资源共享保障体系。

数字信息资源共享保障体系是由众多的图书馆信息机构为基础构成的数字图书馆联盟，它以资源共享为目标，实现数字图书馆在资源、技术、人才和管理等方面的协作与共享，是我国图书馆数字信息资源共享的重要保障。

第三节　图书馆馆藏书刊检索和电子图书利用

PPT

一、馆藏书刊排架 📱微课2

（一）馆藏分类和《中图法》使用

1. 馆藏分类　是图书馆依据图书内容的学科属性及其他特征，将图书馆的藏书分门别类地、系统地加以组织和揭示的方法。通过图书分类可将同一知识门类的藏书聚集在一起，将不同性质的书籍进行区分，并用一定的符号体系来体现书籍之间的内在联系和相互关系，使之形成一个有逻辑系统的知识体系。通过馆藏分类，可以使图书馆工作人员快捷地将图书按知识体系进行录入和排架，也使读者在查询时能更快捷地找到想要的书籍，同时便于图书流通的科学管理。

对于图书分类，必须按照一定的图书分类法来进行。所谓图书分类法，是按照类目之间的关系进行组织，并配有相应标记符号分类图书的工具，也叫图书分类词表。图书馆依据图书分类法，将每一种图书归入分类法的类目体系中。图书分类法是图书馆开展分类工作的依据，也是图书馆进行藏书组织的工具。我国应用于各类型图书馆的图书分类法是《中国图书馆分类法》，简称《中图法》。《中图法》是1949年后编制出版的具有代表性的大型综合性分类法，是我国目前使用最广泛的图书分类法体系。

2.《中图法》使用

（1）《中图法》的基本序列　基本序列也称基本部类，是确定分类法基本大类的基础，也是对知识门类进行的最概括、最本质的划分和排列。《中图法》的基本序列可分为五大部类，包括马克思主义、列宁主义、毛泽东思想、邓小平理论；哲学、宗教；社会科学；自然科学；综合性图书。

（2）《中图法》的基本大类　基本大类是揭示分类法的基本科学范畴和排列次序，是分类法第一级类目组成的一览表。《中图法》的基本大类在其基本部类基础上进行扩展，共分22个大类，用字母表示，见表2-1。

表 2 –1 《中图法》22 个基本大类

基本部类	基本大类
马克思主义、列宁主义、 毛泽东思想、邓小平理论	A 马克思主义、列宁主义、毛泽东思想、邓小平理论
哲学、宗教	B 哲学、宗教
社会科学	C 社会科学总论 D 政治、法律 E 军事 F 经济 G 文化、科学、教育、体育 H 语言、文字 I 文学 J 艺术 K 历史、地理
自然科学	N 自然科学总论 O 数理科学和化学 P 天文学、地球科学 Q 生物科学 R 医药、卫生 S 农业科学 T 工业技术 U 交通运输 V 航空、航天 X 环境科学、安全科学
综合性图书	Z 综合性图书

（3）《中图法》的类目划分和排列　分类法的第一个类目代表特定的主题概念，是知识分类体系中的有机组成部分。分类法是由大量的类目按照一定的规则排列成一个有机系统，类目的排列包括纵向排列和横向排列，纵向排列决定于分类标准的使用次序，横向排列是一个类中同位类的排列。使用类目划分和排列规则，是分类法编制的逻辑性、系统性和规范性的充分体现，对于深入认识分类体系、方便标志和检索具有实际的意义。

（4）《中图法》的编号制度　《中图法》使用的编号制度是基本的层累标记制。层累标记制是根据类目的不同等级，配以相应不同位数号码的编号方法，类目的等级与其号码位数是相对应的。层累制的号码可以无限纵深展开，可以充分地满足类目体系层层展开进行配号的需求，同时又具有良好的表达性。例如：中图分类号中，基本部类中社会科学的 G 类为文化、科学、教育、体育，其中 G4 为教育类，在 G4 中我们又可以找到 G71 职业技术教育，以及再下一级的 G710 职业技术教育理论，因此有如下的层级编号：

社会科学 ———————————————————— 基本部类
G 文化、科学、教育、体育 ————————————— 一级类目
G4 教育 —————————————————————— 二级类目
G71 职业技术教育 —————————————————— 三级类目
G710 职业技术教育理论 ——————————————— 四级类目

（二）索书号和排架应用

1. 索书号　又称索取号，是图书馆藏书排架用的编码，也是文献外借和馆藏清点的主要依据。一般由分行排列的几组号码组成，常被印在目录卡片的左上角、书脊下方的书标上以及图书书名页或封底的上方。一个索书号只能代表一种书。由于图书馆藏书排架方法基本上可分为分类排架和形式排架两大类。因此，索书号也基本上可分为分类索书号和形式索书号两大类。分类索书号主要包括 4 种：分

类/著者字顺索书号、分类/书名字顺索书号、分类/年代顺序索书号、分类/图书编目次序索书号。它们的结构大体相同，都由两个基本部分组成：一部分为分类号，列于上行；另一部分为书次号，即著者号、书名编号、图书出版年代号、该类图书编目先后次序号，列于分类号下一行。少数图书，索书号仅由上述两个基本部分组成。但对大多数图书，为了使索书号具有专指性，还必须根据具体情况附加下列符号：①附加书名号，仅加于著者号后面，以区别同类中同一著者的不同著作；②版次号，加在著者号或书名号的下一行，以区别同一著作的不同版本；③册次号或部次号，加在著者号等4种号码的下一行，以区别多卷书的不同卷册及同一书的不同复本。此外，必要时还必须在分类号上面附加文种号（用以区别外文书）、文献类型标识符（如工具书标识符）或特藏号。我国大多数图书馆采用的是分类/著者字顺索书号和分类/图书编目次序索书号，如图2-1所示。

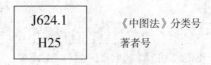

| J624.1 | 《中图法》分类号 |
| H25 | 著者号 |

分类/著者字顺索书号

G	工具书标识符
Z227	《中图法》分类号
1	书次号
5:4	部次号

分类/图书编目次序索书号

图2-1　索书号示例

2. 排架应用　下面以《线性代数》一书为例，介绍索书号查找和排架找书借阅的应用。如图2-2所示，这是一张首都图书馆关于《线性代数》一书的信息卡片，我们可以看到，这本书的编者是上海财经大学数学学院，出版社是上海财经大学出版社，出版年份是2015年，索书号为O151.2/557。通过索书号我们可以得到如下信息：

"O"代表数理科学和化学类图书，是一级分类号；

"O1"代表一级分类中数学类图书，是二级分类号；

"O15"代表二级分类中代数、数论、组合理论类图书，是三级分类号；

"O151"代表三级分类中代数方程论、线性代数类图书，是四级分类号；

"O151.2"代表线性代数类图书，是最终分类；

"557"是该书的著者号。

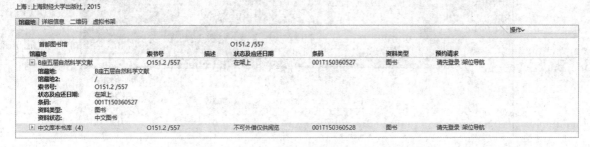

图2-2　首都图书馆《线性代数》图书卡片

得到这些信息后，我们应当记录索书号，一般图书馆检索联机目录计算机旁都配有便签纸和笔，方便读者记录。

接下来我们应该知道此类书所在的馆藏地，卡片显示馆藏地在首都图书馆的 B 座五层自然科学文献处，馆藏状态为"在架上"，说明可借阅副本是可以在排架上找到的；如果状态为"借阅中"，说明即使到达相应排架也无法找到该书，所有副本都在其他读者手中。此时应记录馆藏所在地。

获取基本信息后，就可以到相应排架找书了。首先查看图书馆区域分布，到达 B 座五层，找到自然科学文献所在地。然后在此区域找到"O"类图书所在排架，每类图书的排架是按小号到大号，从左到右依次排列，进而可以从"O1-0"到"O29"中找到"O15"，然后找到"O151.2"及"O151.2/557"。

二、馆藏机读目录查询

（一）馆藏机读目录概述

机读目录也称机器能读的目录或机器可读的目录，简称 MARC，是目录载体发展到 20 世纪 60 年代后出现的一种新型目录。随着科学技术的发展，目录载体随着存储介质的改变而不断发展，传统馆藏目录有书本型、卡片型、穿孔卡片型、微缩型等，现今已发展为机读型目录。机读目录就是以编码形式和特定结构记录在计算机存贮载体上，由计算机程序自动控制、处理和编辑输出的目录，用于计算机检索文献，代替传统的卡片目录。主要优点：计算机存贮载体的存贮密度大，体积小；检索速度快；可以一次输入多种形式、多次检索。机读目录可用作文献集中编目，也可用于采购、期刊登记、流通等环节。美国国会图书馆已于 1981 年将馆藏全部文献的目录记录转化为机读目录形式，关闭了原来的卡片目录。机读目录的出现是图书馆目录史上一次划时代的变革。利用机读目录磁带，可以生产出书本目录、目录卡片和各种书目，提高了文献的可检性，使手工编目向自动化编目转变，推动了国际标准化的发展。

（二）馆藏机读目录查询

馆藏数目的查询目前都可以通过机读目录检索实现。各大图书馆的网站主页以及馆内检索计算机都可以提供机读目录的查询服务。我们以检索《中华人民共和国药典》为例，进行机读目录查询。

首先登录中国国家图书馆网站（http：//www.nlc.cn）首页，如图 2-3 所示。

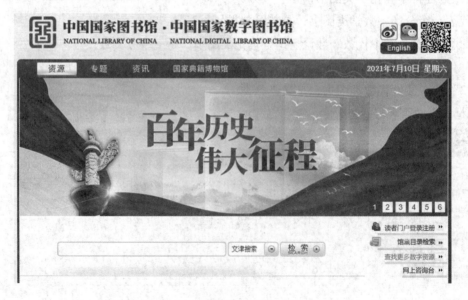

图 2-3　中国国家图书馆网站首页

在检索栏，选择馆藏目录，或者点击右侧"馆藏目录检索"进入检索界面，输入"中华人民共和国药典"，点击检索。如图 2-4 所示。

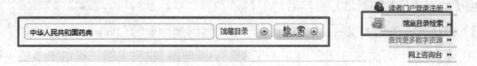

图 2-4　国家图书馆检索栏

得到《中华人民共和国药典》相关书目的检索结果如图 2-5 所示。对需要的检索结果进行点击，即得到相应的机读目录，如图 2-6 所示。

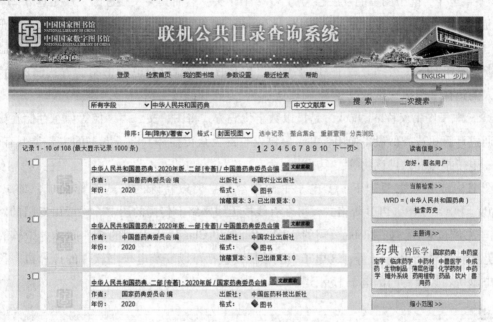

图 2-5　联机目录查询结果

头标区	-----nam0 22----- 450
ID 号	010812048
通用数据	20200820d2020 em y0chiy50 ea
题名与责任	● 中华人民共和国药典. 二部 [专著] : 2020年版 / 国家药典委员会编
出版项	●北京 : 中国医药科技出版社, 2020
载体形态项	1899页 ; 30cm
语言	chi
内容提要	本书收载化学药2712种, 其中新增117种, 修订2387种。以每种原料药为编写单元, 包含性状、鉴别、检查、含量等项目, 除阐述其原理外, 亦编写了实践中的经验, 还列出了制法概要列举药品生产中常用的合成路线或制取过程。
主题	●国家药典 -- 中国
中图分类号	●R921.2
著者	●国家药典委员会 编
所有单册	查看所有馆藏单册信息
馆藏	中文图书借阅区
馆藏	中文基藏
馆藏	书刊保存本库
馆藏	北区中文图书区

图 2-6　书目详细信息

三、电子图书及其利用 📱微课3

(一) 电子图书的起源和概念

1. 起源　1971年，美国人Michael S. Hart发起了"古腾堡计划"（Project Gutenberg），该计划由志愿者参与，共同将文字作品做成电子文档，并鼓励发行电子书。世界上第一本电子书是美国的《独立宣言》，在随后的20年间，"古腾堡计划"陆续推出电子图书，至1989年已推出10本电子书。进入20世纪90年代，随着CD-ROM革命，越来越多的软盘成为电子书的载体，1994年，意大利都灵的多林·金德斯利（Dorling KinderSley）出版公司推出了一系列多媒体光碟，称为软盘电子书大集合。

从1971年至今，电子图书的发展已经历50多个年头，然而其突飞猛进的发展是进入21世纪以后，2007年，亚马逊（Amazon）发布了电子阅读器Kindle，并开放了电子书商店，超过9万部正版图书上架，出版电子的畅销书和经典书籍，广受好评。2010年，苹果公司的iPad加入电子书功能，开放了iBooks商店，同年Google公司开放了eBookstore，电子书阅读器以及电子书阅读方式已成为流行时尚，受到年轻人的追捧和传播，逐渐改变了一代人的阅读方式和阅读生活。

2. 概念　电子图书又称e-book，是指以数字代码方式将图、文、声、像等信息存储在磁、光、电介质上，通过计算机或类似设备使用，并可复制发行的大众传播体。电子图书的主要类型有电子图书、电子期刊、电子报纸和软件读物等。

电子图书构成要素主要如下：①电子书的内容，主要以特殊的格式制作而成，如PDF、EXE、CHM、UMD、PDG、JAR、PDB等格式，可在有线或无线网络上传播的图书，一般由专门的网站组织而成；②电子书阅读软件，如Adobe公司的Adobe Reader，Glassbook公司的Glassbook，微软的Microsoft-Reader，超星公司的SS Reader等；③电子书阅读器，包括可以安装电子书软件的计算机、移动数字设备如平板电脑等，以及专门的电子书阅读器如kindle等。

❓ 想一想

你日常的电子书阅读场景有哪些？这些场景是如何构成电子书要素的？

答案解析

(二) 电子图书平台

1. 中国国家数字图书馆　该建设项目自2004年启动以来，在数字图书馆建设和服务方面取得了重大成效。借助成功搭建的软硬件平台，完成了数字资源的建设以及标准规范体系建设。目前建成的国家数字图书馆面向不同用户群体，并形成面向少年儿童、残疾人等特殊群体的特色数字资源库群；随着信息时代和网络媒体资源的逐渐丰富，读者也可通过计算机、手机、数字电视、平板电脑、电子书阅读器等终端进行随时随地的文献查找、阅读以及多媒体资源欣赏。国家数字图书馆为读者提供海量数字资源和互动的个性化数字图书馆服务，真正实现将文献信息服务送到读者身边。与此同时，国家图书馆积极推动的"数字图书馆推广工程"也在逐步实施，已实现全国各级公共图书馆网络逐渐实现互联互通，覆盖全国的数字图书馆服务网络基本形成（图2-7）。国家图书馆向全国各级公共图书馆共享数字资源，积极开展数字资源联合建设，服务领域广泛。

"十二五"期间，随着我国数字图书馆推广工程的逐步推进，我国数字图书馆建设进入高速发展期，以数字资源为中心，围绕整个数字资源生命周期的各个业务系统成为数字图书馆推广工程的重要

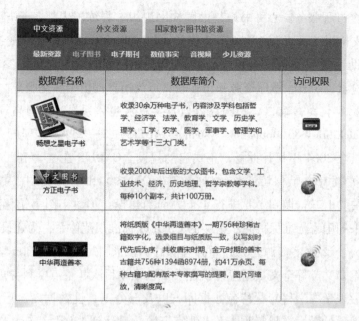

图2-7 "国家数字图书馆推广工程"所提供的的电子图书资源库

内容，也是数字图书馆建设的核心技术支撑。目前国家数字图书馆主要提供的数字资源服务如下：①文献数字化加工；②网页资源获取；③数字资源组织；④版权信息管理；⑤唯一标识符系统；⑥资源发布与服务；⑦同一用户管理；⑧文津搜索；⑨数字资源保存；⑩异地灾备中心。通过数字资源加工、组织、保存、揭示等方面形成八大软件系统和灾备中心，保障数字资源建设和推广顺利进行。

2. 超星数字图书馆 是目前世界最大的中文在线数字图书馆之一。成立于1993年，由北京世纪超星信息技术发展有限责任公司投资兴建，也是国内专业的数字图书馆解决方案提供商和数字图书资源供应商。超星数字图书馆是国家"863"计划中国数字图书馆示范工程项目，于2000年1月在互联网上正式开通。目前拥有数字图书80多万种，提供大量的电子图书资源以供阅读，其中包括文学、经济、计算机等50多个大类，数百万册电子图书，500万篇论文，全文总量13亿余页，数据总量100万GB，提供大量免费电子图书。

超星数字图书馆目前拥有36万授权作者，与机械工业出版社、中信出版集团等300家出版社和10余家出版集团授权合作，提供免费的电子书籍。同时拥有"读秀学术搜索""超星名师讲坛""超星期刊"等电子文献和多媒体资源库，共享1万名讲师和16万集学术视频、7000余种国内期刊，有超过1000万注册用户。超星数字图书馆还开发了"超星学习通"移动学习平台，面向智能手机、平板电脑等移动终端提供学习服务，用户可以在超星学习通上自助完成图书馆藏书借阅查询、电子资源搜索下载、图书馆资讯浏览等。新型冠状病毒肺炎疫情期间，通过"学习通"软件和超星数字图书馆在线资源，超星为上千万教师和学生提供了线上教学服务，通过"学习通"完成课程资源学习、小组讨论、校园通讯等，响应教育部"停课不停学"号召，有力地保障了线上教学的顺利完成。

3. CNKI心可书馆 "知网星空·心可书馆"是中国知网基于海量数字资源和全球各行业2亿多专业读者群，运用知识关联、智能处理、大数据分析等先进技术，针对数字图书的特点与应用需求，为各出版机构打造的网络化出版发行平台，也是用户选书购书的专业助手。心可书馆为读者提供图书检索、专业化推荐、在线研学、在线订阅等功能，通过参考文献、引证文献等关联关系，实现图书内容与其他各类文献的深度关联融合，从检索精度、图书对比、资源水平、阅读体验等各个方面为专业读者提供"研学用"全过程服务。心可书馆是中国知网组织、凝练国内外各类知识文献资源构成的知识网络。主要特色是支持以"读者""学科"为向导，以"用途"为目标选书；支持相同用途图书的大数据对比分析，帮助读者找到自己真正需要的书。同时心可书馆图书资源参与全球学术快报3.0（KNS8.0）平台统一检索，与五大源库资源知识互联，可为用户提供个性化服务。

4. 中国高等教育数字化图书馆　"中国高等教育文献保障体系——中国高等教育数字化图书馆"（China Academic Digital Library & Information System，CADLIS）是"211"工程三大公共服务体系之一，经国家发展和改革委员会2004年8月批复，正式启动建设。CADLIS在"十五"期间的建设项目由两个专题组成：中国高等教育文献保障系统二期工程（CALIS）和中英文图书数字化国际合作计划（CADAL）。CADLIS在"十五"期间主要进行4个方面的建设：①数字图书馆标准与规范建设，建立符合国际主流、与未来的国家标准保持同步衔接的CADLIS标准规范体系，为建设开放性的中国高等教育数字图书馆提供保障。②数字资源建设，重点建设中外文图书、电子期刊、学位论文、经典著作、教学参考用书和其他重要文献等全文数据库，联合书目、现刊目次、重点学科导航等二次文献数据库，中国工程技术史料、敦煌学等学科专题特色数据库，以及部分工具性数据库，形成以数字化图书期刊为主、覆盖所有重点学科的学术文献资源体系。数字资源总量达到120T字节。③数字化技术支撑环境建设，形成具有国际先进水平的数字资源制作、管理、组织、存储、访问、服务的分布式数字图书馆技术支持环境。④服务体系建设，形成"集中资源、分工合作、均衡负载、用藏结合"的、高效的CADLIS服务体系。

该项目以中国教育和科研计算机网（CERNET）为依托，以文献信息资源共享为目标，由CADLIS管理中心组织实施，北京大学、浙江大学、清华大学等20多家大学图书馆承担了CADLIS的建设任务，100多家大学图书馆参与了CADLIS的子项目建设。经过10多年的建设，该项目已成为高等教育的重要文献保障，也成为国家重要的信息基础设施，发挥着重要作用。

👁 **看一看**

免费的电子图书馆资源网站

中国国家数字图书馆 http：//read. nlc. cn/user/index

超星数字图书馆 http：//www. ssreader. com

CNKI 心可书馆 https：//thinker. cnki. net/bookstore

中国高等教育数字化图书馆 http：//www. calis. edu. cn

畅想之星电子书 https：//www. cxstar. com

库客数字音乐图书馆 http：//www. kuke. com

ArtBase 艺术图片库 http：//www. artbase. cn/home/index

MET 公共文化英语学习库 https：//lib. 52met. com

国家数字图书馆有声书 http：//guotu. audio. 3eol. com. cn

（三）电子图书的利用

1. 中国高等教育文献保障系统　下面以电子书《中华人民共和国药典》为例，介绍如何利用 CALIS 查找该电子书。

首先输入网址 http：//www. calis. edu. cn，登录 CALIS 首页，如图2-8所示，站点为中心站。在切换站点处，选择所在地成员馆，如北京站，点击进入。

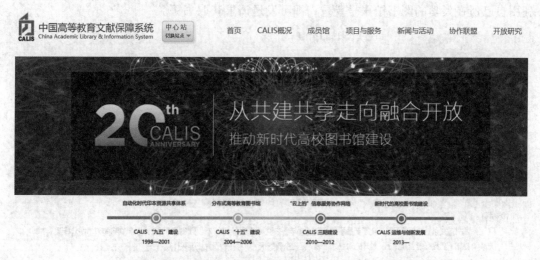

图 2 – 8　中国高等教育文献保障系统（CALIS）首页

进入 CALIS 北京市文献信息服务中心，在搜索栏输入"中华人民共和国药典"，如图 2 – 9 所示。

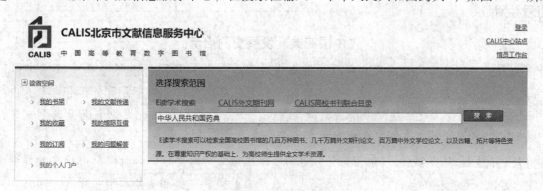

图 2 – 9　搜索栏输入"中华人民共和国药典"

点击搜索，出现检索结果。点击左侧边栏精简搜索结果，点击类型选择"图书"，出版年选择"2020"或"2015"等，即可得到《中华人民共和国药典》电子书检索结果，如图 2 – 10 所示。

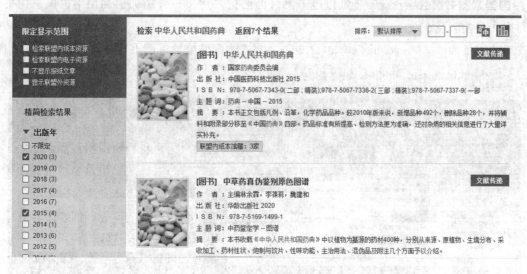

图 2 – 10　检索结果页面

点击进入所需要的电子书，得到电子书详情页面，如图 2 – 11 所示。可点击借外馆纸书，或文献传递，利用自己所在大学的图书馆账号登录，即可发送请求获取书籍。

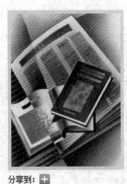

中华人民共和国药典

借外馆纸书　　文献传递

[作　　者]：国家药典委员会编
[出 版 社]：中国医药科技出版社
[出版时间]：2015
[I S B N]：978-7-5067-7343-0(二部；精装)；978-7-5067-7336-2(三部；精装)；
978-7-5067-7337-9(一部；精装)；978-7-5067-7539-7(四部；精装)
[主 题 词]：药典 -- 中国 - 2015
[学科分类]：医学 >> 药学；医学
[页　　码]：4册
分享到：＋　[定　　价]：CNY890.00;CNY790.00;CNY360.00;CNY460.00
[摘　要]：

本书正文包括凡例、沿革，化学药品品种。较2010年版来说，新增品种492个，删除品种28个，并将辅料和附录部分移至《中国药典》四部。药品标准有所提高、检测方法更为准确，还对杂质的相关信息进行了大量详实补充。

图 2 - 11　电子书详情页面

♥ 药爱生命

《中国药典》发展史的启示

中华人民共和国成立之初，党和政府高度重视药典工作，于1953年出版了第一版《中国药典》；1978年党的十一届三中全会以来，逐步构建起以《中国药典》为核心的药品质量标准体系。内容上由最初的一部、二部发展成为现在的四部；种类涵盖中药材、中药饮片、化学原料药及其制剂等；现代分析方法的应用在技术水平上有了质的飞跃。

从1953年版到2020年版，《中国药典》经历了十一版修订和变迁。习近平总书记多次强调，要把"最严谨的标准、最严格的监管、最严厉的处罚、最严肃的问责"落到实处。十一版《中国药典》的历史也是近现代中华民族的复兴史，在保障公众用药安全、构建药品标准体系、促进医药行业健康发展等诸多方面，均发挥了重要的作用。

2. 中国国家图书馆数字资源　下面以电子书《西游记》为例，介绍如何利用中国国家图书馆数字资源进行电子书检索及在线阅读。

首先输入网址 http：//read. nlc. cn/user/index，登录中国国家数字图书馆首页，如图 2 - 12 所示。

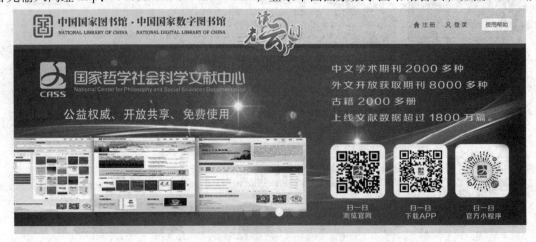

图 2 - 12　中国国家数字图书馆首页

在检索区，输入"西游记"，可以选择特色资源或其他搜索范围，如图 2 - 13 所示。

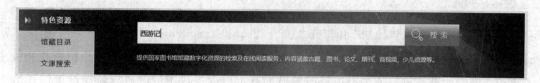

图 2 - 13 搜索栏输入"西游记"

点击搜索，即得到"西游记"相关图书资源，如图 2 - 14 所示。

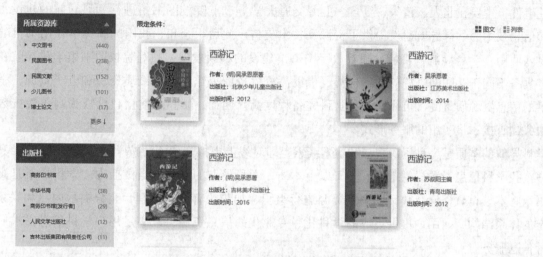

图 2 - 14 搜索结果页面

选择想要的书籍，点击进入，即可进行电子书在线阅读，如图 2 - 15 所示。

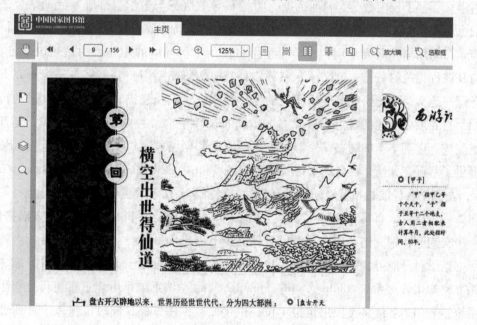

图 2 - 15 电子书在线阅读页面

四、学科导航

学科导航始于 20 世纪 70 年代初，由斯蒂文斯（Charles H. Stevens）等发起的"图书馆探路者（Library Pathfinder）"研究，此项研究旨在为读者提供关于图书馆的资源地图，作为用户查找相关主题资源的信息定位工具，由此逐渐形成图书馆资源导航的基本概念。我国的学科导航建设工作开始于 2000 年，主要在综合性高等院校图书馆中开展建设。2000 年 4 月，由高等教育文献保障系统（CALIS）牵头，全国 61 所高校共同创建了"CALIS 重点学科网络资源导航门户"，以此作为我国学科导航建设的标志性事件，主要在北大、清华、复旦、上海交通大学等重点院校图书馆进行学科导航的建设，网络技术和信息技术为学科导航建设提供了资源和技术支持。此后十余年，我国的高等学校图书馆陆续建设并投入使用"学科导航"功能。随着数字图书馆建设的不断发展，高等院校图书馆学科导航在资源信息上具备不同于互联网资源的独特优势，借助高等院校图书馆丰富的纸质资源和电子资源，学科导航提供的信息资源质量高、可靠性强、学科完备程度高。因而，学科导航窗口已成为高等院校数字图书馆服务最直接、最实用的服务形式。

学科导航的本质是一种资源引导和检索线索，即对线上虚拟学术资源按学科分类并进行组织管理，给用户查找学科信息资源提供指引。基于以上本质，学科导航的概念应当概括为"学科导航是高等院校图书馆将本校馆藏资源及数字图书馆资源进行组织、加工、有序化整理，充分揭示内涵和联系，按照一定的体系结构，向用户提供集成的学科化、专业化的信息资源，以满足用户学科信息需求所提供的一种信息服务"。

高等院校图书馆学科导航基于用户特点，显示出的最大特征就是检索信息的学科化、专业化。其主要定位如下：①面向用户，提供尽可能全面的信息资源，建立信息请求和信息保障渠道，满足不同类型用户需求；②基于校内教学、科研需要，将学科导航服务与教学、科研等活动结合，充分发挥学科导航的信息服务功能，为学校教学科研活动提供有力的支持保障。高等院校图书馆学科导航的用户，大致可分为学习型用户和研究型用户。学习型用户使用学科导航的主要目的是知识学习和技能学习，主要检索与其课程相关的著作、论文、专家等信息资源。研究型用户会根据自己的研究方向，利用学科导航进行撰写论文、课题研究等学术研究的信息搜索，具有信息需求多、专业性强的特点。比较具有代表性的学科导航是全国的重点高校图书馆建设的学科导航，主要是北大、清华、复旦、上海交通大学等重点院校，以其丰富的图书馆资源、先进的通讯和网络技术以及每年的资金投入量，为学科导航的建设提供了基础。如清华大学图书馆的学科导航（http：//resourcemap. com. cn/main/index），如图2－16 所示，左侧学科导航栏按照不同学科有哲学、经济学、法学、工学、文学等分类，点击进入哲学学科，如图 2－17 所示，有马克思主义哲学、中国哲学、外国哲学等细分，在资源方面提供外文期刊、外文图书、中文期刊、中文图书等，同时设置核心期刊、出版社等导航入口，方便读者筛选进入。除高等院校图书馆学科导航外，国内许多公司也依靠数据库资源推出了专业化的学科导航工具，比较有代表性的是方略知识管理系统（http：//www. firstlight. cn）。该系统是由北京雷速科技有限公司开发的学科导航系统，专门为各级各类图书情报单位提供优质数据库产品，同时也深入产业研究和专业咨询服务。方略知识管理系统面向学术、科研、教学、考试、管理等各个学科提供集数据库服务、深度研究、专业咨询。其导航学科涵盖哲学、人文社会科学、自然科学、工程技术、医学、农业科学等各个专业领域的内容，读者可以按照学科进行检索。同时设有知识要闻、国际动态、人物、会议中心、学术指南、知识库等十几个栏目，方便读者快速筛选想要的信息。内容涵盖国内外的知识动态、学术会议、知识精英、学术资源等，其最大的优势在于全网开放登录，共享程度高，交流范围广，受到越来越多的社会关注。

　　高等院校图书馆学科导航相比于互联网搜索引擎以及专业搜索引擎如 Google Scholar 和百度学术等，具有独特的优势，并非仅仅用搜索引擎就可以取代学科导航。首先，学科导航比搜索引擎能够提供更精准的有关学术、学科、课程等方面的信息资源，而普通的搜索引擎在输入关键词的情况下，会将大量信息全部提供，对于无法精准表达搜索需求的学生，以及对信息有精准化需求的研究者来说，会造成结果分辨的困难，增加时间成本。其次，学科导航依靠高等院校图书馆，能够获取丰富的馆藏资源、学科资源、学者信息，在信息资源方面质量更高、更有组织、更全面，而搜索引擎如百度文库很多资源来自网友上传，导致资源良莠不齐，很容易误导用户。再次，学科导航是高等院校图书馆建设的重要组成部分，为高等院校的教学、科研等活动提供有力的技术支持和文献保障，充分发挥教师和学生的服务保障功能，同时立足前沿追踪学科动态，有助于学科发展形成和院校综合评估。

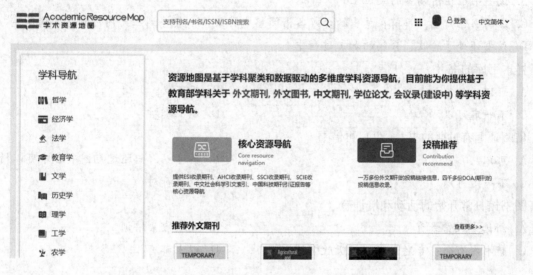

图 2–16　清华大学图书馆学科导航界面

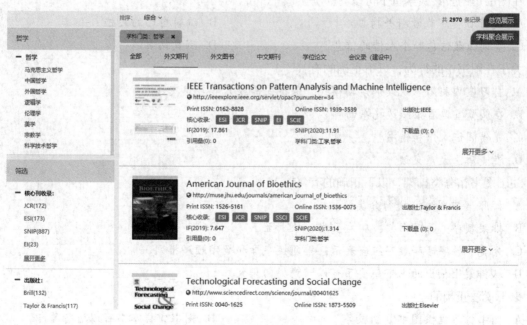

图 2–17　清华大学图书馆学科导航检索界面

答案解析

目标检测

一、单选题

1. 图书馆的借还书手续在（　　）办理

　　A. 在电子图书阅览室　　　　　　　　　B. 在样本书库

　　C. 在中文图书借阅区　　　　　　　　　D. 在图文信息中心

2. 检索到图书处于"在馆：正在上架"，表示（　　）

　　A. 该图书在阅览室的上架过程中

　　B. 该图书已在借阅室的架位上

　　C. 该图书已归还，目前在总出纳台或各借阅室中转架，一般一到三天内可到达各借阅室

　　D. 该书还处于验收、分编的加工过程中

3. 样本书库的书（　　）外借

　　A. 可以　　　　　　　　　　　　　　　B. 不可以

　　C. 不一定可以　　　　　　　　　　　　D. 以上都对

4. 借阅证上有过期的书，（　　）再借书

　　A. 可以　　　　　　　　　　　　　　　B. 不可以，归还过期图书后才可以借书

　　C. 不一定可以　　　　　　　　　　　　D. 以上都对

5. 图书馆日常开始的活动和培训有（　　）

　　A. 新读者入馆教育　　　　　　　　　　B. 文献检索培训

　　C. 新书发布会、专题讲座、视听欣赏沙龙　D. 以上都有

二、多选题

1. 在图书馆的公共检索机不可以（　　）

　　A. 使用 U 盘下载资料并拷贝　　　　　　B. 编辑自己的文档

　　C. 查询馆藏信息和个人借阅信息　　　　D. 浏览网页

2. 关于在图书馆的行为，以下正确的有（　　）

　　A. 自习室内关闭手机或调震动模式，保持安静或只能轻声交谈

　　B. 在阅览室边看报纸边吃东西

　　C. 凭借阅证入馆和借书

　　D. 在走廊上大声交谈

3. 关于图书馆分类排架，以下正确的有（　　）

　　A. 按照《中图法》进行分类

　　B. 排架顺序：面对书架，从左至右，从上至下

　　C. 分类号按字母和数字组合表示，排列按字母和数字顺序排列

　　D. 从排架上抽出的书不想要了可以随意插回排架

4. 以下说法正确的是（　　）

　　A. 图书馆不提供图书复制服务　　　　　B. 图书馆样本书可以进行复印

　　C. 图书馆可以提供电子文献的复制　　　D. 图书馆可以提供电子文献的下载

5. 在网上找不到想要的文献，在图书馆可以（　　）

　　A. 到阅览室查阅纸质文献　　　　　　B. 请求文献传递和馆际互借服务

　　C. 登录电子文献数据库进行查找　　　D. 请参考咨询馆员帮忙查找

三、问答题

1. 我国图书馆的类型是如何划分的？举例说明每个类型包括的图书馆有哪些。

2. 现代图书馆流通服务都包括哪些项目？每个项目包括哪些具体服务内容？

3. 举例说明馆藏机读目录、索书号、图书排架在你的借阅过程中是如何发挥作用的。

4. 你是如何在网上查找电子图书资源的？举例说明你的查找、借阅、在线阅读和下载过程。

（刘　悦）

书网融合……

 重点回顾　　 微课 1　　 微课 2　　 微课 3　　 习题

项目三　网络免费药学学术信息检索及搜索引擎

<table>
<tr><td rowspan="1">学习目标</td><td>

知识目标：

1. 掌握　网络信息资源的特点；网络信息资源检索的基本方法；搜索引擎的功能、类型、检索方法和技巧；移动互联网信息检索方法；网络免费药学学术资源网站的检索方法。

2. 熟悉　搜索引擎基本检索的途径；免费获取药学信息的检索技术。

3. 了解　网络信息资源、搜索引擎的基本概念；网络信息资源检索的特点；搜索引擎的类型划分依据；搜索引擎搜索技术的应用；学术搜索引擎概况；网络免费学习类资源网站概况以及检索方法。

技能目标：

能够根据具体的检索任务，利用搜索引擎获取网络免费服务与信息，提高网络资源的利用率。

素质目标：

培养学生自觉主动地利用互联网信息检索工具解决学习和生活中信息需求的能力，以及探索信息和解决问题的能力。
</td></tr>
</table>

导学情景

情景描述： 小张是一名新入职的教师，满怀激动的心情准备进行课程素材的收集和课件的制作，为获取灵感，除请教老教师传授经验外，他还利用互联网获取最新的课程资讯和资料，但是很多教学资源的网站都需要付费才能获取课程教案和课件。那么网络中有哪些网站可以免费获取资料信息？如果在校学生要准备药学类资格考试或者提升自我能力，有哪些网站有免费的课程讲解？

情景分析： 数据交换、资源共享是互联网的基本目的，也是新时代带给我们的知识红利，利用网络获取资源与信息是提升自我竞争力的一项基本技能。

讨论： 1. 如何利用搜索引擎获取有效资源与信息？

　　　　2. 通过哪些网站可以实现免费的资源共享？

学前导语： 随着科技的进步，我们可以不受时间、空间以及地域的限制，获取全球新闻与学科知识。通过互联网资源拓宽知识广度与深度，是新时代青年的必备技能，而利用网络获取免费信息并进行整合，是资源充分利用和提高自我竞争力的有效手段。

第一节　网络信息资源

PPT

　　因特网是世界上规模最大、覆盖范围最广、信息资源最丰富的网络互联系统，它为全球范围内快速传递信息提供了有效手段，也为信息检索提供了广阔的发展平台。但是，因特网的开放性促使网络信息资源呈现出异构、分散和动态的特点，这些特点阻碍了人们对信息资源的开发和利用，从而使得网络环境下的信息资源检索面临新的挑战。为了有效地利用网络信息资源，一种新的计算机信息检索模式，即网络信息资源检索应运而生。伴随着这种新模式出现了新的检索工具、检索方法和检索技术，信息资源检索进入一个新的发展阶段。

一、概述

作为一种新的资源类型，网络信息资源既继承了一些传统的信息组织方式，又在网络技术的支撑下呈现出许多与传统信息资源显著不同的独特之处。因此，了解网络信息资源的特点、类型和组织形式等方面的信息，对于有效利用网络信息资源检索工具和实施网络信息资源检索具有重要的作用。

（一）网络信息资源的概念

网络信息资源（network information resources）是计算机网络可以利用的各种信息资源的总和。它是以数字化形式记录，以多媒体形式表达，分布式存储在网络计算机的存储介质以及各类通信介质上，并通过计算机网络通信方式进行传递的、具有使用价值的信息内容的集合。

网络信息资源是通过网络生产和传播的电子型信息资源。在因特网这个信息媒体和交流渠道的支持下，网络信息资源日益成为人们获取信息的首选。

（二）网络信息资源的特点

网络信息资源由于依托于因特网平台，与印刷型、联机和光盘电子型信息资源相比较，网络信息资源在数量、结构、分布、控制机制和传递手段等方面都呈现出许多新特点。

1. 信息量大，传播广泛 因特网是在通信双方自愿的基础上，通过 TCPIP 协议将不同网络连接起来组成的，对网络信息资源本身的组织管理并无统一的规范和标准。由于因特网结构的开放性和信息发布的自由性，网络信息呈爆炸性增长和全球化分布结构，从而使得网络用户通过因特网可以使用分布在世界各地的信息资源，远远突破了联机检索系统和光盘检索系统所能提供的信息资源范围。因此，广泛的可获取性成为网络信息资源的首要特点。

2. 信息内容丰富，形式多样 网络信息资源内容包罗万象，覆盖了不同学科和专业、不同领域、不同地域、不同语言的信息资源。从信息的类型来看，有文本、图表、图像以及多媒体等信息类型；从存在的形式来看，有文件、数据库、超文本和超媒体等存在形式。网络信息资源是多类型、多媒体、集成式的信息混合体，能够满足网络用户的各种信息需求。

3. 信息时效性强，具有动态和不稳定性 网络信息资源出版周期短、更新快、时效性强，由此也带来了信息的变化和更迭快，信息地址、信息链接、信息内容处于经常性变动之中，以及信息资源的更迭、消亡无法预测等问题。这些问题导致网络信息资源不稳定，动态性和不确定性高，难以有效控制，增加了信息资源管理和检索的难度。

4. 存在状态分散无序，但关联程度高 网络信息资源分散存储在联网的计算机上，因此导致了信息资源的分布相对无序和分散。但是，网络信息资源又是借助于因特网特有的超文本和超媒体链接技术组织在一起的，内容之间具有较高的关联程度。

5. 信息价值差异大，难于管理 网络信息资源没有统一的发布标准，也没有统一的管理机构。这就使得网络信息资源的发布具有很大的随意性和自由度，缺乏必要的过滤、监督和质量控制，难于规范管理，使得大量垃圾信息混于高质量信息中，为用户选择和利用网络信息资源带来了诸多不便，也影响了检索效率。

练一练3

网络信息资源的特点有（　　）

A. 信息量大，传播广泛　　　　　　　B. 信息内容丰富，形式多样

C. 信息时效性强，具有动态和不稳定性　D. 存在状态分散无序，但关联程度高

E. 信息价值差异大，难于管理

答案解析

二、网络学术信息资源的类型

网络信息资源从不同角度可将其划分为多种类型。网络检索工具都有各自的资源收录范围，了解网络信息资源的类型有助于进行检索工具的选择和使用。

（一）按采用的网络传输协议划分

1. WWW（world wide web）信息资源　也称为 Web 信息资源，是一种典型的基于超文本传输协议（Hyper Text Transfer Protocol，HTTP）的网络信息资源。它是建立在超文本、超媒体技术基础上，集文字、图形、图像、声音等为一体，采用 HTTP 协议进行传输，以直观的图形用户界面展现和提供信息的信息资源形式。

2. 文件传输协议（file transfer protocol，FTP）信息资源　是利用网络在本地与远程计算机之间建立连接，从而实现不同操作系统的计算机之间的文件传送。FTP 不仅允许从远程计算机获取和下载（Download）文件，也可将文件从本地机上传（Upload）到远程计算机。FTP 协议是获取免费软件和共享软件资源不可缺少的工具。

FTP 信息资源的类型非常广泛，目前以应用软件和多媒体信息资源为主。

FTP 服务器有"注册用户"登录和"匿名"登录两种服务方式。"注册用户"登录是指用户使用 FTP 服务时，需要输入远程主机的用户名和口令才能允许登录；"匿名"登录是指允许用户以"Anonymous"作为用户名，以 E－mail 地址或"Guest"作为口令登录。

获取 FTP 资源的一般操作步骤如下：①登录 FTP 服务器，用户首先要在浏览器的地址栏中输入要登录的 FTP 服务器的主机地址，实现与 FTP 主机的连接后再输入用户名和口令，若访问的是匿名 FTP 服务器，则可以采用匿名方式登录；②浏览并保存资源，浏览服务器中的资源目录，寻找需要下载的文件，设置文件传输参数，选择文件传输模式和文件的保存位置，将文件从源地址拖动到目标地址，完成文件的复制（下载）。

3. TELNET 信息资源　是指在远程登录协议的支持下，用户计算机经由因特网连接并登录远程计算机，使自己的本地计算机暂时成为远程计算机的一个终端，进而可以实时访问，并在权限允许的范围内实时使用远程计算机系统中的各种硬件资源和软件资源。

通过 TELNET 方式提供的信息资源主要是一些政府部门、研究机构对外开放的数据库和商用联机信息检索系统，如 Dialog 和 OCLC 等。这些系统目前仍然提供 TELNET 形式的联机检索服务，用户付费取得账号和口令后可以检索其数据库资源。

使用 TELNET 信息资源的一般步骤如下：①连接和登录，在 TELNET 命令中给出远程计算机的域名或 IP 地址，在远程呼叫成功后输入用户名和口令，某些提供开放式远程登录服务的计算机不需要事先取得用户名和口令，可以使用通用用户名"Public"或"Guest"登录；②访问相关资源，用户在登录成功并建立连接后，就可以按照给定的访问权限访问远程计算机的软件资源、硬件资源、数据库资源或者使用其他信息服务，如 E－mail、FTP、Archie、WWW 和 BBS 等。

4. 新闻组（usenet newsgroup）信息资源 是一种利用网络环境提供专题讨论服务的应用软件，是因特网服务体系的一部分。在这个体系中有众多的新闻组服务器，它们接收和存储有关主题的消息供用户查阅。新闻组实质上是由一组对某一特定主题有共同兴趣的网络用户组成的电子论坛。用户在自己的主机上运行新闻组阅读程序（Newsreader），申请加入某个自己感兴趣的新闻组，便可以从服务器中读取新闻组信息。同时，用户也可以将自己的见解发送到新闻组中，供其他用户参考。

5. 电子邮件（electronic mail，E-mail）信息资源 是借助网络传递信息的快速、高效、廉价的现代化通信方式。用户只要知道收件人的邮箱地址，就可以利用计算机网络将信件发送给对方，也可以接收来自世界各地的邮件。利用电子邮件可以发送或接收文字、图像、声音、动画等各种形式的信息。用户可以向提供电子邮件服务的机构提出申请，以免费或付费的方式拥有自己的电子邮箱，并通过自己拥有的电子邮箱来利用该类信息资源。

因特网有多种电子邮件服务程序用于邮件传递、电子交谈、电子会议、专题讨论及查询信息等。其中，电子邮件群（LISTSERV）是目前功能最强的通信讨论组管理软件。用户邮件列表（mailing list）则可使用任何一种电子邮件系统来阅读新闻和邮件，并允许向能够做出响应的人发送邮件。当用户使用任何一种电子邮件系统将信息发给一个电子邮件群或用户邮件列表时，它就会被发送到该组的所有成员处，因此电子邮件群和用户邮件列表是一对多的交流工具。

6. Gopher 信息资源 是一种基于菜单的网络服务程序，能为用户提供广泛、丰富的信息，并允许用户以一种简单、一致的方式快速找到并访问所需的网络资源。用户的全部操作是在各级菜单的指引下逐层展开菜单，在菜单中选择项目和浏览相关内容，以完成对因特网上远程联机计算机信息系统的访问。用户无须知道信息的存放位置和掌握相关的操作命令。这反映了 Gopher 的另一优势，即它可以跨越多个计算机系统。用户只需运行本地计算机的 Gopher 客户程序，就可以与世界各地任何一个 Gopher 服务器连接并共享信息。此外，Gopher 还设有工具转换接口，可直接调用其他的信息资源检索工具或转入其他的服务器，如 WWW、FTP、Telnet、WAIS、Archie 服务器等。

Gopher 曾经以其简单、统一的界面，方便易用的特点和丰富的资源成为因特网上的一种重要资源类型。然而，随着网络技术的发展，只能提供文本信息的 Gopher 服务器大多已被 Web 服务器取代。

7. 广域信息服务器（wide area information servers，WAIS）信息资源 是因特网上的一种采用客户机/服务器结构的全文本网络信息资源检索系统。在这个系统中，需要在多个服务器上创建专用主题数据库。该系统可以通过服务器目录对各个服务器进行跟踪，并允许用户通过 WAIS 客户端程序对信息进行查找。WAIS 用户可以获得一系列的分布式数据库。当用户输入对某个数据库进行查询的信息时，客户端就会访问所有与该数据库相关的服务器。访问结果提供给用户的是满足要求的所有文本的描述，用户可以根据这些信息得到整个文本文件。

网上有数百个免费的 WAIS 数据库可供检索。用户可以先通过访问 WAIS 匿名服务器了解所需信息存放的 WAIS 服务器，再通过相应的 WAIS 服务器查询所需的数据库。

（二）按网络信息资源的组织形式划分

信息组织是将无序状态的特定信息，按照一定的原则和方法，使其成为有序状态的过程。信息组织的目的是方便人们有效利用和传递信息。目前，使用较为普遍的网络信息组织方式主要有以下几种。

1. 文件 以文件方式组织网络信息资源比较简单、方便。除文本信息外，文件还适合存储图形、图像、音频、视频等非结构化信息。在 Web 中，网页就属于超文本文件，FTP 类检索工具就是用来帮助用户利用那些以文件形式组织和保存的信息资源。

但是，文件方式对结构化信息的管理能力非常有限。文件系统只能涉及信息的简单逻辑结构。信息结构较为复杂时，文件就难以实现有效的控制和管理。而且，随着网络信息量的不断增长和用户对网络信息资源利用的普及，以文件为单位进行信息资源共享和传输会使网络负载加大。因此，文件本身只能是海量信息资源管理的辅助形式，或者作为信息单位成为其他信息组织方式的管理对象。

2. 超文本/超媒体　该方式将网络信息资源按照相互关系非线性存储在许多节点上，节点间以链路相连，形成一个可任意连接的、有层次的、复杂的网状结构。其中，超文本方式以线性和静态的文本信息为处理对象；超媒体方式则是超文本和多媒体技术的结合，它将文字、图表、声音、图像、视频等多种媒体信息以超文本方式组织。

超文本/超媒体方式体现了信息间的层次关系。用户既可以根据链路的指向进行检索，也可以根据自己的需要任意选择链路进行信息检索。正是由于上述优点，超文本/超媒体方式已成为因特网上占主流地位的信息组织与检索方式。但是，对于一些大型的超文本/超媒体检索系统，由于涉及的节点和链路太多，用户很容易出现信息迷航和知识认知过载的问题，很难迅速、全面、准确地定位到真正需要的信息节点上。为了避免这些检索瓶颈，需要设立导航工具，并辅助搜索、查询机制，以便用户在任何位置都能到达想要去的节点。

3. 数据库　是对大量的规范化数据进行存储和管理的技术。它将要处理的数据经合理分类和规范化处理后，以记录的形式存储于计算机中。用户通过关键词及其组配查询就可以找到所需要的信息或其线索。

利用数据库技术进行网络信息资源的组织可以在很大程度上提高信息的有序性、完整性、可理解性和安全性，并提高对大量的结构化数据的处理效率。此外，集 Web 技术和数据库技术于一体的 Web 数据库已经成为 Web 信息资源的重要组成部分。Web 数据库存储的都是经过人工严格收集、整理加工和组织的具有较高的学术价值、科研价值的信息。但是，由于各个数据库后台的异构性和复杂性以及对其使用的限制，利用一般性的网络信息资源检索工具，如搜索引擎等，无法检索出其中的信息资源，因此必须利用各个数据库的专用检索系统进行信息资源的检索。

4. 网站　由一个主页和若干个从属网页构成。它将相关的信息集合组织在一起，是网络信息资源的重要组成部分。网站既是信息资源开发活动中的要素，又是网络中的实体。从网络的组织结构可以看出，信息资源主要分布在网站上。网站作为网络信息资源与网络用户之间的中介，集网络信息提供、网络信息组织和网络信息服务于一体，其目的是将网络信息序化、整合，向用户提供优质的信息服务。

网站一般综合采用文件方式、超文本/超媒体方式和数据库方式来组织网络信息资源和提供网络信息资源的检索。

三、网络信息检索

（一）网络信息资源检索的概念

广义的网络信息资源检索包括网络信息资源整序和网络信息资源查找两个环节。网络信息资源整序是将与因特网相连的信息按一定的规则进行搜集、分析和标引，并以数据库方式或其他方式组织、排序和存储，形成检索工具或检索系统的过程。网络信息资源查找是以因特网为检索平台，利用相应的网络信息检索工具，运用一定的网络信息检索技术与策略，从网络信息资源集合中查找出所需信息的过程。网络信息资源整序是网络信息查找的基础和前提。狭义的网络信息资源检索仅指广义概念中的网络信息资源查找环节。

（二）网络信息资源检索的特点

1. 检索范围大　网络信息资源检索可以检索因特网上所有领域、各种类型、各种媒体的信息资源，远远超过联机检索、光盘检索等信息检索方式可利用的信息资源。

2. 用户界面友好　网络信息资源检索工具直接以用户为服务对象，操作简单方便。它一般采用图形窗口界面，并提供多种导航功能和多种检索途径。检索者无须掌握复杂的检索指令，只要在检索界面上按照提示和规则输入检索式就可获得检索结果。

3. 交互式作业方式 网络信息资源检索工具具有交互式作业的特点，能够及时响应用户的要求。它首先从用户的命令中获取相应的指令，然后根据指令执行相应的操作，最后将执行结果反馈给用户。在检索过程中，用户可以根据需要及时调整检索策略，以获得最好的检索结果。在遇到问题时，用户还可以利用系统提供的功能获得联机帮助和指导。

4. 传统检索技术和网络检索技术相融合 网络信息检索既沿用了许多传统的检索方法和技术，又借助于网络信息技术的发展，采用了超文本/超媒体、全文检索和智能检索等新的检索技术。但是，这些新的检索技术在不同的检索工具中的实现方式存在很多差异，需要用户在检索前详细了解其具体的检索规则。

5. 检索效率高 通过超级链接技术，网络信息资源的检索过程和信息的浏览过程都在同一界面内进行。用户只要简单地点击鼠标，就可以随意浏览和获取直接阅读和利用的 Web 页面文献全文。检索结果中不但有文字和图片，还可以有声音、动画和影视等形式的信息内容。

6. 信息冗余大 网络信息资源缺乏统一规范的管理和控制，动态性强，而且目前的网络信息检索工具在信息搜集、标引等方面存在一定的不足，信息检索过程会产生大量的无用甚至垃圾信息，因此信息检索的准确性、完整性和权威性难以保证。但是，随着数据挖掘、智能代理、自然语言检索等技术的发展以及它们在网络信息检索中的应用，网络信息资源检索的查全率和查准率将不断提高。

（三）网络信息资源检索的方法

网络信息资源的检索方法主要有以下几种。

1. 浏览 一般是指超文本文件结构的信息浏览，即用户在阅读超文本文档时，利用文档中的超链接从一个网页转到另一个相关网页。

浏览是在因特网上发现和检索信息的原始方法。这种检索方法的特点是不依靠任何检索工具，检索的目的性不强，检索结果具有不可预见性。

2. 目录型网络资源检索工具 是专业人员基于对网络信息资源的产生、传递与利用机制的了解和对网络信息资源分布状况的熟悉，以及对网络信息资源进行采集、评价、组织、过滤和控制等手段的全面把握而开发出的可供用户浏览和检索的多级主题分类体系。用户通过浏览其分类目录索引数据库（通常称为目录），在目录体系上下位类的从属、并列等关系引导下层层递进，不断深入。随着目录类范围的缩小，查询的专指度逐步提高，最终使用户发现、检索到自己所需的相关信息。

目录型网络资源检索工具采用的分类法主要有主题分类法、学科分类法和图书分类法。

使用目录型网络资源检索工具进行检索的基本步骤如下：①在 Web 浏览器中，根据 URL 地址打开目录型检索工具的主页；②在计算机屏幕上根据分类目录的结构从顶层逐步向下查询子目录；③选择需要的类目，单击进入选定目录的下一级子目录或者一组站点列表；④选择需要的站点，单击站点名称实现链接；⑤选择和显示检索结果。

目录型网络资源检索工具由于人工的干预提高了检索结果的相关性，但其数据库规模较小，检索到的信息资源数量有限，而且其更新、维护的速度和周期受系统人员工作效率的制约，数据库更新周期较长。

目录型网络资源检索工具主要适用于以下两种情况的检索。

（1）当用户进行较为笼统的主题浏览和检索时，它允许用户从等级目录中任意选择检索范围，对这些不同深度的主题类目进行浏览和检索。

（2）当用户对某一类型的信息资源的描述不确定或者尚未形成精确的检索概念时，通过浏览目录型网络资源检索工具的分类体系，就可获取较为全面、系统的相关信息。

3. 索引型网络资源检索工具　是最常规、最普遍的网络信息资源检索方式。索引型网络资源检索工具中的自动跟踪索引软件自动在网络上漫游，收集各种网络信息并形成索引数据库。索引型网络检索工具中的检索代理软件则根据用户提出的检索要求，代替用户在数据库中进行检索，并将检索结果提供给用户。索引型网络资源检索工具支持布尔逻辑检索、词组检索和截词检索等功能，可以方便、快速地获取广泛、及时的信息。

利用索引型网络资源检索工具进行检索的主要步骤如下：①根据 URL 地址调用该检索工具的主页；②在计算机屏幕上的信息检索文本框中输入关键词或查询短语；③提交查询后，搜索索引立即进行实时交互式的信息查询；④显示搜索结果。结果页面通常包括一系列资源标题和相应的资源描述以及指向这些资源的链接。通过资源标题和 URL 地址链接，可以进一步搜索希望得到的信息。

索引型网络资源检索工具向用户提供按关键词、短语或自然语言进行检索，也称为基于关键词的网络资源检索工具。它具有简单易用、检索到的信息时效性强和可以获得较高的查全率等特点，适用于主题较为专指和狭窄的查询。但是，由于索引型网络资源检索工具采用计算机软件自动进行信息的加工和处理，而且检索软件的智能化程度不同，因此，检索的准确性和检索效率还有待进一步提高。

第二节　搜索引擎

目前，搜索引擎已经成为因特网中最主要的网络应用之一，搜索引擎技术也成为计算机工业界和学术界争相研究、开发的对象，并处于快速的发展变化中。下面就对基于搜索引擎的网络信息资源检索技术以及网络信息资源检索方法进行简要介绍。

一、概述

（一）搜索引擎的概念

搜索引擎（search engine）是指根据一定的策略，运用特定的计算机程序从互联网上搜集信息，在对信息进行组织和处理后，为用户提供检索服务，将用户检索相关的信息展示给用户的系统。

任何搜索引擎的设计均有其特定的信息索引范围、独特的功能和使用方法以及预期的用户群指向，为满足深度检索信息的需要，人们往往需要使用多种搜索引擎对搜索结果进行比较、筛选和相互印证。为解决逐一登录各搜索引擎，以及在各搜索引擎中分别、多次输入同一检索请求等烦琐操作问题，又出现了集合搜索引擎和元搜索引擎等。

（二）搜索引擎的功能

搜索引擎是高效获取网络信息资源的有力工具，网络用户可以通过搜索引擎查找新闻、网页、图片、音乐、人物、视频等信息，下面从三个方面介绍其最基本的功能。

1. 及时全面地搜索网络信息　迅速、及时地查找到尽可能多的网络信息，并将新出现的信息收录到自己的索引数据库中是搜索引擎技术的首要功能。

2. 搜索有效的、有价值的网络信息　搜索引擎应该提供当前有效的、有价值的网站或网页信息。无效的信息不但没用，还可能造成错误和损害。

3. 有针对性地搜索网络信息　指搜索引擎能够通过名词的关联性等技术满足人们对主题内容的深度查找。

由于目前的搜索引擎在技术上存在一定的局限性，无论是在信息搜集的及时性、有效性甄别，信息价值的合理评判，还是主题针对性的识别上，都不能达到人们的要求。因此，虽然现有的搜索引擎的基本工作原理已经相当稳定，但在其质量、性能、服务功能和服务方式上依然存在较大的提升空间。

（三）搜索引擎的类型

按照不同的分类原则，搜索引擎可以有多种分类方式。其中，按工作方式或者检索机制来分类是最常见的一种分类方式，它将搜索引擎分为目录型搜索引擎、索引型搜索引擎和元搜索引擎三种类型。

1. 目录型搜索引擎　也被称为分类索引或网络资源指南，是一种网站级的浏览式搜索引擎。由专业信息人员以人工或半自动的方式搜集网络资源站点信息，且采取人工方式对搜集到的网站加以描述，并按照一定的主题分类体系编制成一种可供浏览、检索的等级结构式目录。用户通过逐层浏览该目录，在目录体系的从属、并列等关系引导下逐步细化来寻找合适的类别直至具体的信息资源。这类检索工具往往根据资源采集的范围设计详细的目录体系，检索结果是网站的名称、网址链接和内容简介。

目录型搜索引擎所收录的网络信息资源都经过专业信息人员的鉴别、筛选和组织，而且层次结构清晰、易于查找、导航质量高，确保了检索工具的质量和检索的准确性。但是，目录型搜索引擎的数据库规模相对较小，对新兴学科、交叉学科和某些分类主题的内容收录不够全面，同时只在保存的对网站的描述中进行检索，检索范围非常有限，且其系统更新、维护的速度受系统人员工作时间的制约，更新不及时可能导致检索内容的查全率不高。

目录型搜索引擎比较适合于查找综合性、概括性的主题概念，或对检索的准确度要求较高的课题。

2. 索引型搜索引擎　也称为机器人搜索引擎或关键词搜索引擎，是一种网页级搜索引擎。它主要使用"网络机器人"（Robot）、"网络蜘蛛"（Spider）或"网络爬虫"（Crawler）的自动跟踪索引软件，通过自动的方式分析网页的超链接，依靠超链接和 HTML 代码分析获取网页信息内容，并采用自动搜索、自动标引、自动文摘等事先设计好的规则和方式来建立和维护其索引数据库，以 Web 形式提供给用户一个检索界面，供用户输入检索关键词、词组或逻辑组配的检索式。其后台的检索代理软件代替用户在索引数据库中查找出与检索提问匹配的记录，并将检索结果反馈给用户索引式搜索引擎实际上是一个 WWW 网站。与普通网站不同的是，索引型搜索引擎网站的主要资源是它的索引数据库。索引数据库的信息资源以 WWW 资源为主，还包括电子邮件地址、用户新闻组、FTP、Gopher 等资源。

索引型搜索引擎由自动跟踪索引软件生成索引数据库。数据库的容量非常庞大，收录、加工信息的范围广、速度快，能向用户及时提供最新信息。但是，由于标引过程缺乏人工干预、准确性较差，加之检索代理软件的智能化程度不是很高，因此检索结果的误差较大。

索引型搜索引擎比较适合于检索特定的信息及较为专深、具体或类属不明确的课题。

从搜索结果来源的角度，索引型搜索引擎又可进一步细分为两种：一种拥有自己的检索程序（Indexer），俗称"蜘蛛"程序或"机器人"程序，并自建索引数据库，搜索结果直接从自身的数据库中调用；另一种则租用其他引擎的数据库，并按自定格式排列搜索结果。

目录型搜索引擎与索引型搜索引擎在使用上各有长短。目前，目录型搜索引擎和索引型搜索引擎呈现出相互融合渗透的趋势。很多的搜索引擎网站也都同时提供目录和基于自动搜索软件的搜索服务，以便尽可能地为用户提供全面的检索服务和检索结果。在默认搜索模式下，目录型搜索引擎首先返回的是自己分类目录中匹配的网站，而索引型搜索引擎默认进行的是网页搜索。因此，用户一般把索引型搜索引擎的查询称为搜索"所有网站"或"全部网站"，把目录型搜索引擎的查询称为搜索"分类目录"或搜索"分类网站"。

3. 元搜索引擎　是一种将多个独立的搜索引擎集成到一起，提供统一的用户查询界面，将用户的检索提问转换成其共享的各个独立搜索引擎能够接受的查询语法，同时提交给多个独立搜索引擎并检索多个独立搜索引擎的资源库，然后将获得的反馈结果经过聚合、去掉重复信息和综合相关度排序等处理，再将最终检索结果一并返回给用户的网络检索工具。元搜索引擎是对搜索引擎进行搜索的搜索引擎，是对多个独立搜索引擎的整合、调用、控制和优化利用。

元搜索引擎主要由检索请求预处理、检索接口代理和检索结果处理三个部分构成。其中，检索请求预处理部分负责实现用户个性化的检索设置要求，包括调用哪些搜索引擎、检索时间限制、结果数量限制等；检索接口代理部分负责将用户的检索请求翻译成满足不同搜索引擎本地化要求的格式；检索结果处理部分负责所有元搜索引擎检索结果的去重、合并、输出处理等。与独立搜索引擎相比较，元搜索引擎一般都没有自己的网络机器人及数据库，但在检索请求预处理、检索接口代理和检索结果处理等方面通常都有自行研发的特色元搜索技术。

集合式搜索引擎是元搜索引擎发展进程中的一种初级形态。它通过网络技术在一个网页上链接很多个独立搜索引擎，检索时需点选或指定搜索引擎。一次输入，多个搜索引擎同时查询，搜索结果由各搜索引擎分别以不同的页面显示。集合式搜索引擎无自建数据库，不需研发支持技术，也不能控制和优化检索结果，其实质是利用网站链接技术形成的搜索引擎集合，而并非真正意义上的搜索引擎。

二、搜索引擎基本检索途径

（一）搜索引擎的工作方式

用户在使用搜索引擎进行查询时，搜索引擎并不是直接去搜索互联网，而是搜索已经预先整理好的索引数据库。搜索引擎会预先收集因特网上的网络信息资源，并对收集的信息资源进行索引，以建立索引数据库。当用户查找某项内容的时候，所有在数据库中保存的相关的网络信息资源都将被搜索出来，再按照某种算法进行排序后，将相关链接作为搜索结果呈现给用户。

一个典型的搜索引擎通常由信息采集、信息组织和信息查询服务三个模块组成，其工作流程如图3-1所示。

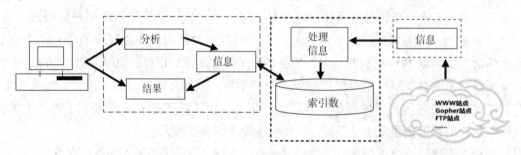

图3-1 搜索引擎的工作流程图

1. 信息采集模块 主要功能是搜索、采集和标引网络中的网站或网页信息。信息采集有人工采集和自动采集两种方式。

（1）人工采集 是由专门的信息人员跟踪和选择有价值的网络信息资源，并按一定的方式进行分类、组织、标引并组建成索引数据库。

（2）自动采集 通过采用一种被称为网络机器人的网络自动跟踪索引程序来完成信息采集。Robot在网络上检索文件、自动跟踪该文件的超文本结构并循环检索被参照的所有文件。它穿行于网络信息空间，访问网络中公共区域的各个站点和网页，记录其网址，标引其内容，并组织建立索引文档，形成供检索的数据库，同时还继续跟踪该网页内链接的其他网页，以确认链接的合法性。

不同的信息采集方式和不同的自动采集软件采用的标引、搜索策略各不相同，这对信息检索的质量有直接的影响。自动采集能够自动搜索、采集和标引网络中的众多站点和网页，保证了对网络信息资源跟踪和检索的有效性和及时性；而人工采集基于专业性的自愿选择和分析标引，保证了资源的采集质量和标引质量。因此，目前的许多网络信息资源检索工具都采取自动和人工相结合的信息采集方式。

2. 信息组织模块　搜索引擎信息组织和整理的过程称为"建立索引"，将纷繁复杂的网站或者网页数据整理成可以被检索系统高效、可靠、方便使用的格式是这一模块的重要工作。搜索引擎不仅要保存搜集起来的信息，还要将它们按照一定的规则进行编排。

通过数据库管理系统来组织所采集的网络信息资源并建立相应的索引数据库是搜索引擎提供检索服务的基础。不同搜索引擎的数据库的收录范围不一样，数据库中收录的网络信息资源数量存在很大差异，数据库中记录的网络信息资源内容也各不相同。索引数据库中的一条记录既可以对应于一个网站，记录的内容包括网站名称、网址、网站的内容简介等；也可以对应于一个网页，记录的内容包括网页标题、关键词网页摘要及 URL 等信息。由于数据库的规模和质量直接影响检索的效果，因此需要对数据库数据进行及时的更新和处理，以保证数据库能准确地反映网络信息资源的当前状况。这样，搜索引擎就能从数据库已保存的信息中迅速找到所需要的资料。

信息的组织和处理包括对内容信息的处理和对非内容信息进行处理两个方面。

（1）对内容信息的处理　主要是对文本内容信息的处理，目的是建立以词项（term）为中心的文本倒排索引，以提高系统检索效率。

（2）对非内容信息的处理　与纯文本数据相比，网络信息不仅包括内容信息，也包括一定程度的结构信息，主要是链接结构信息和文本结构信息等。这些结构信息在评价数据质量、挖掘数据相关性等方面发挥着十分重要的作用，其中应用最广泛的是利用超链接结构分析方法的网络数据质量评价技术。

3. 信息查询服务模块　是指搜索引擎与用户查询需求直接交互的部分。搜索引擎每时每刻都要接到来自大量用户的几乎是同时发出的查询，它按照每个用户的要求检查自己的索引，在极短时间内找到用户需要的资料，并返回给用户。这个模块主要完成以下三个方面的任务。

（1）分析查询　负责收集用户查询并分析用户查询的主题、意图、关键词间的关系等。

（2）信息检索　是根据对用户查询意图的分析，在已建立好的索引数据库中进行检索，对查询进行优化，并通过缓存机制提高检索的效率。

（3）结果排序　目录型搜索引擎的返回结果是网站信息，检索结果的排序方法是基于网站所属类目名称、网站名称、网站描述以及网址的匹配来显示的。收录的分类目录越多，网站在搜索结果中的表现就越好。索引型搜索引擎的返回结果是以网页链接的形式提供的。通过使用超链接分析技术，除了分析索引网页本身的内容，还分析和索引所有指向该网页的链接的 URL、锚文本（Anchor Text），甚至链接周围的文字。所得到的结果是基于相关性，也就是按照搜索的关键字在页面中出现的次数来排序。相关度越高，排序也会越靠前。

（二）搜索引擎的检索方法和技巧

搜索引擎为因特网用户查找和利用网络信息资源提供了极大的方便。用户只需输入几个关键词，任何想要的资料都会从世界各个角落汇集到电脑前。搜索引擎会预先抓取到网上所有的数字化内容，这相当于建立了一个无所不包的大百科信息库。当然，如果操作不当，搜索效率也会大打折扣。例如，用户本想查询某方面的资料，可搜索引擎返回的却是大量无关的信息。这种情况的发生责任通常不在搜索引擎，而是因为查询者没有掌握提高搜索精度的技巧。

下面将简要介绍一些提高检索效率的方法和技巧。

1. 选用适当的搜索引擎　搜索引擎有很多种，工作方式也各不相同，因而导致了信息覆盖范围方面的差异。进行任何搜索都仅使用某一个搜索引擎是不合理的。每种搜索引擎都有不同的特点，也有其局限性，只有选择合适的搜索工具才能得到最佳的结果。因此，使用搜索引擎的合理方式应该是根据具体的查询要求而选择不同的引擎。最常见的选择是使用基于关键词的索引型搜索引擎，使用目录型搜索引擎的分类目录。一般的选择规则如下。

（1）如果要查找特殊性的内容或文件，可以使用索引型搜索引擎，如 Google 和 Baidu 等。它们是通过网页的完全索引来搜索信息的。

（2）如果想从总体上或比较全面地了解一个主题，可以使用网站分类目录，如 Yahoo 和 Sina 等。分类目录中提供的是由人工编辑整理的网站链接。

（3）如果想要查找一些特殊类型的信息，可以考虑使用特殊的搜索工具。例如，要查找人物或地点，可以使用专业的寻人引擎或者地图、位置搜索网站，这些网站一般被称为垂直搜索引擎。目前，几乎每种主题都有与之相对应的特殊的搜索工具。

2. 认真分析和思考　搜索之前最好先花几秒钟想一下，在网上是否可能存在所要寻找的信息内容，以及含有这些内容的网页中含有哪些关键字（词）。即使当用户确认所要查找的信息适合通过搜索引擎来查找，如果没有为每次搜索分别选择正确的搜索工具，也会浪费用户大量的时间。同时，面对大量的搜索结果，在单击任何一条搜索结果之前，快速分析搜索结果的排序位置、标题、文字说明和来源网址，也会帮助用户节省大量的时间。当然，能否快速、高效地找到高质量和权威性的内容，既取决于用户具体寻找的内容，也取决于用户的搜索经验。

3. 准确提炼搜索关键词　使用正确的搜索关键词是进行查询的开始。首先应避免写错别字，而不要总寄希望于某些搜索引擎提供的容错查询支持；此外，要尽量使用大家比较常用的词语。例如，用户想要查找有关鼠标的信息，但输入的搜索关键词是"滑鼠"（中国香港、台湾地区用语），就会漏掉很多有用的资料。

通常情况下，单一关键词的搜索效果总是不太令人满意，而使用多个关键词时搜索返回的结果会更精确些。当然，也不是关键词的数量越多越好，应该有效、合理地确定出关键词的数量和内容。一般来说，需要所有关键词有一定的语义联系，但是又不要有太明显的语义联系。只有这样，不同的关键词才有区分能力。此外，一般同时输入关键词和想要查询文章所在的主题类目名称，这样的查询效果会更好一些。

学会从复杂搜索意图中提炼出最具代表性和指示性的关键词对提高信息查询效率至关重要，这方面的技巧（或者说经验）是所有搜索技巧的根本。

4. 谨慎使用逻辑运算符　大多数搜索引擎允许搜索用户使用布尔逻辑运算符 AND、OR、NOT（有些是 AND、NOT）及与之对应的"＋"（限定搜索结果中必须包含的词汇）、"－"（限定搜索结果不能包含的词汇）等逻辑符号使搜索范围更精确，从而达到事半功倍的效果。但是，除非搜索用户有着丰富的布尔逻辑运算符使用经验，否则最好不要轻易使用它，理由如下。

（1）布尔逻辑运算符在不同的搜索引擎中的使用是不同的。除非用户明确知道运算符在某个搜索引擎中是如何使用的，否则可能会错用运算符，从而影响最后的搜索结果。

（2）用户使用布尔逻辑运算符时，可能错过了许多其他的影响因素，如搜索引擎在决定搜索结果的相关性方面会受到一定的干扰，从而影响搜索结果的范围和排序。

5. 掌握一些小搜索技巧

（1）使用双引号（""）进行名词、词组、短语等的精确查找。

（2）区分字母大小写。许多搜索引擎都区分字母的大小写，应该正确使用它们的大小写字母形式，例如，使用大写字母的人名、地名或者其他专用的名词能得到更好的检索结果。

（3）限制查询范围。限制查询范围的能力越强，就越能准确地找到所需要的信息。

（4）尽量少地使用空格。输入汉字作关键词的时候，不要在汉字后追加不必要的空格，因为在有的搜索引擎中，空格被认作特殊操作符，其作用与 AND 一样。

6. 培养有效的搜索习惯 网络信息资源检索是一种需要通过大量实践才能发展的技能。真正的搜索者不是检索到满意的结果就马上离开搜索引擎，他们会思考、会回顾，并通过不断练习和总结来培养自己快速、有效地找到所需内容的良好搜索习惯。

同样，也不要因为没有搜索到自己想要的结果就轻易放弃搜索。即使一次搜索不能很准确地查到自己想要的东西，但是只要返回的结果当中有一些相关的内容，就可以用来启发自己，组成一个新的提问去继续搜索。通过这种环环相扣的递进搜索，总会找到所需要的结果。此外，如果输入一个搜索关键词返回结果上万项，而前两页都没有自己想要的内容，这个时候最好是增加或改变关键词重新进行搜索，而不是继续向下翻页，这样往往搜索效率更高。

7. 明确搜索主题 网上的图文信息中充满了诱惑的内容，因此当用户在查找网上信息的时候，很容易就迷失在信息的海洋中而忘记当初的出发点。所以，上网查询信息的时候需要时刻提醒自己，不要偏离主题太远。在搜索之前有个大概的计划，然后只搜索和查看跟自己主题最相关的内容。要学会对与搜索主题无关的内容视而不见，以保证搜索工作的计划性和工作效率。

三、搜索引擎搜索技术应用 ℮ 微课1

搜索引擎经过几年的发展，越来越贴近人们的需求，搜索引擎的技术也得到了很大的发展。搜索引擎的最新技术发展包括以下几个方面。

（一）对用户检索提问的理解

为了提高搜索引擎对用户检索提问的理解，就必须有一个好的检索提问语言，为了克服关键词检索和目录查询的缺点，现在已经出现自然语言智能答询。用户可以输入简单的疑问句，比如"How can kill virus of computer?"，搜索引擎对提问进行结构和内容的分析之后，或直接给出提问的答案，或引导用户从几个可选择的问题中进行再选择。自然语言的优势在于，一是使网络交流更加人性化，二是使查询变得更加方便、直接、有效。就以上例子来讲，如果用关键词查询，多半数人会用"virus"这个词来检索，结果中必然会包括各类病毒的介绍、病毒是怎样产生的等许多无效信息，而用"How can kill virus of computer?"，搜索引擎会将怎样杀病毒的信息提供给用户，提高了检索效率。

（二）对检索结果进行处理

1. 基于链接评价的搜索引擎 其优秀代表是 Google，它独创的"链接评价体系"是基于这样一种认识，一个网页的重要性取决于它被其他网页链接的数量，特别是一些已经被认定是"重要"的网页的链接数量。这种评价体制与《科技引文索引》的思路非常相似，但是由于互联网是在一个商业化的环境中发展起来的，一个网站的被链接数量还与它的商业推广有着密切的联系，因此这种评价体制在某种程度上缺乏客观性。

2. 基于访问大众性的搜索引擎 代表是 Direct Hit，它的基本理念是多数人选择访问的网站就是最重要的网站，即根据以前成千上万的网络用户在检索结果中实际所挑选并访问的网站和他们在这些网站上花费的时间来统计确定有关网站的重要性排名，并以此来确定哪些网站最符合用户的检索要求。因此具有典型的趋众性特点。这种评价体制与基于链接评价的搜索引擎有着同样的缺点。

3. 去掉检索结果中附加的多余信息 有调查指出，过多的附加信息加重了用户的信息负担，为了去掉这些过多的附加信息，可以采用用户定制、内容过滤等检索技术。

（三）搜索引擎辅助技术

一些网络搜索没有自己独立的索引库，而是将搜索引擎的技术开发重点放在对检索结果的处理上，提供更优化的检索结果。

1. 纯净搜索引擎 没有自己的信息采集系统，利用别人现有的索引数据库，主要关注检索的理念、技术和机制等。

2. 元搜索引擎 现在出现许多搜索引擎，其收集信息的范围、搜索机制、算法等都不同，用户不得不去学习多个搜索引擎的用法。每个搜索引擎平均只能涉及整个 WWW 资源的 30% ~ 50%，这样导致同一个搜索请求在不同搜索引擎中获得的查询结果的重复率不足 34%，而每一个搜索引擎的查准率不到 45%。元搜索引擎是将用户提交的检索请求到多个独立的搜索引擎上去搜索，并将检索结果集中统一处理，以统一的格式提供给用户，因此有"搜索引擎之上的搜索引擎"之称。它的主要精力放在提高搜索速度、智能化处理搜索结果、个性搜索功能的设置和用户检索界面的友好性上，查全率和查准率都比较高。目前比较成功的元搜索引擎有 MetaCrawler、Dogpile 等。

3. 集成搜索引擎 亦称为"多引擎同步检索系统"，是在一个 WWW 页面上链接若干种独立的搜索引擎，检索时需点选或指定搜索引擎，一次检索输入，多引擎同时搜索，用起来相当方便。集成搜索引擎无自建数据库，不需研发支持技术，当然也不能控制和优化检索结果。但集成搜索引擎制作与维护技术简单，可随时对所链接的搜索引擎进行增删调整和及时更新，尤其是大规模专业（如 FLASH、MP3 等）搜索引擎集成链接，深受特定用户群欢迎。

（四）垂直搜索引擎

垂直搜索引擎具有很高的针对性，以其高度的目标化和专业化在各类搜索引擎中占据了一席之地，比如像股票、天气、新闻等类的搜索引擎，用户对查询结果的满意度较高。垂直搜索引擎是相对通用搜索引擎的信息量大、查询不准确、深度不够等提出来的新的搜索引擎服务模式，通过针对某一特定领域、某一特定人群或某一特定需求提供的有一定价值的信息和相关服务。其特点就是"专、精、深"，且具有行业色彩，相比于通用搜索引擎的海量信息无序化，垂直搜索引擎则显得更加专注、具体和深入，在未来有着极大的发展空间。

垂直搜索引擎不同于 Google、Baidu 等通用搜索引擎的四大关键技术。

1. 聚焦、实时和可管理的网页采集技术 一般互联网搜索面向全网信息，采集的范围广、数量大，但往往由于更新周期的要求，采集的深度或说层级比较浅，采集动态网页优先级比较低，因而被称为水平搜索，水平搜索以被动方式为主，搜索引擎和被采集的网页没有约定的、标准的格式。而垂直搜索带有专业性或行业性的需求和目标，所以只对局部来源的网页进行采集，采集的网页数量适中。但其要求采集的网页全面，必须达到更深的层级，采集动态网页的优先级也相对较高。在实际应用中，垂直搜索的网页采集技术能够按需控制采集目标和范围、按需支持深度采集及按需支持复杂的动态网页采集，即采集技术要能达到更加聚焦、纵深和可管控的需求，并且网页信息更新周期也更短，获取信息更及时。垂直搜索采用被动和主动相结合的方式，通过主动方式，有效采集网页中标引的元数据，整合上下游网页资源或者商业数据库，提供更加准确的搜索服务。

2. 从非结构化内容到结构化数据的网页解析技术 水平搜索引擎仅能对网页的标题和正文进行解析和提取，但不提供其时间、来源、作者及其他元数据的解析和提取。由于垂直搜索引擎服务的特殊性，往往要求按需提供时间、来源、作者及其他元数据解析，包括对网页中特定内容的提取。比如在论坛搜索、生活服务、订票服务、求职服务、风险信用、竞争情报、行业供需、产品比较等特定垂直搜索服务中，要求对于作者、主题、地区、机构名称、产品名称以及 RESEARCHES IN LIBRARY SCI-ENCE 69 特定行业用语进行提取，才能进一步提供更有价值的搜索服务。

3. 精、准、全的全文索引和联合检索技术 水平搜索引擎并不能提供精确和完整的检索结果，只是给出预估的数量和排在前面部分的结果信息，但响应速度是水平搜索引擎所追求的最重要因素；在文本索引方面，它也仅对部分网页中特定位置的文本而不是精确的网页正文全文进行索引，因而其最终检索结果是不完全的。

4. 高度智能化的文本挖掘技术　垂直搜索与水平搜索的最大区别是它对网页信息进行了结构化信息抽取加工，也就是将网页的非结构化数据抽取成特定的结构化信息数据，好比网页搜索是以网页为最小单位，基于视觉的网页块分析是以网页块为最小单位，而垂直搜索是以结构化数据为最小单位。基于结构化数据和全文数据的结合，垂直搜索才能为用户提供更加到位、更有价值的服务。整个结构化信息提取贯穿从网页解析到网页加工处理的过程。同时面对上述要求，垂直搜索还能够按需提供智能化处理功能，比如自动分类、自动聚类、自动标引、自动排重、文本挖掘等。这部分是垂直搜索乃至信息处理的前沿技术，虽然尚不够成熟，但有很大的发展潜力和空间，并且目前在一些海量信息处理的场合已经能够起到很好的应用效果。

（五）"深网"搜索

互联网网页按存在方式可分为"表层网"和"深层网"。表层网指传统网页搜索引擎可以索引的页面，以超链接可以到达的静态网页为主构成的 Web 页面。深层网是指那些存储在网络数据库中，不能通过超链接访问而通过动态网页技术访问的资源集合。

广义上来说，深层网包含四个方面：①通过填写表单形成对后台再现数据库查询得到的动态页面；②由于缺乏被指向的超链接而没有被索引到的页面；③需要注册或其他限制访问的页面；④可访问的非网页文件。

现有的深层网爬虫技术大部分是基于表单填写，按表单填写方法可分为三类。

1. 基于领域知识的表单填写　一般都有一个本体库，通过语义分析来选取合适的关键词组合填写表单。

2. 基于网页结构分析的表单填写　一般无领域知识或者仅有有限的领域知识，将网页表单构建成 DOM 树，在 DOM 树中提取表单各字段值。

3. 基于脚本语言分析的表单填写　目前基于脚本语言的爬虫技术，通用的方法是用脚本分析引擎来模拟浏览器动作，执行脚本代码。

（六）P2P 搜索

P2P 是 peer - to - peer 的缩写，意为对等网络。目的是加强人们在网上的交流、文件交换、分布计算等方面，大有前途。P2P 被认为是因特网实现下一次飞跃的关键，但它将如何浮出水面仍然是个谜。长久以来，人们习惯的互联网是以服务器为中心，人们向服务器发送请求，然后浏览服务器回应的信息。

P2P 引导网络计算模式从集中式向分布式偏移，也就是说，网络应用的核心从中央服务器向网络边缘的终端设备扩散：服务器到服务器、服务器到 PC 机、PC 机到 PC 机，PC 机到 WAP 手机……所有网络节点上的设备都可以建立 P2P 对话。

（七）第三代搜索引擎——基于概念的检索

从 1994 年出现 Robot、Spider 等自动采集软件至今，搜索引擎的发展日新月异，无论是数量还是质量都发生了很大的变化。1995 年前后，以 Yahoo、Alta - Vista 为代表的第一代搜索引擎采取的是基于关键词的检索，强调内容的相关性；1998 年，以 Google 为代表的第二代搜索引擎采取的是基于链接的检索，强调的是网页的重要性；正处在发展阶段的第三代搜索引擎则呈现智能化的特点，基于语义的概念检索是下一代搜索引擎的重要发展方向。

第一代搜索引擎是基于关键词的检索，利用关键词索引来获取文档，即整个文档的内容通过这些关键词进行表示，同样，用户的检索提问式也用一组关键词来表示。然后利用关键词将文档与提问式进行匹配，计算文档与提问式的相关程度。主要使用三种经典的检索模型：布尔模型、向量空间模型、概率模型。

第三代搜索引擎是基于概念的检索。与第一、二代搜索引擎基于语法匹配和外在链接特征分析不同，概念检索是通过对文档原文进行语义上的自然语言处理，析取出各种概念信息，形成一个知识库，从概念意义层次上来处理用户的检索提问式，不仅能检索出包含提问式中的关键词的结果，还能检索出包含哪些与该词同属一类概念的词汇的结果。概念检索是能够利用信息的语义知识，"理解"用户的检索需求，通过知识学习、分析理解和推理归纳来实现检索的"智能化"，突破了关键词匹配局限于表面形式的缺陷。其特点如下。

1. 具有分析和理解自然语言的能力　概念检索对文档内容和用户检索提问式运用自然语言处理技术进行语义层次上的分析和理解，从中分析出概念信息和范畴信息。

2. 具有记忆能力　概念检索通过记忆机制，将析出的概念信息和范畴信息存储到知识库中，并能自动补充与更新，还能进行必要的逻辑推理。

3. 具有知识库　在概念检索中，文档内容和提问式都以概念和范畴等知识形式存储在知识库中，用以匹配用户的提问及推理出满足用户需求的新信息。

4. 人机接口　概念检索能根据文档内容和用户提问式构造检索要点来输入，输出的是按用户要求进行加工的结果，以自然语言的形式提供给用户。

四、学术搜索引擎

学术搜索引擎是以学术资源为索引对象的网络学术文献检索工具，是为增强学术隐蔽网络的存取而出现的。其检索的资源既涵盖互联网上的免费学术资源，也包括以隐蔽网页形式存在的学术资源，通过对这类资源的爬行、抓取、索引，以统一的接口向用户提供服务。学术搜索引擎有不同的种类，按照覆盖范围，有综合性和专业性两类，前者面向各种类型的学术资源，后者则专门针对某类学术资源。

学术搜索引擎致力于提高检索结果的相关性和针对性，一般都与数据库商之间建立了合作伙伴关系，能满足个性化检索需要，具有跨平台工作整合资源、独特的排序功能和先进的设计理念。学术搜索引擎的用途广泛，可帮助用户获取学术文献信息，了解有关研究领域的概况，同时具有学术评价作用，可发挥引文索引的功能，提供友好的学术探讨环境。

（一）超星系列搜索引擎

超星系列搜索引擎包括读秀、百链、超星发现。这些搜索系统对用户具有统一的身份认证功能。

1. 读秀（http：//www.duxiu.com）　是超星数字图书馆研发的，以海量全文数据及资料基本信息为基础组成的知识库系统，可为用户提供全文级的搜索服务，检索到的图书可直接定位到"本馆电子全文"下载至本地阅读，或链接到本馆书目 OPAC 系统查阅纸质图书，或借助自动文献传递功能通过个人邮箱获取图书的全文链接，实现知识搜索、文献服务。读秀学术搜索每月更新，年更新 10 万册图书。读秀可提供知识、图书、期刊、报纸、学位论文、会议论文、专利、标准、音视频等 10 多个搜索频道。

2. 百链（http：//www.blyun.com）　是与读秀使用同一检索平台、拥有数亿条外文文献的专业元数据搜索引擎，其中的外文期刊、外文专利、外文论文等平均每天以 10 万条索引的速度更新。百链可搜索到全国 700 多家图书馆各类资源，涵盖 200 个外文数据库，并能向其他图书馆申请本馆稀缺资源的文献传递服务，24 小时内服务满足率在 90% 以上；包含海量的中外文文献元数据，利用这些元数据存储，将图书馆接入云图书馆服务，实现查询和获取到全国其他图书馆的馆藏资源和服务。

百链云图书馆（http：//www. blyun. com/blhelp/help. html）可实现各类型资源的一站式检索，可以对文献资源及其全文内容进行深度检索并提供文献传递服务。它将电子图书、期刊、论文等各种类型资料整合于同一平台，集文献搜索、试读、传递为一体，突破了简单的元数据检索模式，实现了基于内容的检索，使检索深入章节和全文。它的文献传递系统，目前与 600 多家图书馆 OPAC 系统、电子书系统、中文期刊、外文期刊、外文数据库系统集成，用户可直接通过网上提交文献传递申请，并且可以实时查询申请处理情况，从而以在线文献传递方式通过所在成员馆获取文献传递网成员单位图书馆丰富的电子文献资源。百链详细使用方法可浏览其首页中的"使用帮助"页面。

3. 超星发现（http：//www. zhizhen. com）　是一个基于数亿各类文献及网络学术资源海量元数据，充分利用数据仓储、资源整合、知识关联、文献统计模型等相关技术，通过引文分析、分面筛选、可视化图谱等手段，为读者从整体上掌握学术发展趋势，洞察知识之间错综复杂的交叉、支撑关系，发现高价值学术文献提供便捷、高效而权威的学习、研究工具。它除了具有一般搜索引擎的文献信息检索功能外，还提供了深度知识内在关系的强大知识挖掘和情报分析功能。其元数据仓储内容涵盖中文图书、期刊、论文、报纸、标准、专利、视频等，并以每天 10 万条索引的速度更新。用户通过它，可实现以下功能。

（1）快速检索通过内置元数据仓储　基于海量元数据索引，提供简单方便的快速检索（读者可以根据需要，对检索结果进行自由排序）。

（2）资源整合　可整合图书馆的各类中文资源，实现图书馆中文资源的统一检索。整合资源包括中文图书、期刊、论文、报纸、标准、专利、视频以及本馆馆藏书目信息，从而使离散的纸本资源和图书馆购买的电子资源真正实现一站式访问。

（3）检索结果聚合　检索结果可通过多种方式进行聚合，并以聚类的方式展示，以减轻读者在海量资源中挑选所需信息的工作量；检索结果聚类提供复选的方式，可方便读者更加准确地定位所需信息。

（4）多种方式获取全文　本馆馆藏书目信息，可通过链接的方式，直接进入本馆馆藏书目系统进行查看；本馆购买的中文电子资源，可通过链接的方式，直接进入相应的数据库文摘页面进行在线阅读全文或下载；本馆稀缺资源，通过接入云图书馆服务模式获取所需信息。

（5）保存检索结果　可根据需要保存检索结果，并提供检索结果的发送邮件、文本输出、打印等服务。

（二）其他学术搜索引擎

1. 国外主要学术搜索引擎

（1）BASE（Bielefeld Academic Search Engine）搜索引擎（http：//www. base - search. net）　是德国比勒费尔德（Bielefeld）大学图书馆开发的一个多学科的学术搜索引擎，采用挪威公司的 FAST 搜索和传递技术，提供对全球异构学术资源的集成检索服务，有简体中文界面选项按钮。BASE 符合 OAI 协议，整合了德国比勒费尔德大学图书馆的图书馆目录和大约 160 个开放资源（超过 200 万个文档）的数据。其高级搜索界面如图 3 - 2 所示。

（2）Scitopia 学术搜索引擎（http：//www. scitopia. org）　是由美国 AIP（American Institute of Physics）开发的一个科学与技术主题文献的搜寻引擎，汇集了美国 21 家杰出科学技术学协会出版的数百万篇文献，可以搜寻到这些学会跨越 350 年的科学和技术、超过 350 多万份的文件，全部都是经过同行审查的期刊文章、会议论文、专利和政府文件，因此使用者搜寻到的是高品质且可信赖的研究成果。

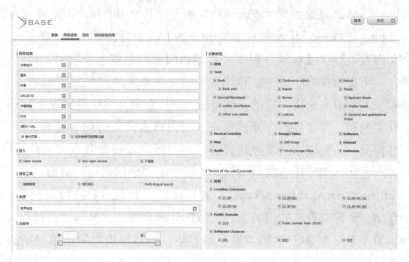

图 3-2　BASE 搜索引擎高级搜索界面

2. 国内主要学术搜索引擎

（1）CALIS 学术搜索引擎"开元知海·e 读"（http：//www. yidu. edu. cn）　集成我国高校所有资源，整合图书馆纸本馆藏、电子馆藏和相关网络资源，可让读者在海量的图书馆资源中通过一站式检索，查找所需文献，并能获取全文。

（2）CNKI 知识搜索（http：//search. cnki. com. cn）　由清华同方知网公司依托自己的资源开发，搜索对象包括数值知识元、学术定义、翻译助手、图形、表格、新概念等。内容包含期刊，博士、硕士学位论文，学术会议论文，报纸文章。其数据涵盖多个学科领域的最新科技文献资料，且实时更新。其主页面如图 3-3 所示。　📱微课 2

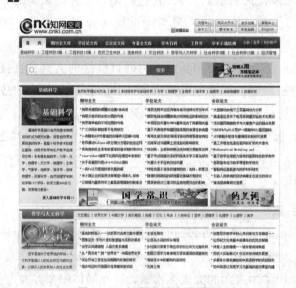

图 3-3　知网空间主页界面

（3）百度文库搜索（https：//wenku. baidu. com）　可以查找以 Word、PowerPoint、PDF 等格式存在的研究报告、论文、课件等各类文件。其主页面如图 3-4 所示。

（4）深度搜（http：//www. shendusou. com）　是一种为中国广大知识群体提供学术及知识搜索应用的一站式知识搜索平台。它与传统搜索引擎最大的区别在于，从信息学角度出发，采用全信息匹配的方式，在海量文献资料中为用户展现最完整、最准确的高质量信息。深度搜收录中英文文献，主要集中在自然科学、社会科学、医疗卫生及知识产权领域，目前正在逐步增加医疗、健康、教育、金融

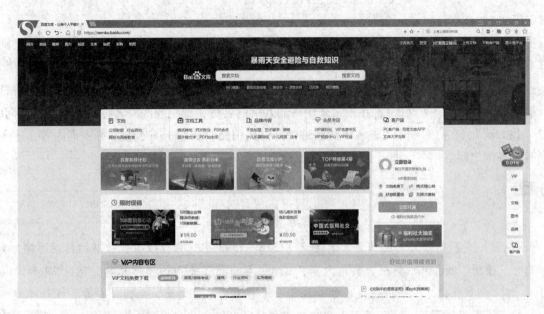

图 3 – 4　百度文库主界面

和法律等其他与生活和工作紧密相关的知识内容。

另外，现在一些高校图书馆基于一些商业搜索系统软件，也在其主页上嵌入学术搜索引擎，如北京大学图书馆的"未名学术搜索"、上海理工大学图书馆的"搜索（超星发现）"。

（三）数字图书搜索

图书搜索引擎搜索到的图书大部分可以浏览其中一定的页数，通常大约占全书的 20%。如果要阅读全文，图书搜索一般提供网上购书途径，但是对属于公共领域（Public Domain）资源的公版书却可以阅读全文，目前，主要的图书搜索引擎如下。

1. 古腾堡工程（http：//www. gutenberg. org）　1971 年 7 月由 Micthael S. Hart 发起，是一个以自由和电子化的形式大量提供版权过期而进入不保留任何权利的公共领域书籍的一项协作计划。目前已建立的数据分为三类：休闲文学、经典文学和参考工具书。到 2017 年 4 月 14 日，古腾堡工程（Project Gutenberg，PG，又译为"古腾堡计划"）已经有超过 5.48 万册的在线书籍，其中主要是英文作品，但也有相当数量的德语、法语、意大利语、西班牙语、荷兰语和汉语等不同语言的著作。

2. ebookee 电子图书搜索引擎（http：//www. ebookee. net）　是免费电子图书搜索引擎，收录各种电子图书和下载链接。不过 ebookee 的中国站点只提供搜索服务，不提供任何下载。

另外，DOAB（http：//www. doabooks. org）、INTECH（http：//www. intechopen. com）及 OAPEN（http：//www. oapen. org）等 OA 站点，均可搜索到一些 OA 学术图书。

五、药学专业搜索引擎

药学学科是一门专业性很强的学科，它的发展与医学及其他学科的发展息息相关。因此，在查找药学信息时，往往需要同时查找多个相关学科的信息，比如生理学、解剖学、生物化学、微生物与免疫学等。目前国内外已经有许多医药搜索引擎。

（一）中文医药搜索引擎

百里挑医（http：//info. 100vl. com）是全球最大的中西医药搜索引擎，2000 年诞生并运行于卫生系统内部，是为卫生管理部门和医院管理层提供医院信息管理系统、患者关怀服务系统的管理、沟通平台，为医生和护士提供知识更新、经验交流的平台。现已成为中国最大的中西医生、药品、健康文章搜索引擎之一。

百里挑医首页设有多种分类目录、医药新闻和检索框，提供浏览和关键词检索功能。百里挑医的检索框下设有"找好医""找好药""健康文萃""保健品""出版物""医疗案例""法律法规"搜索选项，检索时先点击选中需搜索的选项，然后输入关键词，再点击"搜索"即可查到相应的信息。检索时，如选择"找好医"（默认），在检索框中可输入疾病名称、部位或医院名称、医生名等查询内容；如选择"找好药"，在检索框中可输入疾病名称、部位或药品、药厂、药店名称等查询内容，输入多个关键词时，各词之间空一格，即可获取更精确的搜索结果。

❤ 药爱生命

李时珍与《本草纲目》

《本草纲目》是明朝伟大的医药学家李时珍（1518—1593 年）为修改古代医书的错误而编，李时珍以毕生精力，亲历实践，广收博采，实地考察，对本草学进行了全面的整理总结，历时 29 年编成《本草纲目》。为了完成修改本草书的艰巨任务，他几乎走遍了湖北、湖南、江西、安徽、江苏等地的名川大山，行程不下万里。同时，他又参阅了 800 多家书籍，经过 3 次修改稿，终于在 1578 年编成了《本草纲目》。后来又在他的学生、儿子、孙子的帮助下，使《本草纲目》更加完整，更加精美。《本草纲目》饱含李时珍将近 30 年的心血，记录着李时珍饱尝苦辛的艰难历程。英国生物学家达尔文称《本草纲目》为"1596 年的百科全书"。

（二）国外医药搜索引擎

1. MedExplorer（http：//www. medexplorer. com） 是由加拿大人 Marlin Glaspey 在 1996 年 3 月建立的医学信息资源搜索引擎，主要收录了美国和加拿大的医学资源，还有少量其他国家和地区的资源，主要提供医药相关主题的检索。

MedExplorer 首页设有关键词检索窗口、分类目录、处方药品信息等内容。MedExplorer 支持关键词检索，关键词检索可选择在"Web"或"MedExplorer"中进行，默认在"Web"中检索。同时，MedExplorer 又设置了 Adminstration、Disease Disorders、Health Nutrition、News Publications、Pharmaceutical 等 28 个大类，每个大类又分为多个小类。其中，药学类中设有 Generic Drugs、Online Pharmacy、Pharmaceuticals 等类目和其他一些类目的链接。用户可以直接点击各类目进行浏览。另外，MedExplorer 还在"News Publications"中提供了在线医药期刊，点击刊名后，可直接进入该期刊。

2. Medical Dictionary Search Engine（http：//medical‐dictionary‐search‐engines. com） 提供药学、健康以及一些专题方面的检索。各类目检索提供的搜索引擎不同，可选择使用。

Medical Dictionary Search Engines 设有"Drug Search""Health Search"和"AIDS、Cancer、Diabetes、Stroke"专题检索，此外，还有一些药品的链接。

药品检索界面设有关键词检索框、显示窗口选项（All、3、5、10，默认为 All），并提供了 4 个搜索引擎供选用（WebMD、DrugDigest、MedicineNet、RxList，默认为全选）。输入检索词，选择搜索引擎，点击"Submit"，按选中的搜索引擎逐个检索，分别显示检索结果。在药品检索界面还将药品名称按字顺排列，方便查找。

"Health Search"检索界面的设置与药品检索界面基本相同，但提供的搜索引擎不同，它提供了 HealthFinder、iVillagehealth、MedTerms、NIH、WebMD、YourHealth 等 7 个搜索引擎供选用。此外，"Health Search"检索界面还按字顺排列出健康方面的有关主题，直接点击即可进入该主题界面。

3. Omnimedicalsearch（http：//www. omnimedicalsearch. com） 是一个权威性的医学搜索引擎，

旨在为广大用户提供最好的医学信息及全面的搜索平台。首页设有检索框，提供 Web、Journals、Definitions 检索选项，各选项的检索界面不同，默认"Web"检索。检索时，先选择检索选项，点击进入所选界面后，根据不同的界面进行操作。

目前许多搜索引擎直接将其检索页面设计成复合检索框，允许在各检索框中输入不同的检索词，并在其后给出各种组配方式的字段供自由选择，便构成组合查询或高级查询。有些还提供限制文献类型、检索年限等特征词的选项，使其具有更强的检索功能。

随着时间的推移，搜索已经成为网络生活的一部分。利用搜索引擎帮助加速信息流通及整合有用知识，提高信息利用率，已成为广大用户的共识。现今搜索引擎已经成为互联网站的核心竞争力之一，由于各搜索引擎都具有其独特的优缺点，将几种检索工具配合使用，扬长避短，是当前有效利用检索工具的最佳方式。用户如能充分掌握这一技术，就能迅速地将信息转化为知识，赢在竞争的起点。

？ 想一想

按工作方式来划分，搜索引擎可以分为几类？请简述各类搜索引擎的特点。

答案解析

PPT

第三节　开放获取资源

一、概述

开放获取（Open Access，OA）是一种基于互联网，一般采取作者（机构）支付出版费，读者免费使用的新型学术交流和出版模式。是国际学术界、图书情报界和出版界为了促进科研成果的自由传播、免费供用户自由获取而发起的运动。

OA 兴起于 2001 年。用户通过公共互联网可以免费阅读、下载、复制、传播、打印和检索论文的全文，或者对论文的全文进行链接、为论文建立索引、将论文作为素材编入软件，或者对论文进行任何其他出于合法目的的使用。对复制和传播的唯一约束，以及版权在此所起的作用是，保证作者拥有保护其作品完整性的权利，并要求他人在使用作者的作品时以适当的方式表示致谢并注明引用出处。

二、开放获取期刊

开放存取期刊（Open access journal，OAJ）在 20 世纪 90 年代末兴起。通常有两种模式：①采用 OA 出版模式，一般需要作者支付出版费用，读者免费获取，分为完全 OA 期刊、部分 OA 期刊和延时 OA 期刊；②开放仓储（Open Repositories and Archives）模式，研究机构或作者本人将已发表或未公开发表的文献存储在学科知识库、机构知识库或个人网站上供免费获取。

（一）国内开放获取期刊

1. 中国科技期刊开放获取平台（China Open Access Journals，COAJ） 由中国科学院主管，中国科技出版传媒股份有限公司主办，北京中科期刊出版有限公司承办。为开放获取、学术性、非营利的科技文献资源门户，于 2010 年 10 月上线运行。目标是建设成为一站式的中国科技期刊 OA 集成平台和门户，强化科技期刊的学术交流功能，提升中国科技期刊的学术影响力，引领中国科技信息的开放获取。其网址为 http：//www. oaj. cas. cn/introduction/index. html。

2. 中国科技论文在线　经教育部批准，由教育部科技发展中心主办。该网站打破传统出版物的概念，免去传统的评审、修改、编辑、印刷等程序，给科研人员提供一个方便、快捷的交流平台，根据文责自负的原则，只要作者所投论文遵守国家相关法律，为学术范围内的讨论，有一定学术水平且符合中国科技论文在线的基本投稿要求，即可在一周内发表。其网址为 http：//www. paper. edu. cn。

3. 国家自然科学基金委员基础研究知识库　作为我国学术研究的基础设施，收集并保存国家自然科学基金资助项目成果的研究论文的元数据与全文，向社会公众提供开放获取。科学基金全部或部分资助的科研项目投稿并在学术期刊上发表研究论文，作者应在论文发表时，将同行评议后录用的终审定稿不晚于发表后 12 个月内存储到机构知识库。其网址为 http：//or. nsfc. gov. cn。

（二）国外开放获取期刊

1. 生物医学中心（BioMed Central，BMC）　是全球领先的开放获取出版社，于 1999 年在英国成立，主要提供网上开放存取、经过同行评议的生物医学领域的研究论文。BMC 的学科范围涉及生物学、医学等领域，包括麻醉学、生物化学、生物信息学、生物技术、细胞生物学、化学生物学等学科。BMC 提供快速检索、高级检索功能，提供刊名字顺和主题分类两种导航模式。文献导航界面可按发表日期、热点、增刊等方式排序，用户需要先免费注册。其网址为 http：//www. biomedcentral. com。

2. OA 期刊列表（Directory of Open Access Journal，DOAJ）　由瑞典隆德大学图书馆创建和维护，其内容涉及所有学科和多种语言，它提供可存取的、经质量控制的开放存取期刊，通过同行评价保证文章质量，并通过 DOAJ 标识对文章进行分级。目前有 135 个国家的 10048 种期刊被收录到该目录中，其中的 5921 种可以进行全文检索。用户无须登录，可以通过主题分类和关键词检索两种途径查找期刊或文献。其网址为 http：//www. doaj. org。

3. High Wire Press　由美国斯坦福大学（Stanford University）于 1995 年建立，是免费提供全文的、全球最大的学术文献出版商之一，提供高质量、经同行评议的网络期刊。如《生物化学杂志》（the Journal of Biological Chemistry）、《科学》（Science Magazine）、《新英格兰医学杂志》（the New England Journal of Medicine）、《美国国家科学院院刊》（PNAS）等刊物。收录范围覆盖生命科学、医学、物理学、社会科学等学科领域，网站提供分类浏览和关键词检索。其网址为 http：//highwire. stanford. edu。

4. 生物医学中心开放存取期刊（PubMed Central，PMC）　是由美国国家医学图书馆（NLM）的国家生物技术信息中心（NCBI）建立的生命科学期刊全文数据库。目前 BMC 已经拥有 244 种开放存取期刊，收录的期刊范围涵盖了生物学和医学的主要领域。提供了期刊浏览和检索两种功能，有快速检索和高级检索方式。其网址为 http：//www. biomedcentral. com/browse/journals/。

三、预印本

（一）概述

预印本（preprint）是指科研工作者的研究成果还未在正式出版物上发表，而出于和同行交流目的自愿先在学术会议上或通过互联网发布的科研论文、科技报告等文献，具有交流速度快、利于学术争鸣、可靠性高的特点。

（二）常用预印本系统

1. 中国预印本服务系统　是由中国科学技术信息研究所与国家科技图书文献中心联合创办的，为国家科学技术部科技条件基础平台面上项目的研究成果。该系统主要收藏国内科研人员提交的学术性预印本文章，并使其实现检索、浏览、评论等功能。收录范围按学科分为自然科学，农业科学，医药科学，工程与技术科学，图书馆、情报与文献学等五大类。目前，该系统已经并入 NSTL 网络系统中，注册用户可直接提交自己的文章电子稿，并可进行追加、修改，系统将严格记录作者提交文章和修改文章的时间，便于作者在第一时间公布自己的创新成果。其网址为 http：//prep. istic. ac. cn。

2. arXiv 是美国国家科学基金会和美国能源部资助，于 1991 年 8 月由美国洛斯阿拉莫斯国家实验室建立的电子预印本文献库。涉及物理、数学、非线性科学、计算机科学等领域的 e - print 服务平台，其内容遵循康奈尔大学的学科标准。该数据库收录有自 1991 年以来的预印本文献，但不包括非学术性信息，如新闻或政策性文章等。用户可通过学科、标题、作者或关键词检索所需文献。其网址为 http：//cn. arxiv. org。

四、开放获取仓储

开放获取仓储改进了原有的学术传播机制与途径，促进了学术交流与进步，展示了科研人员的学术水平与社会价值。

（一）概述

开放获取仓储（Open Access Repository），对于有版权，但是出版社允许进行自存储（self – archiving）的作品，作者可以放到信息开放存取仓库中，例如论文、专著等；对于没有版权的作品，作者可以直接放到信息开放存取仓储中，例如讲义、PPT 等。其类型分为个人型、机构型、学科型，其质量则良莠不齐，在使用时需要认真加以甄别。

（二）常用开放获取仓储网站

麻省理工学院机构仓储 http：//web. mit. edu

剑桥大学仓储 http：//www. cam. ac. uk

香港科技大学机构仓储 http：//repository. ust. hk/dspace/

厦门大学机构仓储 http：//dspace. xmu. edu. cn

五、开放获取资源检索 OA

（一）Socolar

是中国教育图书进出口公司开发的"一站式"OA 资源检索平台。该平台是国内首个综合性的免费开放式获取资源平台，全面揭示和收录全球范围内的 OA 资源，现有 OA 期刊 11739 种，仓储书目 1048 个，总计文章 2389 万余篇。支持普通搜索，浏览式搜索，专家逻辑检索，通配符（＊）搜索，高级搜索（基于文章名、作者、文摘、关键字、刊名、出版商、出版年度和学科）等搜索方式。Socolar 采用多服务器均衡负载，并且光纤接入教育网，能够保证在毫秒级的时间之内进行检索。其网址为 http：//www. socolar. com。

（二）Scirus

由著名出版公司 Elsevier 开发的、专门面向科学家和科研人员的学术信息检索工具。目前可搜索 2.5 亿个与科学相关的网页，大多数是网上开放获取资源。学科领域以自然科学为主，也有部分社科资源，如经济学、商业、管理、语言文字学、法学、社会学与行为科学、心理学等。其网址为 http：//www. scirus. com。

（三）OAIster

这是一个提供电子图书、电子期刊、学位论文、录音、图片及电影等数字化资料"一站式"检索的门户网站。资料源自 200 多家机构。可按关键词、题名、创作者、主题或资源类型检索。检索结果含资源描述和该资源链接。标引对象包括国会图书馆美国记忆计划、各类预印本及电子本文献服务器、电子学位论文。其网址为 http：//www. oaister. org。

👁 **看一看**

PPT

第四节　移动互联网信息检索

一、概述

近年来，随着互联网和信息技术的飞速发展，智能终端设备得到不断普及并给人们的日常生活带来了极大的便利。人们可以随时随地采集信息，并以文本、音频、视频、图像以及其他形式为载体进行记录和分享，多媒体信息迅速膨胀，如何在海量的信息中实现信息检索显得越来越重要。

（一）移动互联网的概念

移动互联网是移动和互联网融合的产物，继承了移动随时、随地、随身和互联网开放、分享、互动的优势，是一个全国性的、以宽带 IP 为技术核心的，可同时提供语音、传真、数据、图像、多媒体等高品质电信服务的新一代开放的电信基础网络，由运营商提供无线接入，互联网企业提供各种成熟的应用。

（二）移动互联网信息检索的概念

移动互联网信息检索是以移动互联网为检索平台，利用移动终端检索 APP，运用一定的检索技术与策略，从移动互联网信息集合中查找出所需信息的过程。移动互联网信息整序是移动互联网信息查找的基础和前提。

（三）移动互联网信息检索的特点

随着移动互联网的发展，各大互联网平台纷纷推出了自己的移动端产品，用户获取信息的手段和方式也更加多样化，传统的搜索方式在移动互联网时代得到了一定的改变，一个简单的变化就是从搜索到提问。

1. 检索工具专业化　早期的互联网搜索强调的是方便性，用户可以通过搜索引擎来迅速查询到自己想要的内容，随着互联网的发展，用户越来越重视信息的专业性，专业度更高的信息往往更能得到用户的欢迎，这是互联网搜索由"量"向"质"转变的过程。专业化在未来一个重要的发展方向是解决目前互联网信息真假难辨的"痛点"，当前已经有了一些具体的方案。

2. 检索精度高　早期的互联网搜索更注重信息的覆盖率，当用户要查找某个信息时，只要跟这个信息有一定的匹配关系都会被呈现出来，这就导致用户的使用体验度随着信息量的增加而下降，用户需要从大量的信息中查找真正有价值的信息，这个过程是比较"痛苦的"。随着移动互联网的发展，结合用户的大数据分析结果，系统将为用户呈现精确度更高的信息，这是一个重要的变化。

3. 检索方式多样化与个性化 早期的互联网搜索主要以基本的图文信息为主，呈现方式比较单一，目前搜索信息比较明显的方式就是多媒体呈现方式，随着 5G 标准的落地，未来信息搜索的使用体验一定会越来越好，信息的呈现方式也会趋于多样化、个性化。

4. 检索便捷性 相对于 PC，由于移动终端具有小巧轻便、可随身携带的特点，人们可以装入随身携带，用户可以在任意场合接入网络。这个特点决定了使用移动终端设备上网，可以带来 PC 上网无可比拟的优越性，即信息资源的获取远比 PC 设备方便。用户能够随时随地获取相关的信息。

二、移动搜索 APP

（一）百度

百度 APP 是百度推出的一款方便手机用户随时随地使用百度搜索服务的应用软件（图 3 - 5）。依托百度网页、百度图片、百度新闻、百度知道、百度百科、百度地图、百度音乐、百度视频等专业垂直搜索频道，帮助手机用户更快找到所需，打造快捷手机新搜索。

百度 APP 是结合了搜索功能和智能信息推荐的移动互联时代的智能产品，以用户需求为基础提供更加丰富和实用的功能，加入最懂中文的语音识别技术，识别准确率高达 98%。支持语音播报资讯，嘈杂环境也可精准识别，彻底解放双手。

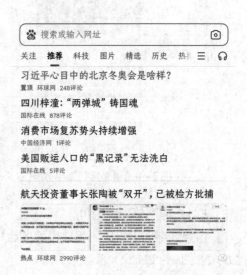

图 3 - 5 手机百度 APP 首页

（二）手机知网

手机知网 APP（大众版）是 CNKI 出品的中国领先的移动阅读服务平台，平台"一站式"集成整合上亿规模 CNKI 优质文献资源，以及数百万册电子期刊、电子图书、工具书、音视频课程等 CNKI 优质书刊资源，通过深度标引、系统整合、知识关联、智能检索等方式，为读者提供全景式、多形态、全面、精准、高效的学习与阅读服务（图 3 - 6、图 3 - 7）。此外，CNKI 还可提供个性订阅服务、内容定制服务、情报推送服务、文档阅读管理等独具特色的增值功能。

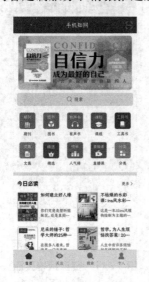

图 3 - 6 手机知网 APP 首页

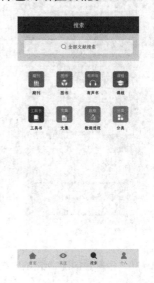

图 3 - 7 手机知网 APP 检索页面

（三）中文期刊助手

"中文期刊助手"APP 是维普资讯独立研发的，以《中文科技期刊数据库》为数据支撑的期刊文献使用助手，是"中文期刊服务平台"配套的学术文献服务产品（图 3-8）。可以独立满足个人读者对学术期刊文献的下载、阅读以及学术资讯的订阅需要；同时，图书馆、研究机构、企事业单位等机构用户成员，还可以通过关联绑定本机构所购买的《中文期刊服务平台》权限，获取本机构对应的使用权益（图 3-9）。

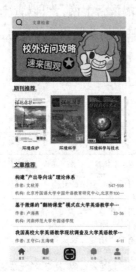

图 3-8　中文期刊助手 APP 首页

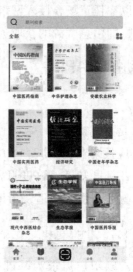

图 3-9　期刊检索页面

（四）国家数字图书馆

国家数字图书馆应用程序以服务和资源为主线，为读者提供享受国图服务，阅读在线资源的便捷方式（图 3-10）。

1. 书目检索　可检索国家图书馆馆藏信息，支持扫码检索，支持预约；联编检索：可检索全国几十家图书馆的馆藏信息；站内检索：可检索 APP 内发布的新闻、公告等信息。

2. 电子资源　国家数字图书馆应用程序提供电子图书、电子期刊、听书、学术期刊、连环画等资源，为读者提供丰富多样的在线电子资源（图 3-11）。

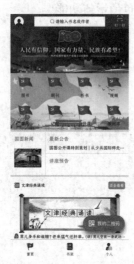

图 3-10　国家数字图书馆 APP 首页

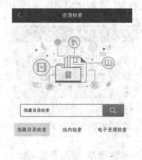

图 3-11　资源检索页面

3. 信息资讯　发布国家图书馆新闻、公告、讲座预告；讲座预告提供预约提醒功能。每日 9 时推送一条文津经典诵读的诗词名句。

（五）万方数据

万方数据 APP 是由北京万方数据股份有限公司推出的资讯阅读软件（图 3 - 12）。为用户们提供了非常丰富的资源供阅读，无论是期刊、学位、会议、科技报告、专利，还是其他方面的内容（图 3 - 13）。同时为了满足用户所需要的及时性信息，还提供了追踪学习热点的服务，帮助轻松获取领域最新动态。

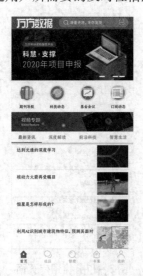

图 3 - 12　万方数据 APP 首页

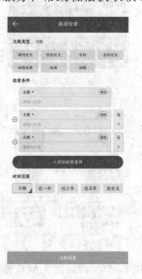

图 3 - 13　高级检索页面

三、移动互联网医疗应用

（一）药智数据

药智数据 APP 是药智网旗下以医药大数据为核心的专业医药数据查询工具（图 3 - 14）。提供免费医药数据库，包括药品中标价格、药品销售数据库、药品说明书、医保目录、药材标准、药品注册与受理，实时掌握医药资讯与医药政策分析解读。作为药智网旗下以医药大数据为核心的专业医药数据查询工具，数据权威、全面，更新及时；快速查询药品上市、价格、销售等信息，一键提供营销人员日常所需资讯；追踪、了解竞争对手的产品市场情况，制定公司销售策略；帮助代理商及时寻找、评估新产品、获取产品报告及相关的信息（图 3 - 15）。

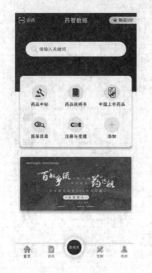

图 3 - 14　药智数据 APP 首页

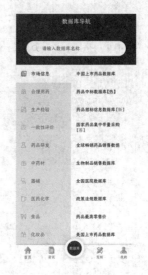

图 3 - 15　数据库导航页面

（二）用药助手

用药助手提供专业的药品信息，收录了万余种药品说明书，可通过商品名、通用名、疾病名称乃至形状等迅速找到药品说明书内容，是一款为临床医生、药师、护士及其他医疗人员提供便捷服务的药物信息查询工具（图 3-16、图 3-17）。

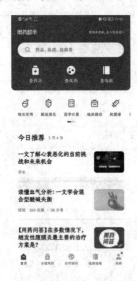

图 3-16　用药助手 APP 首页

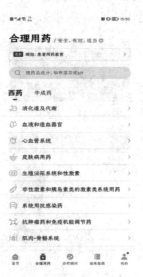

图 3-17　检索库页面

（三）海外医学资料库

海外医学资料库借助专线网络加速和 AI 翻译技术，突破医学专业信息的访问和阅读障碍，为全国 1300 万医务和医学科研人员提供全面及时的海外医学信息；创新的社交媒体式订阅机制，充分利用碎片时间，像浏览头条微博公众号那样，轻松掌握最新的海外医学文献和专业资讯；通过 Open Access 和委托请求机制，几乎可以免费获得绝大部分论文全文（图 3-18）。提供内容包括 5000 多种全球主要医学期刊；SCI 医学类期刊全收录，SCI 期刊分类、IF、Q 分区一目了然；每日更新最新论文约 2000 篇，不错过行业重要的研究进展；无须电子邮件提醒，无须 RSSi 阅源，通过社交媒体式订阅，第一时间获得推送论文摘要；通过 Open Access 和委托请求机制，获得论文全文；700 多万篇近年的医学专业论文可供检索，满足基本文献综述需求；无障碍访问知名海外医学网站；预发布论文，及时初步了解海外医学研究的分布；利用海外医学临床指南，为国内医生提供临床依据与决策帮助（图 3-19）。

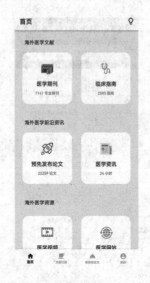

图 3-18　海外医学资料库 APP 首页

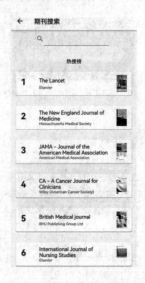

图 3-19　期刊搜索页面

PPT

第五节 网络免费药学学术资源网站

因特网上的药学信息资源非常丰富，分散在因特网浩瀚的海洋中，通过浏览网上一些主要的药学信息资源，用户可以获得所需的各类资料，从而进一步了解国内外医药界的最新动态，使自己从中受益。下面介绍一些常用的药学网站。

一、国内药学信息网站导航 ▢微课3 ▢微课4

1. 中国食品药品检定研究院（https：//www.nifdc.org.cn） 简称中检院，原名中国药品生物制品检定所，是国家药品监督管理局的直属事业单位，是国家检验药品生物制品质量的法定机构和最高技术仲裁机构，依法承担实施药品、生物制品、医疗器械、食品、保健食品、化妆品、实验动物、包装材料等多领域产品的审批注册检验、进口检验、监督检验、安全评价及生物制品批签发，负责国家药品、医疗器械标准物质和生产检定用菌毒种的研究、分发和管理，开展相关技术研究工作。中检院前身是1950年成立的中央人民政府卫生部药物食品检验所和生物制品检定所。1961年，两所合并为卫生部药品生物制品检定所。1998年，由卫生部成建制划转为国家药品监督管理局直属事业单位。2010年，更名为中国食品药品检定研究院，加挂国家食品药品监督管理局医疗器械标准管理中心的牌子，对外使用"中国药品检验总所"的名称。目前中检院已发展成为集检定、科研、教学、标准化研究于一体的综合性国家级检验机构，具备食品、药品、保健食品、化妆品、医疗器械五大类检测能力。通过实施"人才兴检"和"科技强检"战略，产生了许多开创性科技成果，获国家科技奖33项、省部级奖200余项。其中，获国家科技一等奖6项。"流行性出血热灭活疫苗研究""流行性乙型脑炎减毒活疫苗的研制"获国家科技进步一等奖。

中检院同联合国开发计划署、世界卫生组织，以及美国、英国、加拿大、日本、德国等20多个国际组织、国家和地区的食品药品检验相关机构开展了多渠道、多领域、深层次的合作交流。成功申请WHO生物制品标准化和评价合作中心，成为发展中国家首个WHO生物制品标准化和评价合作中心。

中国食品药品检定研究院首页设有办事大厅栏目，下设检验业务、进口药品注册检验、生物制品签发、医疗器械标准与分类管理、国家标准物质与菌毒种、国家抽检管理系统、能力验证、中检院仪器设备管理系统、下载区等多个链接页面，点击即可进入各个页面进行查询。该首页上还设有检索框，提供全站检索。其首页如图3-20所示。

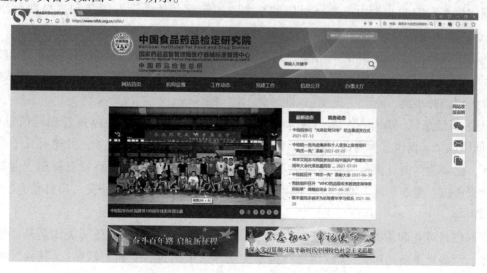

图3-20 中国食品药品检定研究院首页

2. 医药网（http：//www.pharmnet.com.cn）　由浙江网盛生意宝股份有限公司创建于1999年，是国内最大最早的医药类综合网站。提供医药贸易、医药信息等服务，已成为国内医药企业进行产品交流和贸易的平台。

医药网首页设有医药招商、医疗器械、产品库、医药招标、医药研发、医药资讯、医药会展、食药法规、中医药、医药数据、产业链等栏目，以及新闻资讯、药品招标、器械招标、耗材招标、健康家园、百姓OTC、中医药/中药材、技术项目、医药展会、医药人才等内容。其首页如图3-21所示。

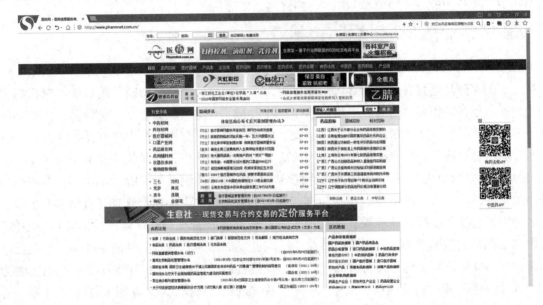

图3-21　医药网首页

（1）行业分站点击后，进入医药网的医药企业界面，提供关键词检索和按全国省、市、自治区进行浏览。

（2）在搜索框下拉列表中选择招商、产品、企业或资讯选项后，在输入框中输入检索词，点击"搜索"按钮，即可进行检索。

（3）中医药点击后，进入医药网的中医药界面，提供关键词检索及各种信息浏览。

（4）医药数据提供资源搜索，提供关键词搜索，可分为保健食品、进口医疗器械、国产医疗器械、药品生产企业、国产药品、进口药品、药品部颁标准、药品经营企业、化妆品、医药专利、器械经营企业等类别，再其对应的小类中可选择对应的小类，如保健食品中设有国产和进口两个小类，点击"提交"按钮，即可进行检索。

医药网提供简单检索和高级检索功能。其首页上设有检索框，输入检索词，选中需检索的选项，点击"搜索"即可。其高级检索界面（首页-高级），提供大类和小类选项，检索时，输入检索词后，先选择大类，再选择小类，点击"提交"，即可显示检索结果。

3. 中国医药信息网（http：//www.cpi.ac.cn）　由原国家食品药品监督管理局信息中心主办。自1997年创建以来，提供了大量的医药政策法规、科技、经济、市场等服务，并建有几十个医药信息专业数据库，已成为国内外医药卫生领域中不可缺少的重要信息来源。首页设有资讯、通知公告、监管政策、数据查询、专题、网上博览会等栏目，以及产品与企业、市场与研发、国外信息、知识产权、文献信息等内容。

数据查询栏目可查询各类研究报告和专业数据库两大类，建有国外信息（美国新药研发库、美国专利到期库、世界批准新药库），文献信息（药学文摘库、中国药品专利文献库），其他（疾病治疗指南、临床用药库、药品不良反应库），市场与研发（国内药物研发信息库、药品价格库、医药市场研究与分析库、医药生物制品库、制药原料及中间体库），产品与企业（2018 年版国家基本药物目录、保健食品库、仿制药参比制剂目录库、GMP 认证库、药品经营企业库、致癌物清单库）。所有专业数据库都包括开放数据库和非开放数据库，开放数据库的详细内容以及开放数据库的部分开放字段可以直接进行检索查看，而查询非开放数据库的详细内容则需成为本网会员才能查看，点击各数据库名，即显示其检索界面，查看具体内容需注册。

4. 中国价格信息网（http：//www. chinaprice. cn）　　是由国家发展和改革委员会价格监测中心主办，北京中价网数据技术有限公司具体实施的专门价格网站。中国价格网共有 19 个免费信息栏目和 15 个收费信息栏目，主要关注农业、工业、汽车和医药行业的最新及历史价格数据。其中，免费的栏目有最新价格政策、价格法规、工业品价格、农产品价格、服务收费、医药价格政策公示、中价国际指数（图形）、行政事业收费公示、价格公报、每日要报、价格预测、价格热点、监测报告、综合信息、国内市场价格、国际市场价格、地方价格动态、人民币外汇牌价、价格知识台、市场动态。收费的栏目有中国价格政策、国际市场价格、农产品价格、金属价格、汽配价格、医药价格、能源价格、建材和房地产价格、涉企收费、综合价格、历史数据、贸易中心、电子刊物、市场观察、宏观分析、行业价格分析。其中，会员专区设有医药价格、金属价格、能源价格、涉企收费、汽配价格、农产品价格、建材和房地产价格、历史数据专栏、综合价格专栏、国际市场价格、中国价格政策、电子期刊专栏。

5. 海虹医药网（http：//www. emedchina. cn）　　是由北京海虹药通电子商务有限公司建立的，并于 2001 年 8 月首批通过国家食品药品监督管理局"经营性互联网药品医药资讯资格"的认证。海虹医药网通过设在各地的交易中心，构架了覆盖整个医药卫生行业的医药电子交易市场，为客户拓展市场提供平台。

海虹医药网的首页，主要包括资讯、招商、产品、企业等栏目，以及海虹医药商城、招标公告、企业黄页、企业招商、行业资讯、会员服务等内容。使用需注册。海虹医药网页面提供简单检索和高级检索功能。其首页设有检索框，直接输入检索词即可进入检索。

二、国外药学信息网站导航

1. 抗生素指南网（Antibiotic Guide）（http：//www. hopkins – abxguide. org）　　由 Johns Hopkins 大学传染病研究室创建，并得到先灵葆雅等公司的支持。该网站主要向临床医生提供简明扼要的传染病诊断与治疗信息。

2. BioMed Central（http：//www. biomedcentral. com）　　是一个独立出版商，提供网上即时免费查阅经过同行评议的生物医学研究资料。所有发表在 BioMed Central 刊物上的研究文章均可随时在网上免费任意查阅，亦无其他任何限制。用户可以十分方便地进行免费注册，凭注册电子信箱名和密码登录。

BioMed Central 刊物刊登的文章大多数内容均经过同行评议以保证质量。在某些情况下，如 BMC 医学报刊的所有文章，审阅人员需要在每篇文章的审阅稿上署名，文章发表的经过（初稿、审阅报告、作者答复等信息）亦在网上连同文章一起刊出。BioMed Central 现有 185 种刊物，内容囊括生物学和医学，其中包括 Journal of Biology、Genome Biology、Journal of Carcinogenesis、BMC Bioinformatics、Malaria Journal 等。众多刊物已经成为 PubMed、MEDLINE、ISI、BIOSIS、CAS、Citebase、EMBASE 等重要数据库的源刊物。其首页如图 3 – 22 所示。

BioMed Central 提供快速检索和高级检索功能。在其首页设有检索框，提供快速检索，并可选择在"BioMed Central""PubMed Central"或"PubMed"中进行检索。其高级检索界面（首页 – Advanced Search），设有多个输入框及多个选项，以及 BioMed Central Journals、Current Opinion Journals、New Sci-

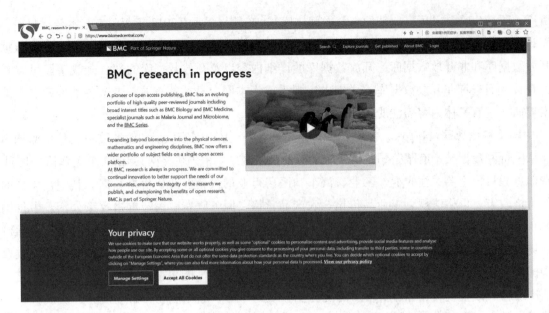

图 3 – 22　BioMed Central 首页

ence Press 或 Select Journals From a List 检索范围选项，可单选或多选，检索时根据需要输入检索词，选择检索选项，点击"Search"即可。

3. Doctor's Guide（http：//www.docguide.com）　由 P\S\L Consulting Group Inc. 主办，致力于向医生和患者提供医学新闻、会议消息、医学期刊及继续教育服务以及批准新药信息等。

4. Drugs（http：//www.drugs.org）　由网络医药信息提供商 Drugsite Trust 公司运作，旨在通过网络向用户提供处方药、非处方药和天然产品的客观、全面、及时的信息。

（1）A to Z Drug List　提供 24000 多种处方药和非处方药的信息。可通过药品的字顺、药品分类、消费者、专家或天然产品进行浏览。还列出了前 40 个药品的检索链接，以及消费者药品资源、专家药品资源和天然产品资源等内容。

（2）Browse Conditions　提供通过疾病或状态查找药品的方法。可通过疾病或状态的字顺、分类、医学百科全书或医学字典浏览药品。还列出了最常见疾病或状态的链接等内容。

（3）Pill Identifier　用于鉴别在美国购买的药物，消费者可以通过选择药物的剂型、形状、药物名称以及颜色等，了解该药物的详细信息。

（4）Interaction Checker　用于检索某种药物与其他药物间的相互作用。

此外，Drugs 首页上提供了药品名字顺表，直接点击字母，即可显示其内容。还提供了新药批准信息和还未批准的新药信息。

Drugs 网站提供基本检索和高级检索功能，以及药名首字母查询链接。在其首页上设有检索框，输入检索词后，可选择"Drug Search"或"Web Search"。点击首页上的"Advanced Search"链接，即进入高级检索界面，输入检索词，选择所需选项，即可进行检索。

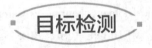

目标检测

答案解析

一、单选题

1. 狭义的网络信息资源检索仅指广义概念中的网络信息资源（　　）环节

　　A. 整序　　　　　　　B. 查找　　　　　　　C. 存储　　　　　　　D. 分类

2. 网络信息资源的检索方法中（　）是最常规、最普遍的网络信息资源检索方式

    A. 浏览　　　　　　　　　　　　　　B. 目录型网络资源检索工具

    C. 搜索　　　　　　　　　　　　　　D. 索引型网络资源检索工具

    E. 数据型网络资源检索工具

3. 以下属于分类目录型搜索引擎的是（　）

    A. Google　　　　　B. Ask　　　　　　　C. 百度　　　　　　D . Yahoo

4. 布尔逻辑运算符（　）的作用是限定搜索结果中必须包含某些词汇

    A. AND　　　　　　B. OR　　　　　　　C. NOT　　　　　　D. －

5. 使用（　）可以对名词、词组、短语等进行精确查找

    A. "　"　　　　　　B. ｜　｝　　　　　C. *　　　　　　　D. &&

6. 在有些搜索引擎中，空格被认作特殊操作符，其作用与（　）逻辑符号一样

    A. AND　　　　　　B. OR　　　　　　　C. NOT　　　　　　D. XOR

二、多选题

1. 网络信息资源检索的方法中，利用目录型网络资源检索工具采用的分类法主要有（　）

    A. 主题分类法　　B. 学科分类法　　　C. 图书分类法　　　D. 语言分类法

2. 搜索引擎的类型按检索内容划分，有（　）检索工具

    A. 综合型　　　　B. 专题型　　　　　C. 文本型　　　　　D. 特殊型

3. 学术搜索引擎有不同的种类，按照覆盖范围，可分为（　）

    A. 综合性　　　　B. 知识性　　　　　C. 专业性　　　　　D. 学术性

4. 以下属于国内主要学术搜索引擎的有（　）

    A. 开元知海·e读　　　　　B. CNKI 知识搜索　　　　　C. 百度文库搜索

    D. 未名学术搜索　　　　　E. 深度搜

三、问答题

1. 简述网络信息资源的检索方法有哪些。

2. 有哪些技巧和方法可以提高搜索引擎的检索效率？

（李　琪）

书网融合……

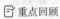

重点回顾　　微课1　　微课2　　微课3　　微课4　　习题

项目四　药学参考工具书

<table>
<tr><td rowspan="1">学习目标</td><td>

知识目标：

1. **掌握**　药学参考工具书的概念、特点、作用及其类型；工具书的收录内容、编制体例、排检方法；对口工具书的选择方法；使用参考工具书检索信息的方法。

2. **熟悉**　常用的参考工具书。

3. **了解**　中文工具书主要编排方式和种类。

技能目标：

能够充分利用药学类工具书检索医药相关内容。

素质目标：

培养学生的信息素养、创新能力、综合分析问题和解决问题能力。

</td></tr>
</table>

导学情景

情景描述： 一档关注阿尔茨海默病患者群体的综艺节目引发了社会对于认知障碍老年群体的关注。节目在融入公益、传递核心价值观、弘扬正能量的同时，艺术表现上也有创新，获得了观众的赞许。某药学专业学生观看节目后对该病的发病机制产生兴趣，并想详细了解针对该病药物的研究进展，同时迫切想了解现在市场上都有哪些治疗性的药物，还有哪些药物正处在临床研究阶段。

情景分析： 对于药学专业的学生来说，从参考工具书中及时获取科学、准确、权威、全面、新颖的药物临床应用信息，并将所学应用于临床药学服务中，具有非常重要的意义。

讨论： 1. 你了解的常用药学参考工具书有哪些？

　　　　2. 如何使用药学参考工具书获取药品的相关信息？

学前导语： 在知识爆炸的时代，药学工作者利用好手边的各种工具书，可以更加有效地获取药学信息，提升药学服务效率。

第一节　概　述 _{微课1}

PPT

日常工作中，药学人员可以结合多种方法获得可靠的药学信息，并为临床服务。比如临床常用的抗凝药物及注意事项，可以通过查阅药典、查阅相关文献，或在互联网上收集药品的最新信息等方式，对相关情况做到全面的了解，再得出合理的方案。又比如查事项、查人物、查产品、查数据等事实与数据检索都可以利用工具书来进行查找。

一、药学参考工具书的概念与特点

（一）药学参考工具书的概念

药学参考工具书主要是指将大量分散在原始文献中的药学知识、研究成果、理论、数据和图表等信息，按照特定体例或方式编排，以简明扼要的形式，进行整理、浓缩和提炼后形成药学类的辞典、药典和手册等，为读者提供确切事实资料和具体数据。

（二）药学参考工具书的特点

药学参考工具书具有查考性、易检性和概括性等特征。

1. 从功能而言 根据一定需要，汇集了各领域或某领域的完整信息资料和最新的研究成果，使其具有查考性。

2. 从编排方法而言 工具书有一定的编排体例，或按部首，或依笔画，或按字母顺序等编排，为了检索方便，使其具有易检性。

3. 从内容而言 提供对原始信息经过整序、浓缩、重组和综合后的数据型、事实型和文献型的信息，使其具有概括性。

二、药学参考工具书的作用

按照药物信息源的分级标准，药学参考工具书属于三级文献，是传播知识和文化的工具，主要为药学岗位人员研究提供资料或线索，为读者解决疑难问题、提供事实与数据，为药学文献检索者提供一些科研必备信息等。

三、药学参考工具书的分类和排检方法

（一）分类

1. 按学科分类 分为自然科学和社会科学参考工具书。

2. 按年代分类 分为古代参考工具书和现代参考工具书。

3. 按文种分类 分为中文参考工具书和外文参考工具书。

4. 按载体分类 分为印刷型参考工具书、非印刷型参考工具书（包括声像资料及光盘等）。

5. 按功能分类 分为字典与词（辞）典、百科全书、年鉴、手册、名录、图表、文献指南等。

工具书具体分类如图 4-1 所示。

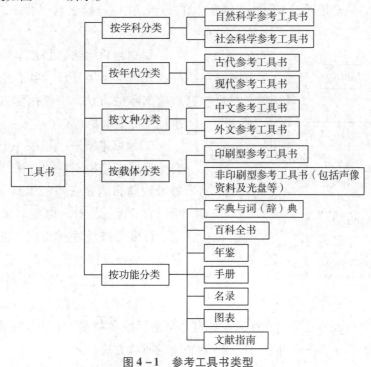

图 4-1 参考工具书类型

（二）排检方法

参考工具书通常由前言（或序）、凡例（或使用说明）、目录、正文、辅助索引、附录等六部分组成。

👁 看一看 ────────────────────────────────────

参考工具书的结构

1. 前言　阐述该工具书的性质、使用对象、作用及收录的资料范围等。

2. 凡例　介绍该工具书的编排和使用方法，有简短的说明和举例。

3. 目录　反映工具书正文的编排方法，提供查阅正文的一种检索途径。

4. 正文　一般按目录（目次）的分类、主题、时间、地域等排列，在每一类目或主题或时间之下，再按篇目或条目排列。

5. 辅助索引　排列在正文后，一般有关键词、书名、著者、年代、地名、各种序号等索引，提供除目录（目次）以外查阅工具书正文的其他检索途径。

6. 附录　扩大工具书的查考性能，通常表现为缩略语表、简表、评述等形式，介绍与本工具书有关的知识性资料。

────────────────────────────────────

正文是工具书的主体部分，是衡量工具书质量优劣的重要方面。正文的编排方式大致分为五大类。

1. 字顺排检法　又称字序法，是按照一定顺序排检单字或复词的一种方法。一般字典、辞典、百科全书和索引等都常用这种方法。字顺法又包括形序法（有部首法、笔画法、笔顺法、号码法）和音序法。

2. 分类排检法　分成体系分类法和功能分类法。体系分类法实际上是按学科分类的方法，书目、索引、类书、政书、年鉴、手册、指南等工具书大都采用这种方法。功能分类就是按收录的内容功能不同分类。大多数的电子元器件及其产品特性手册、电气电子类产品目录或电气电子类的其他各种手册，都是按功能分类的。

3. 主题排检法　以规范化的自然语言（主题词）为标识符号，来标引文献中心内容，再将这些主题词按一定顺序排列，使论述同一主题的内容集中在一起。主题排检法直观性好，多个主题词进行标引，利于多途径检索。

4. 时序排检法　是按事物发生发展的时间顺序或人物生卒年月日、生平经历的先后次序编排查检文献的方法。一般用于查找年表、历表、大事记及历史纲要之类。

5. 地序排检法　是按一定时期的行政区域或自然地域来排检资料的方法。这种方法利于编制查考地理和地方资料的工具书。如洲、国家、地区、省、市、县等。像地名录、机构名录类工具书，许多是按地序排检的，也有一些年鉴、人名录或产品目录按地序排检。

参考工具书的排检方法如图4-2所示。

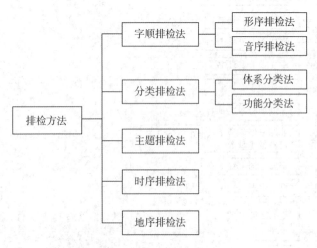

图4-2　参考工具书排检方法

一般而言，许多工具书都有两种或两种以上的排检方法。如先按学科或专业分类，然后在各自类目下再按字顺或其他排检法排检。手册、百科全书、年鉴、名录、产品目录等一般都有两种或两种以上的排检方法。

第二节 常用药学参考工具书的类型 🔲 微课2

根据编制特点、内容和作用等的不同，参考工具书的类型主要有字典、词（辞）典、百科全书、类书、政书、年表、年鉴、手册、名录、图录、表谱、指南、资料汇编等类型，具有很强的知识性、资料性、检索性。

一、字典、词（辞）典

字典是专门解释文字的声音、意思和形体结构及其用法的工具书。词（辞）典是专门解释词汇的概念、意义及其用法的工具书。分别用来解答有关字和词的问题，但两者又不能截然分开，许多字典常常兼收词语，而词典则基本上都以单字为词目，都是在释字之后再释词，编撰者通常是根据其侧重点的不同，即以释字为主或以释词为主，分别将它们命名为"字典"或"词（辞）典"。这类工具书包括语言词典、传记词典、地名词典及各个学科的知识词典。

常用的药学辞典有《中药大辞典》《辞海（医药卫生分册）》《有机化合物辞典》《天然产物辞典》《无机化合物辞典》《全国药学大辞典》《中华本草》《中药辞海》《实用药学辞典》《中国商品大辞典（药品分册）》《中药别名速查大辞典》《新编中药学辞典》等。

综合性在线词典有洪恩在线、韦氏词典、金山词霸在线词典、牛津英语词典等。

药学在线词典有 Medical Dictionary Online、全医药学大词典等。

二、百科全书

百科全书（encyclopedia）是汇集人类一切门类知识或某一门类知识的最完备的工具书，是知识的总汇。它是对人类已有知识进行汇集、浓缩并使其条理化的产物，集各种工具书之大成，囊括多种工具书的功能，被称为"工具书之王""精简的图书馆""没有围墙的大学"。百科全书收录的内容包括各学科或专业的概念、定义、原理、方法、背景性资料、统计资料、书目、地名、组织机构、规范材料、图像材料、事件、活动和重大时间等一般事实性咨询问题。

1. 类型

（1）按内容分类　可分为综合性百科全书（如《中国大百科全书》）和专科性百科全书（如美国的《科学技术百科全书》）。综合性百科全书包含多个学科和领域的知识；专科性百科全书提供的是只限于某个学科或领域的知识。

👁 **看一看**

《中国大百科全书》

《中国大百科全书》是中国第一部大型综合性百科全书，也是世界上规模较大的几部百科全书之一。1978 年，国务院决定编辑出版《中国大百科全书》，并成立中国大百科全书出版社。该书于 1993 年完成，我国有 2 万余名专家、学者参加撰稿。全书按学科或知识门类分 74 卷出版，以条目形式全面、系统、概括地介绍科学知识和基本事实。内容包括哲学、社会科学、文学艺术、文化教育、自然科学、工程技术等 66 个学科和领域。共收 77859 个条目，计 12568 万字，并附有适量的随文黑白图、线条图和彩色插页，适于高中以上文化程度的广大读者使用。按学科分卷，每卷只标学科名称，正文按条目的汉语拼音字母顺序排列。每卷卷首有"条目分类目次表"，卷末均附有"条目汉字笔画索引"和"主题索引"。

世界著名的综合性百科全书有《新不列颠百科全书》《美国百科全书》《科里尔百科全书》等。药学百科全书主要有《本草纲目》（中国古代药学百科全书）、《默克索引：化合物、药物和生物制品百科全书》等，网上自由百科全书主要有维基百科等。

常见的百科全书如图4-3所示。

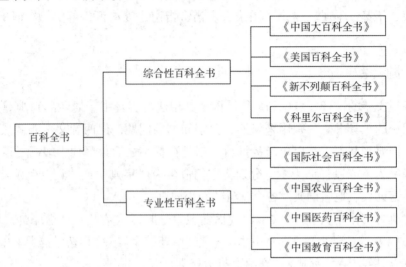

图4-3 常见的百科全书类型

（2）按读者对象分类 可分为成人百科全书、普通读者百科全书、青少年百科全书和儿童百科全书。

（3）按规模分类 可分为大型（20卷以上）、中型（10卷左右）及小型（1~3卷）。

2. 功能 百科全书多采用词条的方式编排，主要回答"是什么"（what）、"时间"（when）、"地点"（where）、"人物"（who）、"怎么样"（how）、"为什么"（why）等问题。主要作用如下：①检索各种问题的基本资料；② 掌握某一学科的系统知识；③ 检索各类知识方便快捷，节约时间。

3. 结构

（1）条目 一般由条头、释文（包括必要的图表）和参考书目组成。

（2）各种索引 主要有两大类：条目索引和主题分析索引。

1）条目索引 是把全部条目的标题（条头）按某种次序（如汉字笔画、英文字母）编列成表，后注卷次、页码。

2）主题分析索引 是一种复杂的综合性索引，是百科全书最主要的辅助检索系统。

（3）附录 如大事记和地图集等。

🔨 **练一练4-1**

以下不属于综合性百科全书的是（　　）

A.《中国大百科全书》　　　　　　B.《新不列颠百科全书》

C.《中国医学百科全书》　　　　　D.《中国少年儿童百科全书》

E.《中华常识百科全书》

答案解析

三、年鉴

查考某一年或某几年国内外各个方面，各个领域的形势、成就的进展情况，最主要的工具书就是年鉴（yearbook 或 annal）。

年鉴是系统汇集一年内各个方面或某一方面的情况以及时事文献、统计资料的按年度编辑出版的工具书。年鉴一般是逐年编辑，资料新颖系统，并具有权威性。其内容包含年内的各类事实、数据、统计资料、图表、图片及近期发展动向等。

1. 特点

（1）年鉴在内容上表现为记述事业发展的情况，以大事为主，同时辅以必要的参考资料。

（2）年鉴是对事件进展的概述，具有全面系统性、精炼准确性。突出一个"新"字，及时记录和反映各行业、各领域的新知识、新情况、新进展和新资料。

2. 类型　年鉴根据不同的标准可以划分为不同类型。

（1）**按内容方面分类**　有综合性年鉴和专业性年鉴，如我国药学类年鉴主要有《中国卫生年鉴》《中国药学年鉴》《中国中医药年鉴》等。

（2）**按收录的地域范围分类**　有地方性年鉴、国家性年鉴和国际性年鉴等。

（3）**按表述手段分类**　有记述性年鉴和统计性年鉴，如要查找我国某年度电气电子类工业企业的人员、各种产品的产销数据、重要研究成果或产品的进出口等各类事实和数据，可以在专业性年鉴和统计学年鉴中检索。

年鉴类型如图 4-4 所示。

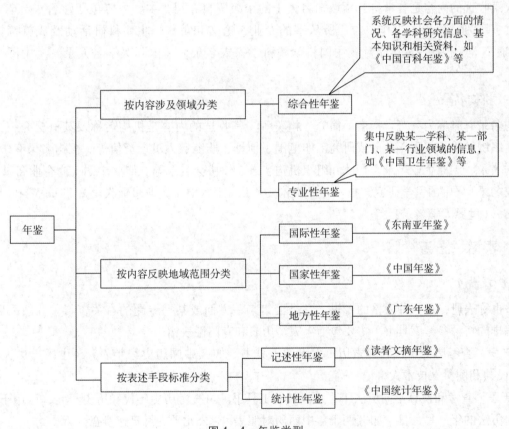

图 4-4　年鉴类型

四、手册

手册也叫"指南""便览""须知""大全"；英文手册则有"handbook"和"manuals"两类。"handbook"侧重于回答"怎么样"一类问题，是集中某一中心论题或专科领域有关各种基本信息的汇编；"manuals"侧重于指导"怎样做"，如指导人们如何装配电视机、如何设计电路等。手册属于简便的参考资料，它是围绕某一课题或学科的各种事实和数据、统计数字、规则、技术参数、图表、符号公式、原理方法等各类资料汇集成册的出版物。

按收录内容分类，手册有综合性和专科性之分。综合性手册概括了各学科的内容，知识面广泛、全面、系统，但浅显简要；专业性手册多半是围绕某一学科或某一领域汇编而成，供专业人员查找专门知识和资料。如专业的发展史、基本概念、基础理论、原理叙述、结构特点、物理化学性能、物质特征、方法、材料、元器件、辅助设备、公式数据、图表、规格、规则、检验测试、使用方法，以及设计、维修、安装、符号与代码说明等。

常用的医药手册有《临床医师手册》《人体正常数据手册》《中国执业药师手册》《常用药物手册》《医学常用数据手册》《默克诊疗手册》《医师桌上手册》《新编医学数据手册》等。

五、名录

名录（directory）包括机构名录、厂商名录、名人录、地名录等，提供学术机构、政府机构、事业机构、公司企业、知名人士、城市地区等有关信息，是涉及范围很广的一种工具书。一般按学科、行业、地区划分出版，书名通常可以反映书中的内容，常见的有机构名录和名人录。

（一）名人录

名人录收选的内容是各学科、领域知名人士的个人资料介绍，主要内容包括姓名、生卒年月、学历、职称、国别、民族、工作单位、所从事的专业、论文和著作、主要科研活动及成就等情况。如《中国普通高等学校教授人名录》《中国科学院科学家人名录》《国际医学名人录》《中国中医人名录》等。

（二）机构名录

机构名录有时称为一览、指南、简介、概览等，其收选的内容是机构名称及其概况介绍，如机构的宗旨、组织结构、权限、业务或研究工作范围、地址、职能、人员、资信等。机构名录有学校名录、研究机构名录、工商企业名录、行政和组织机构名录、学协会名录等。如《中国工商企业名录》《世界各国高校名录》《中国科学研究与技术开发机构要览》《中国电子企业事业大全》《The World List of Universities》（世界大学名录）等。

六、表谱、图谱

（一）表谱

表谱也称表册，是一种表格的专辑。它是汇集某一方面或某一专题的有关资料，一般采用表格形式进行编排的特种参考工具书。主要包括年表、历表和专门性表谱。

1. 年表 查考历史年代和检索历史大事的工具书。如《中国历史纪年表》《中国历史大事编年》《中华人民共和国科学技术大事记》等。

2. 历表 查考和换算不同历法年、月、日的工具书。可查考历史年代和历史纪元，可用于换算中、西等不同历法的年、月、日。如《两千年中西历对照表》《公元干支纪日速查盘》等。

3. 专门性表谱 包括人物表谱和职官、地理沿革表谱。如《马克思恩格斯生平事业年表》《白居易家谱》《历代官职表》和《历代地理沿革表》等。

4. 各种学科用表 可用来查考该学科常用数据、公式等。如《高等数学公式表》《常用数学公式大全》《电子学数据表与公式手册》等。

（二）图谱

图谱（atlas）又称图录，是以图像揭示事物的工具书。包括历史图录、文物图录、艺术图录、科技图录、地图等。主要特点是直观形象和简明清晰。

1. 历史图录　用图像表述历史事件、历史人物和文物的工具书。

2. 文物图录　用图像表述文物的工具书。

3. 艺术图录　如《中国雕塑史图录》等。

4. 人物肖像画　如《历代古人像赞》等。

以上图录形象、直观地再现重要历史事件的图画、实物照片、人物肖像及珍贵历史文献图片，对于加深对历史的了解有着重要的作用。

5. 地图　是将地表事物和现象标绘在图纸上的缩影。可分为普通地图、历史地图和专业地图。如医药图谱（包括解剖图谱、诊断图谱、治疗图谱、药物图谱）、《人体解剖学图谱》《常见病特效穴位全图解》《中草药彩色图谱》《全国中草药汇编彩色图谱》《中药色谱指纹图谱》及医学地图集等。

七、药典

药典（pharmacopoeia）是一个国家记载药品规格和标准的法典。一般由国家的药典委员会组织编写，并由政府颁布施行，具有法律约束力。药典中收载疗效确切、毒副作用小、质量稳定的常用药物及其制剂，规定其质量标准、制备要求、检验方法等，一般作为药物生产、检验、供应与使用的依据。药典在一定程度上反映了该国药物生产、医疗和科技的水平，也体现出医药卫生工作的特点和服务方向。一般每5年修订一次，许多国家的药典名称只是词尾稍加变化，并加上出版国名。

常用的药典有《中华人民共和国药典》《美国药典/国家处方集》（The United States Pharmacopoeia/ National Formulary）、《欧洲药典》（European Pharmacopoeia）、《马丁代尔大药典》（Martindale：The Complete Drug Reference）等。

常用的参考工具书对比见表4-1。

表4-1　常用参考工具书对比表

类型	定义	特征	案例
字典、词（辞）典	汇集词语，解释概念、词义和用法，按一定方式编排，供查检的检索工具	携带方便，数据量大	利用《中国药典》进行疫苗方面知识的检索
百科全书	是概要记述人类一切知识门类或某一知识门类的工具书	多学科，知识全面、系统	英国的国情
年鉴	按年度每年一期连续出版的资料性工具，汇集上一年度的重要时事报道和统计资料	资料新颖、全面、权威	使用《中国药学年鉴》查找心血管药物的研究进展
手册	汇集某一范围基本数据、规则、技术参数、图表、符号公式等汇集成册的出版物	携带方便，数据量大，查找方便	《计算机缩略语手册》
名录	汇集机构名、人名、地名等基本情况和资料的工具书	携带方便，数据量大，查找方便	《国家基本药物目录》
图谱	又称图录，是用绘画、摄影等方式反映事物或人物形象的工具书	提供文字以外的形象、直观的资料	《中药色谱指纹图谱》

✎ **练一练4-2**

以下不属于工具书的是（　　）

A. 附录　　　　　B. 药典　　　　　C. 百科全书

D. 年鉴　　　　　E. 手册

答案解析

PPT

第三节 药学参考工具书的应用

一、工具书的选择

根据工具书的基本性质和使用功能，可以划分为检索性工具书和参考性工具书，其种类繁多、数量庞大，内容质量上存在很大的差别，要选择一种好的工具书，主要靠实践和使用。一般我们要从内容的丰富程度、材料的准确性、资料的新颖性、结构的完备性、体例的实用性几个方面来考察工具书的科学性；从知识性和思想性统一、科学性与政治性统一来注意工具书的客观性和政治倾向性；从印刷质量和价格上把握工具书的经济价值。

二、印刷版药学参考工具书

（一）药典类工具书

1. 《中国药典》

（1）概况　《中华人民共和国药典》简称《中国药典》，英文名为 Pharmacopoeia of The People's Republic of China，简称 Chinese Pharmacopoeia，英文缩写为 Ch. P；由国家药典委员会制定和修订，由国家药品监督管理局颁布实施。由国家药典委员会根据《中华人民共和国药品管理法》的规定组织编纂，每 5 年修订一次。它是国家为保证药品质量可控、确保人民用药安全有效而依法制定的药品法典，是药品研制、生产、经营、使用和管理都必须严格遵守的法定依据，是国家药品标准体系的核心。《中国药典》在医生用药规范中处于最高的法律地位，其中有记录的就应该按其要求来用药。

（2）沿革　1949 年至今共出版了 11 版：1953 年版（第一版）、1963 年版（分一、二部）、1977 年版、1985 年版（开始有英文版）、1990 年版（药品红外光谱集另行出版）、1995 年版（取消拉丁文，二部外文名称为英文）、2000 年版、2005 年版（分为三部，三部收载生物制品，首次将《中国生物制品规程》列入药典）、2010 年版、2015 年版（首次将上版药典附录整合为通则），现行版是 2020 年版（第十一版），于 2020 年 12 月 30 日正式实施。

1949 年以来《中国药典》的 11 个版本发展历程如图 4 - 5 所示。

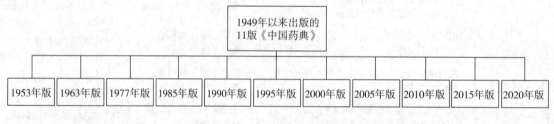

图 4 - 5　《中国药典》的沿革

（3）现行版　2020 年版《中国药典》共收载品种 5911 种，其中，新增 319 种，修订 3177 种，不再收载 10 种，因品种合并减少 6 种。《中国药典》分为四部出版：一部中药收载 2711 种，其中新增 117 种、修订 452 种。二部化学药物收载 2712 种，其中新增 117 种、修订 2387 种。三部生物制品收载 153 种，其中新增 20 种、修订 126 种；新增生物制品通则 2 个、总论 4 个。四部收载通用技术要求 361 个，其中制剂通则 38 个（修订 35 个）、检测方法及其他通则 281 个（新增 35 个、修订 51 个）、指导原则 42 个（新增 12 个、修订 12 个）；药用辅料收载 335 种，其中新增 65 种、修订 212 种。2020 年版《中国药典》与 2015 年版收载情况主要差异见表 4 - 2。

表4-2 《中国药典》2015年版与2020年版收载情况比较表

类别		2015版药典品种数	2020年版药典品种数		
			收载	新增	修订
中药		2598	2711	117	452
化学药		2603	2712	117	2387
药用辅料		270	335	65	212
生物制品		137	153	20	126
品种合计		4567	5608	1082	1134
通则	制剂通则	38	38	/	35
	检验方法及其他	246	281	35	51
	指导原则	30	42	12	12

（4）结构 《中国药典》主要由凡例、通用技术要求和品种正文构成。

1）凡例 是为正确使用《中国药典》，对品种正文、通用技术要求以及药品质量检验和检定中有关共性问题的统一规定和基本要求。

2）通用技术要求 包括《中国药典》收载的通则、指导原则以及生物制品通则和相关总论等。

3）品种正文 《中国药典》各品种项下收载的内容为品种正文。

（5）索引 各部的索引情况见表4-3。

表4-3 各部索引汇总表

索引	索引名称	标识	编排	著录格式
药典一部	中文索引	中文名	汉语拼音	中文名…页码
	汉语拼音索引	汉语拼音名	汉语拼音	拼音名…页码
	拉丁名索引	拉丁名	字顺ABC	拉丁名…页码
	拉丁学名索引	拉丁学名	字顺ABC	拉丁学名…页码
药典二部	中文索引	中文名	汉语拼音	中文名…页码
	英文索引	英文名	英文字顺	英文名…页码
药典三部	中文索引	中文名	汉语拼音	中文名…页码
	英文索引	英文名	英文字顺	英文名…页码
药典四部	中文索引	中文名	汉语拼音	中文名…页码
	英文索引	英文名	英文字顺	英文名…页码

（6）检索路径 在熟悉现行版药典的基本部分和内容之后，我们应遵循"四步法"来查询。即确定在第几部，哪个部分，第几页，看结果。下面通过案例——在现行版《中国药典》中进行阿司匹林肠溶片含量的检索，带大家学习药典的查阅。

1）确定在第几部 在确定属于药典的第几部时，要求查阅人员首先对查阅对象有一定的了解，本案例中的阿司匹林肠溶片从药典分类上来说属于化学药物，因此确定在第二部。

2）确定在第二部中的哪个部分 某个药物的含量测定内容应该属于正文中的质量标准，因此应该在正文部分查询。

3）寻找在哪一页 这里有两个方法：①借助索引查询；②正文品名目次查询法。打开药典第二部，查看中文索引。中文索引部分按汉语拼音顺序排列，阿司匹林首字母为A，因此在中文索引中找到阿司匹林肠溶片对应的页码，就可得到结果。

答案解析

练一练4-3

1949 年以来，我国已经先后出版了（　　）版《中国药典》

A. 7　　　　　B. 8　　　　　C. 9

D. 10　　　　E. 11

2.《美国药典》（U. S. Pharmacopeia/National Formulary，USP/NF）　由美国药典委员会（The United States Pharmacopeial Convention）编辑出版。USP 是政府对药品质量标准和检定方法做出的技术规定，也是药品生产、使用、管理、检验的法律依据。NF 收载了 USP 尚未收入的新药和新制剂。

《美国药典》最新版为 USP43 – NF38，于 2019 年 12 月出版上线，2020 年 5 月 1 日生效。这版只提供互联网在线版，不再提供印刷版。《美国药典》正文药品名录分别按法定药名字母顺序排列，各药品条目大都列有药名、结构式、分子式、CAS 登记号、成分和含量说明等常规项目，正文之后还有对各种药品进行测试的方法和要求的通用章节以及对各种药物的一般要求的通则。可根据书后所附的 USP 和 NF 的联合索引查阅。

3.《英国药典》（British Pharmacopoeia，BP）　是英国药品委员会正式出版的英国官方医学标准集，是英国制药标准的重要出处，也是药品质量控制、药品生产许可证管理的重要依据。《英国药典》不仅为读者提供了药用和成药配方标准以及公式配药标准，也向读者展示了许多明确分类并可参照的欧洲药典专著。英国药典还包含草药和兽药专论。对于制药厂和化学工业、政府管理者、医学研究院及学习制药的学生来说，是一部必不可少的工具书。国际企业界和学术界均高度推崇《英国药典》，在 100 多个国家广泛使用。

4.《欧洲药典》（European Pharmacopoeia，EP）　为欧洲药品质量检测的唯一指导文献。所有药品和药用底物的生产厂家在欧洲范围内推销和使用的过程中，都必须遵循《欧洲药典》的质量标准。《欧洲药典》由欧洲药品质量管理局（EDQM）负责出版和发行，有英文和法文两种法定文本。2019 年 6 月，第十版《欧洲药典》出版，即 EP10.0，于 2020 年 1 月生效。《欧洲药典》的基本组成有凡例、通用分析方法（包括一般鉴别试验，一般检查方法，常用物理、化学测定法，常用含量测定方法，生物检查和生物分析，生药学方法）、容器和材料、试剂、正文和索引等。《欧洲药典》正文品种的内容包括品名（英文名称，拉丁名）、分子结构式、分子式与分子量、化学名称、性状、鉴别、检查、含量测定、贮藏、可能的杂质结构等。

（二）药学百科全书

1.《中华医学百科全书·中药药理学》　我国首部国家级中药药理学百科全书，于 2020 年 6 月由中国协和医科大学出版社正式出版发行。中药药理学百科全书是《中华医学百科全书》144 卷中的一卷，是由中国中医科学院西苑医院刘建勋首席研究员担任主编，全国各高校及科研院所 30 余位中药药理学专家共同参编，历经数年编撰而成，是采用国际通用的百科全书体例编撰，以条目为基础，共 632 个条目，体现了中药药理学学科中"全、准、精、新"的内容。综合本同样以条目分类编排，以知识体系分类为主，附有字顺索引。网络版由中国学术期刊（光盘版）电子杂志社出版，并被收录在《中国工具书网络出版总库》中。

2.《中华医学百科全书·药学·临床药学》　内容涉及临床药学、药学服务药物治疗管理、用药安全、临床药学研究、医疗机构药事管理治疗学委员会等。临床药学是研究药物临床合理使用的综合性应用技术学科，是在药学学科发展中产生的新学科，以提高临床药物治疗水平，保证临床用药的安全、有效、经济和适宜性为基本任务。本书全面介绍临床药学相关知识。以中小条目为主，系统、全面、完整地收录了本学科的词条，符合百科全书"全、准、精、新"的要求。

（三）药学词典

1. 《中国药学大辞典》 是我国第一部收载药学学科、词汇量最大的工具书，收集词条 22700 多个，由人民卫生出版社出版。本书词汇是基于科技部重点科技基础性项目"中国药学术语词库与主题词表"的基础上，由原国家食品药品监督管理局信息中心组织项目课题组历经 8 年时间完成。本书覆盖面很广，所收录词条注重收载药学各分支学科和专业，包括药物化学、生物药物学、药剂学、药物分析、药效学、临床药理学、临床药学、毒理学、新药研究、药物管理学、药物统计学、生药学和中药材、制药设备以及药学其他学科常见的基础词、常用词、重要词和新词。

❓ 想一想

某药学专业的学生想通过《中国药学大辞典》了解氨基糖苷类抗菌药物临床应用、不良反应及防治措施等相关方面知识，应如何进行检索？

答案解析

2. 《现代中药学大辞典》 是由宋立人等编写，由人民卫生出版社出版的中药学专科性的工具书。全书分上、下两册，共收词目 3590 条，其中以药物临床应用为主体，选用药物 2254 种，除阐明其性能、功用、配伍、用法外，还选录了历代本草有关论述、古药方、验方、单方以及包括中西医结合的现代临床报道。对药物的来源、（植、动、矿物等）品种、形态、分布，原植（动）物的栽培（饲养），药材的分析鉴定、成分、药理的研究成果，也进行了专项叙述。附药图 1117 幅，图文对照，以助识别。很多药物还做了简要的名物考证，以说明古今品种异同及历史渊源。此外，对历代主要本草文献和本草学家，分立词条，进行了简介；对中药学专业的基础知识、名词、术语，亦进行了简明的诠释。全书最后附有中文名称索引及药用植物、动物、矿物拉丁名索引，以便查阅。另列药物成分、药理、临床研究等词目中引用的参考文献，注明作者、篇名或著作名称、期刊出版社名、出版年代等，以供读者进一步研究时检索之用。该书收集的资料包含古今文献，涉及多种学科。对于新的研究成果，尤其注意选收。全书内容丰富，不仅切合临床医疗实用，且对中医药学的教学、科研、药品检定及新药开发利用等方面，都有参考价值。

♥ 药爱生命

中医药的力量

自古以来，中医药在疾病的防治方面已积累数千年经验。2020 年，新型冠状病毒肺炎疫情肆虐全球，抗击疫情成为全人类共同的责任。2020 年 2 月 7 日，国家卫生健康委员会和国家中医药管理局推荐各地在中西医结合诊疗方案中使用清肺排毒汤。此方根据新型冠状病毒肺炎病程发展规律，以医圣张仲景所著的《伤寒杂病论》中经方为基础，辨证创新组合化裁而成。清肺排毒汤经过临床验证，对新冠肺炎轻型、普通型和重型均有明显疗效，且可预防其向危重型传变，被列入《新型冠状病毒肺炎诊疗方案》。本次古方新用，不仅为抗疫贡献了坚实的力量，也是中医药传承精华、守正创新的生动实践。

3. 《中国临床药物大辞典》 由中国医药教育协会、成都中医药大学共同组织，集全国近 300 名医药科技、临床专家，医药辞书编辑专家，院士、教授和临床医学科技工作者完成编写，是一部集中成药、中药饮片和化学药三位一体的大型工具书。全书共收载药物品种 1.3155 万种，制剂剂型 1.4708 万种。其中，中成药 6618 种，制剂剂型 8611 种；中药饮片 1003 种；化学药 5534 种（其中包括国内上市品种 4754 种，国外上市品种 780 种，原料药 342 种），制剂剂型 6097 种。全书约 2000 万字，共分 6 册出版（其中中药 3 册，化学药 3 册），充分体现了全、新、实、准、精等特点，内容丰富全新、资料翔实、收词全面、实用价值高，具有先进性、科学性、全面性、新颖性、准确性、实用性、权威性的鲜明特色和突出特点，是一部超大型的医药类工具书。

（四）药学年鉴

1.《中国药学年鉴》　是我国唯一的药学学科专业性年鉴，由全国著名药学专家组成的编委会编纂，彭司勋院士任主编，是一部综合记载年度药学发展全貌的编年史册。它客观系统地记录了我国药学领域各方面的发展成就，1982 年由卫生部创刊以来逐年连续出版，是我国创刊较早的年鉴之一。《中国药学年鉴》内容包括专论、药学研究、新药研究与开发、药学教育、药品生产与流通、医院药学、药品监督管理、人物、书刊、学会活动、大事记等，是医药企业事业单位必备的馆藏书目，也是从事医药教育、研究、临床使用、生产流通、监督管理的药学工作者案头备查备考的资料工具书。

2.《中国中医药年鉴》　是由国家中医药管理局主办，综合反映中国中医药工作各方面情况、进展、成就的史料性工具书。其前身为《中医年鉴》。自 1983 年开始出版，国务院 1988 年 5 月 3 日常务会议决定成立国家中医药管理局后，《中医年鉴》从 1989 卷起更名为《中国中医药年鉴》。2003 年，《中国中医药年鉴》分为行政卷和学术卷两卷出版。行政卷由中国中医药出版社承办，学术卷由上海中医药大学文献研究所承办。行政卷是综合反映中国中医药工作各方面情况、进展、成就的史料性工具书，学术卷是反映中医药学术进展的资料性工具书。

3.《中国药品监督管理年鉴》　是由国家药品监督管理局主管、中国医药报社主办，由国家药品监督管理局组织机关、局直属单位和各省、自治区、直辖市药品监督管理部门，以及解放军、新疆生产建设兵团有关部门共同编写，综合反映中国药品监督管理工作各方面情况、进展、成就的大型资料性工具书，1999 年出版首卷。包括特载及 1～17 部分，分别收载重点工作情况、重要会议、报告、政策法规，餐饮服务、保健食品、化妆品安全监管，药品和医疗器械研制、生产、流通、使用中安全监管工作情况，以及地方药品监管和解放军药品监管等内容。《中国药品监督管理年鉴》突出准确、权威、实用和连续性。

（五）药学手册、名录、指南

1.《贝尔斯坦有机化学手册》　简称《Beilstein 手册》或《Beilstein》，由德国化学会出版。该手册是世界上收集有机化学资料最完备、最权威的一套参考工具书，是从事有机化学、化工、制药、农药、染料、香料等教学和科研工作必不可少的工具书，共收录了 100 多万个有机化合物。此书的主要特征是它提供了所有在期刊、专利、专著和重要单篇论文中发表过的有关含碳化合物的资料和数据，这些化合物有些是天然产物，有些是从自然界离析出来的，有些是人工制备而成的，有些是在研究工作中或工业生产中提纯而得到的。所有化合物的物理性质和化学反应都在该手册中有详细说明。此外，还收录了它们的识别和鉴定方法。

2.《临床合理用药手册》　由华中科技大学同济医学院附属协和医院心血管内科博士苏冠华等撰写，全书共 30 章，收载药物 2000 多个品种，除常用的药物外，还收入了一些国内开发、国外进口的新药。除对每一类药物的来源、作用原理、分类等做简要介绍外，对每一常用药品的适应证、临床应用、具体用法、不良反应、相互作用、过量中毒急救等，则力求详细具体的介绍，以满足临床参考应用。一些不太常用的药物只做简单介绍，以节省篇幅而又不影响查找。在药品名称方面，采用《中国药典》和国家药典委员会规定的名称为正名，并附以习惯名和重要商品名；在术语方面，推行标准规范化名称，以求与国家规定的命名相一致。

3.《中拉英药名对照·临床药物手册》　由田文艺、宋清茂主编，由湖南科学技术出版社 1981 年

12 月出版，共 103.7 万字。收载药物 24 万多种（内含中成药 200 余种），按药理作用分类编排，以表格形式分列药物名称、规格、用法、剂量、作用、用途、不良反应、注意点等。其中药名用中文、拉丁文、英文对照，中文药名（包括正、异名）5000 余条，外文正、异名近 1.6 万条，使用起来十分方便，因为提供了临床药物的各种名称，用来查找临床药物的中外文对译比较合适。书后附录有药物命名法、毒性参考表，毒、麻、剧药极量表，小儿剂量计算法，对胎儿有影响的药物，处方常用缩写，有效期药品品种表等，以及药物相互作用速查盘。目录按笔画编序，后有外文索引。

4.《国家基本药物目录》 是医疗机构配备使用药品的依据，包括两部分：基层医疗卫生机构配备使用部分和其他医疗机构配备使用部分。基本药物目录中的药品是适应基本医疗卫生需求，剂型适宜，价格合理，能够保障供应，公众可公平获得的药品，中国自 2009 年 9 月 21 日起施行国家基本药物目录。2018 年 9 月，调整后的 2018 年版国家基本药物目录总品种由原来的 520 种增至 685 种，包括西药 417 种、中成药 268 种。在覆盖临床主要病种的基础上，重点聚焦癌症、儿童疾病、慢性病等病种，新增品种包括抗肿瘤用药 12 种、临床急需儿童用药 22 种以及世界卫生组织推荐的全球首个也是国内唯一一个全口服、泛基因型、单一片剂的丙肝治疗新药。本药物目录不仅仅是一个目录，它的使用也将引起医疗服务、医保报销的变化。与上一版目录不同，原则上，各地不能在 2018 年版国家目录基础上再增补药品。原因是基本药物制度已经在政府办基层医疗机构实现全覆盖，允许地方增补药品是制度建设初期的过渡性措施。相关意见明确，各地不再增补药品。目录中的药品包括化学药品和生物制品、中成药和中药饮片三部分。目录后附有索引。化学药品和生物制品为中文笔画索引、中文拼音索引和英文索引；中成药为中文笔画索引、中文拼音索引。化学药品和生物制品主要依据临床药理学分类，共 317 个品种；中成药主要依据功能分类，共 203 个品种；中药饮片不列具体品种，用文字表述。药品的使用不受目录分类类别的限制。

5.《中国药品通用名称》（China Approved Drug Names，CADN） 是原卫生部药典委员会编写的中国药品命名的规范。CADN 是以国际非专利药品名称为依据，结合具体情况制定的。由国家药典委员会负责制定并报国家药品监督管理局备案。命名原则中的"药品"一词包括中药、化学药品、生物药品、放射性药品以及诊断药品等。药品的命名避免了可能给患者以暗示的有关药理学、解剖学、生理学、病理学或治疗学的药品名称，并不得用代号命名。

6.《中国中医名人榜》 由吴大真主编，由中医古籍出版社出版。全书介绍了中华人民共和国成立初期到 21 世纪初期中医战线涌现出的共计 300 位老中青中医优秀代表及其典型事迹，包括国家级名中医、各省市名中医代表、中医世家三部分。

三、网络药学参考工具书

随着计算机技术的发展，网络工具书以其独特的优势逐渐受到人们的广泛青睐。广义上的网络工具书是一切用来检索和查考的加以编排的资料的总称。包括工具书的电子版（如网上字典、百科全书网络版等）和工具书全文数据库。

（一）工具书全文数据库

工具书全文数据库又称"在线工具书指南"，是指整合了许多不同类型参考工具书的大型综合性数据库。与传统工具书和电子版工具书相比，有其独特的优势：①检索方式多样化，可提供自由检索、组合检索、布尔逻辑检索等多种检索方式，并对检索范围进行限制，大大提高了检索结果的准确性。检索项除"词条"检索外，还提供"全文"检索。②工具书全文数据库是经过进一步标引、分类、编辑等深加工，避免单部工具书的电子版内容的离散、孤立状态，有助于提供全面的知识服务。药学人员常用的相关数据库有大英百科全书在线数据库、中国工具书网络出版总库、化学物质索引数据库、药物合成路线数据库、国家药品不良反应监测中心等。

（二）常用的药学数据库

1. 中国工具书网络出版总库

（1）概况 中国工具书网络出版总库是精准、权威、可信且持续更新的百科知识库，简称知网工具书库或者 CNKI 工具书库。知网工具书库集成了近 200 家知名出版社的近 7000 册工具书，类型包括语文词典、双语词典、专科辞典、百科全书、图录、表谱、传记、语录、手册等，约 2000 万个条目，100 万张图片，所有条目均由专业人士撰写，内容涵盖哲学、文学艺术、社会科学、文化教育、自然科学、工程技术、医学等各个领域。从 2006 年 3 月立项至今，知网工具书库的用户已遍布全球，日均检索量达 70 万次，成为全球华人释疑解惑的重要工具，也是海外学者研究中国问题、了解中华文化的快捷通道。知网工具书库是传统工具书的数字化集成整合，按学科分 10 个专辑 168 个专题，不但保留了纸本工具书的科学性、权威性和内容特色，而且配置了强大的全文检索系统，大大突破了传统工具书在检索方面的局限性；同时通过超文本技术建立了知识之间的链接和相关条目之间的跳转阅读，使读者在一个平台上能够非常方便地获取分散在不同工具书里的、具有相关性的知识信息。知网工具书库除了实现了库内知识条目之间的关联外，每一个条目后面还链接了相关的学术期刊文献、博士硕士学位论文、会议论文、报纸、年鉴、专利、知识元等，帮助人们了解最新进展，发现新知，开阔视野。其网址为 gongjushu. cnki. net。

（2）操作方法 一般检索是直接在检索框中输入检索词，之后点击回车键或者检索键，反馈对应的结果列表，例如在检索框中输入词条"药学"，点击检索后跳转即可；高级检索是点击首页检索框右侧高级检索进入高级检索页面。高级检索包括词条、工具书、辅文三种检索类型，可以通过多个条件查找、获取所需知识信息。

2. 中国大百科全书数据库

（1）概况 本数据库作品的主要内容源自《中国大百科全书》第一版和第二版。其中第一版按学科和知识领域分成 74 卷，共收 7.8 万个条目，5 万幅图片，共计 1.26 亿字；第二版按字母顺序分成 32 卷，共收条目约 6 万个，约 6000 万字，插图 3 万幅，地图约 1000 幅。该数据库作品还可以根据用户需求，增加其他专业百科全书、地区百科全书的内容。该数据库作品运用现代传媒技术，对这些内容进行重组再现，并提供方便易用的检索手段。为发挥百科全书历史存鉴作用，本着忠于印刷版作品原貌的原则，作品未对原内容进行更改。其网址为 https://h. bkzx. cn。

（2）操作方法 条目浏览中选择"条目分类"，可浏览全部条目内容。条目分为大类，每大类之下有若干条目或分若干小类，小类之下又包含若干条目。点击可以展开树状结构，并可以继续点击展开下一层。显示的是最终条目。点击可以合上树状结构。

3. 大英百科全书在线数据库（EB online）

（1）概况 大英百科全书公司于 1994 年推出了 Britannica Online Encyclopedia（不列颠百科全书网络版），是因特网上的第一部百科全书。世界各地的用户都可通过网络查询到不列颠百科全书的全文。大英百科全书公司以其强大的内容编辑实力及数据库检索技术，成为全球工具书领域的领航者。目前，不列颠百科全书网络版已被世界各地的高等院校、中小学图书馆及政府机构等普遍应用于教学和研究中，是世界上使用最广泛的电子参考工具之一。

除印刷版的全部内容外，不列颠百科全书网络版还收录了最新的修订和大量印刷版中没有的文字，可检索词条达到 10 万多条，并收录了 2.4 万多幅图例，2600 多幅地图，1400 多段多媒体动画、音像等丰富的内容，还精心挑选了 12 万个以上的优秀网站链接，从而拓宽了知识获取渠道。其网址为 https://www. britannica. com。

（2）操作方法 在页面搜索框内直接输入任何专业关键词，就能轻松找到想要的信息。大英百科学术版充分考虑母语为非英语的学生，在网页内提供了多项辅佐工具，帮助用户轻松阅读理解文章内容。鼠标双击文章内任何单词就可查询词意，阅读的同时还可增加专业词汇量。

4. 生命大百科全书（Encyclopedia of Life，EOL） 是史无前例的科学研究群体和公众共同合作的网络信息共享平台。其目标是为所有人提供完全免费获取的有关世界生物有机体的知识。任何人都可以通过登记注册成为 EOL 的成员，向其提供生物物种的文本、图片、多媒体、评论或标签等信息。EOL 专门的专家管理系统来保证从各个研究项目、个人所提供数据的质量。EOL 是由 John D. and Catherine T. MacArthur Foundation 基金和 Alfred P. Sloan Foundation 基金及澳大利亚生命图谱、中国科学院、自然历史博物馆、哈佛大学、海洋生物实验室、密苏里植物园、荷兰生物多样性中心、亚历山大图书馆、美国国立博物馆、南非国家生物多样性研究所、生物多样性遗产图书馆等多个研究机构提供支持，目前已经有超过 40 多个研究组织加入 EOL 系统。其网址为 https://eol.org。

5. 美国 FDA 药品数据库（U. S. FDA Drugs Database） 该数据库涵盖了截至目前所有在美国上市或曾经上市的全部药品，可查询美国 FDA 批准的药品审批注册信息及相关文件、专利数据、市场保护等，每周更新一次数据。检索条件支持模糊查询和组合查询，各条件间关系为逻辑与。例如在药品通用名或有效成分栏中输入"Levofloxacin"，即可查询所有在美国上市的左氧氟沙星品种。检索结果包括：①药品的商品名、有效成分、通用名、剂型、规格、申请号、产品号、市场状态、治疗等效代码、批准日期、是否参比药品、药品类别、申请机构；②药品涉及的经 FDA 认可的美国专利，专利失效日期、专利类别（化合物专利、产品专利、用途专利），并可一次性完整下载专利全文，格式为 PDF 或 TIF；③药品市场保护情况，含市场独占权类型及失效日期；④药品注册审批信息，含全部历史审批数据、审批时间、审批类别、药品说明书、综述、通知函等。其网址为 http://www.drugfuture.com/fda/index.html。

6. 其他药学类在线参考工具

临床医药学知识互动平台 http://cmkd.hnadl.cn

国家人口与健康科学数据共享平台中医药学科学数据中心 http://dbcenter.cintcm.com

药品注册信息数据库 http://www.drugfuture.com/cndrug/

药品标准查询数据库 http://www.drugfuture.com/standard/index.html

中药材图像数据库 http://library.hkbu.edu.hk/electronic/libdbs/mmd/index.html

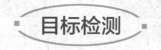

答案解析

一、单选题

1. 参考工具书属于（ ）级文献

    A. 零   B. 一   C. 二   D. 三   E. 四

2. 下列年鉴中，属于综合性年鉴的有（ ）

    A.《中国药学年鉴》   B.《中国百科年鉴》   C.《中国出版年鉴》

    D.《中国统计年鉴》   E.《世界经济年鉴》

3. 在现代工具书体系中，有"工具书之王"美誉的是（ ）

    A. 字典   B. 百科全书   C. 年鉴   D. 手册   E. 指南

4. 下列不属于印刷版工具书排检方法的是（ ）

    A. 部首法   B. 检索词   C. 拼音法   D. 笔画笔形法   E. 号码法

5. 被认作当今世界上最知名、最权威的百科全书是（　　）

    A.《美国百科全书》　　　　　B.《哥伦比亚百科全书》　　　　C.《新不列颠百科全书》

    D.《中国大百科全书》　　　　E.《科里尔百科全书》

二、多选题

1. 工具书具有的特点包括（　　）

    A. 查考性　　　B. 概括性　　　C. 易检性　　　D. 趣味性　　　E. 真实性

2. 2020 年版《中国药典》的主要内容不包括（　　）

    A. 凡例　　　B. 品种正文　　　C. 通用技术要求　　D. 索引　　　E. 临床用药须知

3. 工具书的排检方法一般可分为（　　）

    A. 字顺法　　　B. 主题法　　　C. 时序法　　　D. 地序法　　　E. 分类法

4. 下列属于工具书的是（　　）

    A. 字典与词（辞）典　　　　　B. 药典　　　　　C. 百科全书

    D. 年鉴　　　　　　　　　　　E. 手册

5. 国内主要的药学工具书有（　　）

    A.《药学学报》　　　　　B.《中国药物大辞典》　　　　C.《中草药》

    D.《全国医药产品大全》　　E.《中国药物大全》

三、问答题

1. 工具书有哪些常用的排检方法？结合你所见的工具书举例说明。

2. 药学参考工具书印刷版主要有哪些？

3. 常用的在线药学参考工具有哪些？

（许惠惠）

书网融合……

重点回顾　　　　　微课1　　　　　微课2　　　　　习题

项目五　计算机检索

学习目标

知识目标：

1. **掌握**　计算机检索的概念；数据库的结构和类型；布尔检索、截词检索、字段限制检索、扩展检索和位置检索的检索方法。

2. **熟悉**　计算机检索的特点；光盘检索、网络检索和联机检索的特点。

3. **了解**　计算机检索系统的构成。

技能目标：

能够运用计算机检索技术，提高获取和利用文献信息的能力。

素质目标：

培养学生探索学习各类药学信息的精神，以及独立思考、独立分析问题和解决问题的能力。

导学情景

情景描述：患者，男，40岁。突发右侧肢体活动障碍，脸部歪斜4小时，家属发现后急诊入院，既往高血压病8年，糖尿病5年，血糖和血压控制得均不好。医生判断为急性多发性脑梗死，右侧肢体偏瘫。

情景分析：了解急性多发性脑梗死的相关知识，以及引起右侧肢体偏瘫的原因。

讨论：1. 现代背景下，获取急性多发性脑梗死知识的相关途径有哪些？

2. 如何选择最合理的检索方法？

学前导语：利用计算机以及现代化手段的检索方式，为全文检索服务提供有利的条件，成为现阶段文献检索的主要方式。其检索方便快捷、检索功能强大、检索范围广泛。为此，我们应知晓计算机检索系统的组成、数据库类型、计算机检索类型和技术等，这样才能准确地搜索到自己想得到的知识和信息。

PPT

第一节　概　述 微课1

在药学文献检索中，按照检索手段划分，分为手工检索和计算机检索两种。其中，计算机检索是一种常用的检索方式。

一、计算机检索的概念和特点

（一）计算机检索的概念

计算机的检索就是利用电子计算机查找文献。将大量分散无序的文献，按照一定的规则进行加工处理，以一定格式存储在磁盘、光盘等介质上，建成机读数据库。计算机检索的过程，就是计算机将用户的检索提问与数据库中的检索标准进行类比、匹配和逻辑运算的过程。

（二）计算机检索的特点

与传统的手工检索相比，计算机信息检索的特点如下：①检索方便快捷；②检索功能强大；③获得信息类型多；④检索范围广泛；⑤检索结果直接输出。

二、计算机检索的类型

（一）光盘检索

1. 光盘检索的概念　光盘检索是指利用计算机设备对只读式光盘（CD－ROM）数据库进行检索。

2. 光盘检索的特点

（1）运行速度快　光盘数据库采用单机检索，不受检索线路是否拥挤的影响，即使连接在校园网上，由于传输距离较近，其运行速度也比较快。

（2）成本低，检索效果良好　一般而言，CD－ROM数据库的检索费用比联机检索费用低得多，并具有很好的检索效果，没有联机检索按时间长短收费的紧张气氛，可为用户提供良好的检索条件。

（3）方便下载　用户可以方便地将光盘上的部分所需数据拷贝到其他计算机系统，以便随时查询。

（4）安全性能高　它是只读光盘，具有不可擦除性，不会因病毒而造成文献丢失。

但是，光盘检索也存在一些缺点：使用范围有限，一般都以某一领域学科为主，不可能囊括所有学科；更新周期长，一般更新需要3个月，最快也需要1个月；检索系统不兼容，不同出版商制作的光盘数据库不能在一个系统中兼容，使用上有很多不便；需要不断换盘，一个大型数据库，一般都是几张光盘，特别是全文数据库，每年都有100多张光盘。

（二）联机检索

1. 联机检索的概念　用户将信息需求按一定的查询语言和检索命令经过通信网络送到联机检索系统，系统将用户的提问与数据库中存贮的数据库进行匹配运算，并把检索结果通过网络反馈给用户。

2. 联机检索的特点

（1）检索功能强，可以达到准确检索的目的。

（2）信息资源庞大，数据更新及时，既可查到最新的信息，也可追溯检索过去的文献。

（3）信息源可靠。每条信息都有出版日期、出处等版权资料。

（4）检索速度快，省时省力。

3. 联机检索的步骤

（1）与主机系统联机，并输入用户名和密码。

（2）使用选库指令进入数据库。

（3）输入检索式，开始进行检索。

（4）打印检索出来的记录内容。

（三）网络检索

1. 网络检索的概念　网络检索是通过计算机上网来检索所需文献。随着网络的飞速发展，上网检索成为最简便、最高效的检索方式，用户可以随时随地直接打开计算机查找各处文献资源。但迅速、准确地找到自己所需信息并非易事。

2. 网络检索的特点

（1）检索的对象得到了极大的丰富　传统的信息资源主体是文献资源，以纸本为主要对象，如图书、期刊、报纸、论文等。在网络环境下，信息的组成体系发生了变化，网络资源的内容和形式均较传统的信息资源丰富了许多。信息量大，信息的形式更加多样。

（2）检索空间得到了极大的扩展　传统的检索受到了地域的限制，现代检索冲破了空间的局限性，大大扩展了检索空间。可以检索网上的各类信息资源，其检索的范围覆盖了整个互联网这一全球性的网络，为访问和获取广泛存在于世界各地、成千上万的服务器和主机的信息提供了可能。

（3）检索趋于简单方便　网络检索的检索方式简单方便，在用户检索界面、检索结果的提供方式等方面都体现出良好的交互性，具有较好的反馈功能。

👁 看一看

链接的几种形式

1. 纯文本链接　要自己复制打开的链接。

2. 网址链接　可以直接打开的链接。

3. 图片链接　通过图片点击进入的链接。

4. 锚文本链接　和超链接类似，是把关键词作为一个链接指向别的网页。

三、计算机检索系统的组成

计算机检索系统主要由硬件系统、软件系统和数据库三个部分组成。

1. 硬件系统　是指以计算机主机为中心的一系列机器设备，包括主机、外围设备以及与数据处理或数据传送有关的其他设备。

2. 软件系统　是信息检索系统中有关程序和各种文件资料的总称。存取系统的软件一般包括操作系统、数据库管理程序、编译程序与汇编程序、自动标引程序、文件管理程序、词表管理程序、SDI 程序、回溯检索程序、记账统计程序、通讯管理程序、总控程序等。

3. 数据库　是将数据按一定格式存储在计算机内的数据的仓库，即存储在计算机内的相关数据的集合。数据库是有组织、可共享的各类数据的集合，数据库中的数据按照一定的规格组织、描述和存储，具有较小冗余度和较高的数据独立性、易维护性与扩展性。

第二节　数据库

PPT

一、数据库的结构

数据库是计算机信息检索的重要组成部分，类型很多，但组成结构大致相同，通常由若干个文档组成，每个文档又由若干个记录组成，每条记录则包含若干字段。即字段—＞记录—＞文档—＞数据库。

1. 字段　是组成记录的数据项目，是比记录更小的信息单位。在记录中篇名、著者、出处、摘要等外部和内部特征就是一个个字段，每个字段都有自己的名称和缩写。

（1）常用的数据库字段

AB	Abstracts	文摘
AD	Address of Author	著者地址
AU	Author	著者
CC	Class Code	分类代码

LA	Language	语言
PY	Publication Year	出版年份
SO	Source	文献来源
TI	Title	题名

（2）常见的网络检索工具使用的字段

Title（t:）：查找标题中包含指定检索词的页面。

Text：查找文本中包含指定检索词的页面。

Image：文件名，查找包含指定文件名图像的页面。

2. 记录 是构成数据库的一个完整的信息单元，每条记录描述了一个原始信息的外部特征和内部特征，一条记录一般由多个字段组成。在书目数据库中一篇文献就是一条记录，而其他数据库中的记录则是某种信息单元，如一条学生信息、一则质量标准等。

3. 文档 一方面，文档是数据库中一部分记录的有序集合；另一方面，从数据库内部结构来看，文档又是数据库内容组成的基本形式，若干个文档形成数据库。杂乱无章的记录形成可以检索的数据库，必须经过合理的组织、加工整理。一般地说，一个数据库至少包括一个顺排文档和一个倒排文档，两者相关关联，才能完成检索。顺排文档是将数据库的全部记录按照记录号的大小排列而成的文献集合，它构成了数据库的主体内容。在倒排文档中，记录的特征标识如主题词、关键词、著者、来源等作为排列依据，其后列出含有此标识的记录号，使用倒排文档可以大大提高检索的效率。

💗 **药爱生命**

熟鸡蛋孵小鸡——造假！

2021 年 4 月，郑州市某职业培训学校一郭姓教师的论文引起了社会广泛关注与讨论。文章声称利用"超心理意识能量方法"可使"熟蛋返生孵小鸡"，并将此论文发表在《写真地理》期刊。万方数据平台已将此文章撤下。

"鸡蛋返生孵小鸡"违背科学规律和自然常识，造成学术资源的极大浪费，不仅损坏教师形象，这种伪科学的论文能够发表还会给其他兢兢业业、踏踏实实做科研的工作者带来负面影响，如果这种学术不端的行为蔓延，则会给整个国家的科研创新能力带来极大的损害，阻碍我们国家科技强国的战略实现。一个科研工作者，应该守住科研工作者的底线，做一些实实在在的事情。不良的学术生态是制约科技不断进步的绊脚石，必须加以纠正。

二、数据库的类型

根据存储内容的不同，数据库分为以下五种类型。

1. 书目数据库 是二次文献数据库，收录了大量一次文献、三次文献的书目信息，记录中包括篇名、著者、文献出处、摘要、关键词等文献的特征信息。书目数据库是经过加工提炼的数据库，仅提供文献的获取线索，一般具有收录文献范围较大、标识规范、检索功能强大等特点，此类文献数据库一般不提供原文，只提供查找原文的链接地址，如常用的 MEDLINE、PubMed、EMBASE 等。

2. 事实数据库 又称指南数据库或指示型数据库，收录有关人物、机构、事物、过程、现象等方面事实性的描述信息。人物传记数据库、机构名录数据库、药典数据库、行业标准数据库等都属于事实数据库。此外电子版的词典、年鉴、指南、百科全书等也属于该类数据库。医学和药学方面的事实数据库有 Physician Data Query、Drug Information Fulltext 等。

3. 数值数据库 主要收录各类统计、测量以及科学实（试）验中产生的数据，如人口统计、发病率、死亡率、动物的生理参数、药物的理化参数等。这类数据库包括 WHOSIS（世界卫生组织统计信息系统），PubMed 网站中提供的 Protein、Gemome 等。

4. 全文数据库 收录了文献的原文，检索后即可获得文献全文，方便快捷，是目前最受欢迎的数据库类型。但全文数据库与书目数据库相比，存在文献收录范围较小、可检索途径较少、文献标引深度较浅等问题。国内的全文数据库主要由数据集成商制作，如中国期刊全文数据库、中国科技期刊全文数据库、万方数字化期刊全文数据库等。国外的全文数据库多由出版商或代理商开发并发行，如 Elsevier 公司的 ScienceDirect、Springer 公司的 SpringLink、OVID 公司的期刊全文数据库等。

5. 多媒体数据库 收录了图像、声频、视频、动画和文字等多种媒体信息。国内如中新金桥的软件通等，国外如美国国立医学图书馆的人体结构图像库、蛋白质结构数据库等。

第三节 计算机检索技术 📱 微课2

PPT

计算机文献检索的过程中，检索词需要一定的语法规则来组配，才能完整表达课题需要，检索词之间的关系通常要用布尔逻辑运算符、截词符、扩展检索等技术来描述。

一、布尔逻辑检索

布尔逻辑检索也称作布尔逻辑搜索，严格意义上的布尔检索法是指利用布尔逻辑运算符连接各个检索词，然后由计算机进行相应逻辑运算，以找出所需信息的方法。其使用面最广、使用频率最高。布尔逻辑运算符的作用是把检索词连接起来，构成一个逻辑检索式。包括逻辑"与"、逻辑"或"、逻辑"非"（图5-1）。在不同的数据库和搜索引擎中，所使用的逻辑符号可能有所不同。

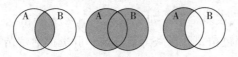

图5-1 布尔逻辑检索"与""或""非"示意图

1. 逻辑"与" 用"AND"或"＊"表示。可用来表示其所连接的两个检索项的交叉部分，也即交集部分。如果用 AND 连接检索词 A 和检索词 B，则检索式为 A AND B（或 A＊B）。如"胰岛素治疗糖尿病"的检索式为 insulin（胰岛素）AND diabetes（糖尿病）。

2. 逻辑"或" 用"OR"或"＋"表示。用于连接并列关系的检索词。用 OR 连接检索词 A 和检索词 B，则检索式为 A OR B（或 A＋B）。表示让系统查找含有检索词 A、B 之一，或同时包括检索词 A 和检索词 B 的信息。如查找"肿瘤"的检索式为 cancer（癌）OR tumor（瘤）OR carcinoma（癌）OR neoplasm（新生物）。

3. 逻辑"非" 用"NOT"或"－"号表示。用于连接排除关系的检索词，即排除不需要的和影响检索结果的概念。用 NOT 连接检索词 A 和检索词 B，检索式为 A NOT B（或 A－B）。表示检索含有检索词 A 而不含检索词 B 的信息，即将包含检索词 B 的信息集合排除掉。检索式"关键词－关键词"，如查找"动物的乙肝病毒（不要人的）"的文献的检索式为 hepatitis B virus（乙肝病毒）NOT human（人类）。需要注意，前一个关键词和减号之间必须有空格，否则，减号会被当成连字符处理，而失去减号语法功能。

在一个检索式中，可以同时使用多个逻辑运算符，构成一个复合逻辑检索式。复合逻辑检索式中，运算优先级别从高至低依次是 NOT、AND、NEAR、WITH、OR，可以使用括号改变运算次序。如：（A OR B）AND C，先运算（A OR B），再运算 AND C。检索中逻辑算符使用是最频繁的，逻辑算符使用的技巧决定检索结果的满意程度。用布尔逻辑表达检索要求，除要掌握检索课题的相关因素外，还应在布尔算符对检索结果的影响方面引起注意。另外，对同一个布尔逻辑提问式来说，不同的运算次序会有不同的检索结果。

练一练5

计算机检索中最基本、最重要的运算方式是（ ）

A. 布尔逻辑运算　　　B. 限定检索　　　C. 位置算符检索

D. 模糊检索　　　E. 精确检索

答案解析

二、截词检索

截词检索是预防漏检、提高查全率的一种常用检索技术。截词是指在检索词的合适位置进行截断，然后使用截词符进行处理，这样既可节省输入的字符数目，又可达到较高的查全率。尤其在西文检索系统中，使用截词符处理自由词，对提高查全率的效果非常显著。截词检索一般是指右截词，部分支持中间截词。较常用的是后截词和中截词两种方法，用"＊"或"?"来表示，其中，"?"代替0或1个字符（有限截词），"＊"代表0或n个字符（无限截词）。如果按所截断的字符数目来分，有无限截词和有限截词两种。截词算符在不同的系统中有不同的表达形式。

1. 中截词　也称屏蔽词。一般来说，中截词仅允许有限截词，主要用于英语拼写不同的词和单复数拼写不同的词。

（1）有限中截词　"?"代表一个字。如检索式"血?动力"，可检索出含有以下字符串的文献：血液动力、血流动力等。

（2）无限中截词　"＊"代表多个字。如检索式"肝炎＊疫苗"，可检索出含有以下字符串的文献，如肝炎疫苗、肝炎病毒基因疫苗、肝炎减毒活疫苗、肝炎灭活疫苗等。

2. 后截词　是指检索结果中单词的前面几个字符要与关键字中截词符前面的字符相一致的检索。具体如下。

（1）有限后截词　主要用于词的单、复数，动词的词尾变化等。如"books"可用"book?"代表，其中截词符"?"（也称为通配符）可以用来代替0个或1个字符，因此，"book?"可检索出包含有book或books词的记录；"acid??"可检索出含有acid，acidic和acids的记录。

（2）无限后截词　主要用于同根词。如"solubilit"用"solub＊"处理，可检索出含有solubilize，solubilization，soluble等同根词的记录。由此可知，在词根后加一个"＊"，表示无限截词符号。

三、字段限制检索

在搜索引擎中，字段检索多表现为限制前缀符的形式。属于主题字段限制的有Title、Subject、Keywords、Summary等。属于非主题字段限制的有Image、Text等。作为一种网络检索工具，搜索引擎提供了许多带有典型网络检索特征的字段限制类型，如主机名（host）、域名（domain）、链接（link）、URL（site）、新闻组（newsgroup）和E-mail限制等。字段限制检索可以用来控制检索结果的相关性，以提高检索效果。

搜索引擎提供范围限制类型主要如下。

1. 标题限制（t: 或 title:）　把搜索范围限定在网页标题中，检索式为"intitle: 关键词"，如intitle: 肿瘤检测技术。

2. 文件类型限制（filetype:）　把搜索范围限定在特定文档类型中，常用文档类型为pptx、xlsx、

docx、pdf 等。检索式为"filetype：文档类型限定"，如聘任书 filetype：doc。

3. 域名限制（site：）　　把搜索范围限定在特定站点中。检索式为"关键词 site：站点域名"，如医学机器人 site：edu. cn。

4. 网址限制（inurl：或 u：）　　将搜索结果限制在 URL 或者网站页面上。通常用于查找某些特定的内容页，如帮助页，也可以查找特定的文件，如音乐或者视频文件。检索式为"inurl：关键词"，如优胜 inurl：mp3。

5. 超链接限制（link：）　　检索所有链接到某个特定 URL 的页面列表。如搜索所有链向清华大学图书馆的链接，link：lib. tsinghua. edu. cn。

四、扩展检索

扩展检索就是拼音检索和相关检索功能。如果系统支持扩展检索，那么用户可以输入拼音检索，同时在检索结果页的下方最多显示和该关键词相关度最高的前 7 个词，点击"更多相关检索"项，可以浏览到所有的相关词，并且按照相关度由高到低排序。

五、位置检索

又称临近检索，为了提高信息资源的查准率，不仅要求两个或多个检索词同时出现在同一记录中，而且要求检索词出现在同一字段或同一句话中，两个检索词紧挨着或者检索词之间允许插入若干个词，这就涉及检索的位置运算。位置检索因信息检索系统不同而形式各异，常见的位置检索有 With、Near、NearN 等。

1. With　同字段位置限定符，表示检索词存在于同一数据库记录的同一字段，如同时出现于文献题名或同时出现于文摘中，词序可以调整。W 是 with 的缩写。这个算符表示其两侧的检索词必须紧密相连，除空格和标点符号外，不得插入其他词或字母，两词的词序不可以颠倒。例如，检索式为"communication（W）satellite"时，系统只检索含有 communication satellite 词组的记录。又如，infantile With eczema 可检出两词同时存在于题名中或同时存在于文摘中的文献。

2. Near　相邻位置检索符，表示检索词存在于一个数据库记录的同一字段的同一句子中，所连接的两个概念距离一般较近，词序可以调整。N 是 near 的缩写，表示此算符两侧的检索词必须紧密相连，除空格和标点符号外，不得插入其他词或字母。例如"computer（N）network"可以检索出含有 computer network、network computer 的记录。又如，tongue Near base 可检索出含有 tongue base 和 base of tongue 的文献。

3. NearN　表示 Near 后加正整数，在检索词之间允许插入几个其他词。例如，sputum Near2 cells 可检出含有 sputum cells，cells of sputum，cells of sputum 和 cells of green sputum 的文献。

？想一想

什么是位置检索？常用的位置检索有哪些？

答案解析

答案解析

目标检测

一、单选题

1. 根据检索手段划分，计算机检索分为（　　）

  A. 二次检索、高级检索   B. 分类检索、主题检索

  C. 数据检索、事实检索、文献检索   D. 计算机检索、手工检索

  E. 光盘检索、分类检索

2. 中文数据库中，"在检索结果中"检索相当于（　　）

  A. 逻辑"非"   B. 逻辑"与"   C. 逻辑"或"

  D. 逻辑"加"   E. 逻辑"异"

3. 在 SCI 外文数据库中，任意多字符的截词符是（　　）

  A. *   B. ?   C. #   D. $ E. +

二、多选题

1. 检索中使用逻辑运算符"与"表示（　　）

  A. 扩大检索范围率   B. 减小检索范围   C. 提高查准率

  D. 降低查准率   E. 降低查准和查全率

2. 常用的计算机检索技术有（　　）

  A. 布尔逻辑运算   B. 截词检索   C. 字段限制检索

  D. 扩展检索   E. 位置检索

3. 计算机检索的类型有（　　）

  A. 光盘检索   B. 联机检索   C. 网络检索

  D. 文献检索   E. 信息检索

4. 根据数据库的存储内容的不同，数据库分为（　　）

  A. 书目数据库   B. 事实数据库   C. 数值数据库

  D. 全文数据库   E. 多媒体数据库

三、问答题

1. 计算机检索系统由几部分组成？

2. 根据数据库的存储内容的不同，简述数据库有几种类型。

3. 常用的计算机检索技术有哪些？

（贾文雅）

书网融合……

重点回顾

微课1

微课2

习题

项目六　药学文献数据库检索与利用

学习目标

知识目标：

1. 掌握　国内文献数据库中国知网、万方数据库及国外数据库 PubMed、CA 和生物医学引文数据库的使用方法。

2. 熟悉　不同文献数据库的概况、特点。

3. 了解　文献数据库的类型。

技能目标：

能够高效、准确地使用文献数据库获取特定需求的检索内容。

素质目标：

培养学生的查新意识。

📖 **导学情景**

情景描述：在大数据时代，在海量的信息中，精确找到目标信息，并能合理地利用该类信息获取知识，是提高当代大学生核心竞争力的有效途径。某大学教授布置作业，让学生查找关于头孢菌素类抗生素的研究进展相关信息。同学 A 利用搜索引擎来查找，同学 B 利用药学文献数据库来查找。如果你是同学 C，会如何查找？

情景分析：信息时代的发展促使各种信息资源网络化和数字化，以网络搜索引擎为代表的"一站式""傻瓜化"检索工具大行其道。用户的搜索行为和技巧也发生了根本性改变。面对不断变化的信息环境，培养和锻炼学生的信息检索思维能力是时代赋予文献检索课的新任务。

讨论：1. 药学文献数据库检索与搜索引擎的特点有哪些？

　　　　2. 如何利用文献数据库进行检索？

学前导语：同学 A 利用搜索引擎检索时，发现结果中有很多无关的信息出现；同学 B 利用中文数据库查找时，找到的大部分是相关文献，但有相当一部分文献相关度较低，结果还是令人不满意。这就需要用检索技巧及检索的逻辑表达式，调整检索策略，重复上述操作，直到得出满意结果。

第一节　文献数据库概述

PPT

一、文献数据库的概念

数据库是指长期存储在计算机存储设备上的，可供计算机快速检索的，有组织的、可共享的数据集合。它有结构化存储、共享性高、冗余度低、独立性强及管理和控制方便等特点。文献数据库是计算机可读的、有组织的相关文献信息的集合。由于文献的外延极其广泛，既包括书、报、刊、标准、专利、会议论文，也包括声音、图像、视频等多媒体文献。可以说，文献数据库包括了各种信息类型。

目前所指的文献数据库主要是以文字和数字为存储和处理单元的数据库，也不乏少量的图像、声频和视频数据库。按文献的编辑方法和出版特点，可以将文献划分为图书、期刊、报纸以及介于图书与期刊之间的特种文献，主要包括科技报告、政府出版物、会议文献、学位论文、专利文献、技术标准、产品资料及其他零散资料，如舆图、图片、乐谱等。将传统文献数字化成数据库以后，则成为不同类型的数据库。常用的数据库有电子图书数据库、数字化期刊数据库、报刊数据库、会议论文数据库、学位论文数据库、专利数据库、标准数据库、产品数据库、科技报告数据库等。

二、文献数据库的一般检索方法

（一）族性检索

族性检索即从学科分类角度检索所需信息，通常采用分类号检索或分类浏览进行，具有很好的层次性和系统性，如分类法。分类法的内在关系主要通过上下位类、同位类以及交替类目、参见类目和注释来显示。尤其在体系分类表中，类目间等级关系可以通过类目排列的位置、缩格形式，乃至字体直接且明显地展示出来。因而分类法的系统性、等级性较强，便于族性检索，并可根据检索需要进行扩检或缩检。该检索方法的查全率较高，可以比较全面地获取与某一学科或专业相关的文献或信息。

国内文献分类体系一般按照中图法对文献进行归类，且相关的文献数据库也支持分类号检索。药学相关的类目分为两部分，结构如下。

（1）医药、卫生（R）—药学（R9）—药物基础科学、药物分析、药典、药方集（处方集）、药物鉴定、生药学（天然药物学）、药剂学、药事组织、药理学、药品、毒物学（毒理学）。

（2）医药、卫生（R）—中国医学（R2）—中药学、方剂学。

详情可参阅网址 https：//www.clcindex.com/category/。

特殊情况下，文献数据库有自己的分类体系。如万方数据库文献数据库，基本是按照中图法来对文献资源进行标引和分类，而中国知网文献数据库则有自己的分类体系，分为基础科学、医药卫生科技等 10 个一级类目，中药学不再是中国医学下的类目，而药学和中药学同为二级类目。国外数据库很少提供族性检索。

👁 **看一看**

中国古代文献分类思想

中国汉代刘向、刘歆等人，根据当时国家藏书编成第一部综合性分类目录——《七略》，主要按照其内容性质区分，包括辑略、六艺略、诸子略、诗赋略、兵书略、术数略、方技略。辑略是总序，其余六略为 6 大类；略下再分为 38 小类。西晋时期，依据《中经》改编的《中经新簿》，将分类体系改为"甲、乙、丙、丁"四部：甲部包括六艺及小学等书；乙部有古诸子家、近世子家、兵书、兵家、术数；丙部有史记、旧事、皇览簿、杂事；丁部有诗赋、图赞等。

（二）特性检索

特性检索即已知某一条件，如书名、著者、关键词、主题或研究方向，查找与该条件匹配的文献或信息。该检索方法的查准率较高，可以较迅速地获取某一特定文献或信息，如主题法。主题法着眼于特定事物，具体问题和对象，不管学科之间的逻辑关系，只是对特定事物及其他各部方面的问题进行探讨和研究，主要通过广义词、狭义词和相关词等词间参照系统的方式来显示，此外也通过词族索引、范畴索引等进行分类显示，主题法能很好地适用于各种机械设备，有利于计算机检索，便于实现图书资料检索工作的自动化、网络化。分类法虽然也可用于计算机检索，但它主要擅长编制手工检索工具。在应用于计算机方面，不如主题法效果好。但主题法中的相关主题之间的关系比较难以直接地、一目了然地展示出来，因此在较大范围课题检索中，不如分类法。

国外纸质文献资源一般是按照杜威十进图书分类法或美国国会图书馆分类法来进行检索的，但是文献数据库并没有按照这两种方法进行检索，大多是按照 MESH 词表（医学主题词表）来进行检索的，如 PubMed 数据库、Medline 数据库和 CBMdisc 等。同时国内数据库也有采用 MESH 词表进行文献检索的，如中国生物医学文献数据库。

练一练6

以下从文献内容特征进行检索的是（　　）

A. 输入分类号进行族性检索　　　　　B. 输入作者进行特性检索

C. 输入 DOI 号码进行特性检索　　　　D. 输入文献来源进行特性检索

答案解析

文献数据库提供了简单检索、高级检索和专业检索方法。

1. 简单检索　又称一框式检索。根据文献数据库所提供的检索途径，如主题、关键词等检索途径，输入检索词进行检索。主要利用人工智能技术，对输入的检索词或自然语言进行分析、理解，并根据理解的结果对输入的检索词进行转化，转化后的检索词与文献数据库中的信息进行匹配，将匹配的结果输出给信息用户。该方法在人工智能逐步成熟的情况下，查全率和查准率会有进一步的提升。但目前查全率和查准率效果不明显，检索后通常需要做二次检索或在结果中检索才能获得比较满意的结果。

2. 高级检索　又称复杂检索。利用布尔逻辑符、截词符等检索符号将多个检索途径连接在一起，组成复杂检索式进行检索。高级检索可减少检索冗余，提高查准率。多检索途径组合检索的运算优先级，一般按从上到下的顺序依次进行。我们一般提倡使用标准检索进行文献查询。输入检索控制条件，限定期刊年期、来源、期刊类别等字段；输入内容检索条件，通过限定主题、题名、关键词、摘要、全文等内容字段，对文献进行筛选。

3. 专业检索　用于图书情报专业人员查新、信息分析等工作，使用运算符和检索词构造检索式进行检索。与高级检索不同的是，高级检索无法限定检索途径之间的优先级关系，而专业检索则可以利用括号来对检索式进行优先组配。如检索中国药学进展研究相关文献，提取关键词"中国""药学""进展"进行组配检索式。在高级检索中，TI %"药学" AND TI %"中国" OR TI %"进展" 和 TI %"药学" AND（TI %"中国" OR TI %"进展"）的检索结果是不一样的，前者检索的是篇名包含"中国"和"药学"的文献，或篇名包含"进展"的文献；后者检索的是篇名包含"药学"且篇名包含"中国"，或篇名包含"药学"且篇名包含"进展"的文献。

三、检索结果的评价

查全率和查准率之间具有互逆的关系，一个 IR 系统可以在它们之间进行折中。在极端情况下，一个将文档集合中所有文档返回为结果集合的系统有100%的查全率，但是查准率却很低。另一方面，如果一个系统只能返回唯一的文档，会有很低的查全率，但可能有100%的查准率。通常，以查全率和查准率为指标来测定 IR 系统的有效性时，总是假定查全率为一个适当的值，然后按查准率的高低来衡量系统的有效性。

1. 查全率（召回率）　是衡量某一检索系统从文献集合中检出相关文献成功度的一项指标，即检出的相关文献量与检索系统中相关文献总量的百分比。普遍表示：查全率 =（检索出的相关信息量/系统中的相关信息总量）×100%。使用泛指性较强的检索语言（如上位类、上位主题词）能提高查全率，但查准率下降。

2. 查准率（精度） 是衡量某一检索系统的信号噪声比的一种指标，即检出的相关文献量与检出的文献总量的百分比。普遍表示：查准率 =（检索出的相关信息量/检索出的信息总量）×100%。使用专指性较强的检索语言（如下位类、下位主题词）能提高查准率，但查全率下降。

四、全文型文献数据库的评价与选择

（一）全文型文献数据库的特点

1. 强大的检索性能检索结果处理多样化 全文型文献数据库已经不是简单意义上只提供关键词检索和外部特征字段检索，并提供全文即完成任务的传统数据库。事实上，随着其检索入口和手段的不断丰富，各类索引技术的开发（基于形态的字索引技术、基于语义的词索引技术、基于内容的主题索引技术、完全匹配的高效串索引技术以及字词混合索引技术），全面提高了全文型文献数据库的检索速度、查准率和查全率，检索性能不断加强。这方面的例子有 EBSCO 数据库的图片检索、索引词检索和引文检索，清华同方期刊全文数据库的引文检索，维普全文数据库的同义词词典等，这些检索功能均大大加强了全文型文献数据库的检索性能。同时，许多数据库在检索结果的显示方式上灵活多样，较人性化，主要表现为显示的记录数的限定；排序方式的多样化，如可按相关度、出版时间、文献标题、著者、来源、语言等多种方式升序或降序排列；显示格式的多样化，如可提供题录、题录 + 文摘、全记录或选择字段等多种格式显示。

2. 类型多，收录文献全面，数据库质量高 如荷兰 EIsevier Science 的 SDOS 数据库收录全文期刊 1800 余种，其中 271 种医学类期刊中，就有 171 种被 SCI 收录，20 种被 SSCI 收录；同样，美国 EBSCO 公司的综合数据库产品之 Academic Search Elite（学术期刊全文库），收录全文期刊有 3288 种，其中有 495 种属 SCI 收录的核心期刊。这两个全文数据库中的部分期刊从创始年开始收录（最早收录至 1922 年），回溯检索与印刷型期刊同步发行与更新；数据标准、规范、多元，大都使用 IE、Netscape 等通用浏览器，支持性能强，数据更新及时，都为日更新；网络型期刊通常使用 PDF 格式文档的标准阅读器如 Acrobat Reader 等。许多全文型数据库提供了多种形式的链接，用户通过检索不但能看到全文，也能够获得深层次检索的线索。

3. 用户界面友好方便，易于理解，便于使用 数据库的用户界面设计直观清晰、图文并茂。数据库往往设有专门的功能帮助键，且帮助信息详略适当、清晰，便于查阅。如 EIsevier 的界面非常友好，白底蓝字或黑字构成的检索界面看起来非常清爽，也易于用户使用。它用不同的颜色标识不同的类目项，如题名项、出版源分别用黑色和蓝色斜体标识，既清楚又醒目，非常的人性化。

4. 增加了个性化服务内容 任何文献用户都有其特殊的文献需求，越来越多的全文型文献数据库开始为用户提供强大的个性化服务内容。例如，EBSCO 的 host. 文件夹就是一个强大的个性化服务工具，其功能包括保存结果列表（Result ListItems）、网络链接保存（Persistent Links to Searches）、检索历史保存与定制提醒 Saved Searches/Search Alerts）、期刊提醒（Journal Alerts）、资料整理网页（Web Pages）等。

（二）全文型文献数据库的评价要素

1. 内容要素评价 内容代表了一个数据库的真正价值，内容的质又可由权威性、覆盖范围和收录时间三个方面来体现。

（1）权威性（authority）　全文型文献数据库的权威性主要体现在三个方面：出版者、审查制度和收录文献。例如，ScienceDirect 是 Elisever 公司出版的全文型文献数据库，该公司是国际知名的科学和工程技术文献提供商，历史悠久，并且在业内享有很高的声誉和口碑，用户普遍有认同感，该数据库收录的文献都是特定专业领域的高质量论文，有非常严格的审查制度，因此，数据库的权威性得到了保障。

（2）覆盖范围（coverage）　包含覆盖内容和覆盖时间两个方面的含义。全文型文献数据库根据覆盖内容和领域，分为综合性和专业性两类全文型文献数据库，如 ScienceDirect 是世界上最大的科学、技术和医学文献数据库，而 Emerld 则是管理学、图书馆学和情报学专业类数据库，其建设目标都是给文献用户一个彻底的全文解决方案，因此数据库覆盖的范围广度，提供内容的多少等是至关重要的；从时间的覆盖范围来说，文献数字化的浪潮出现在 20 世纪 90 年代末和 20 世纪初，文献全文数字化与其加工能力有很大关系，许多全文型文献数据库加工年代一般都是从 20 世纪 90 年代开始的，这也是我们判断全文型文献数据库好坏的重要依据。

（3）收录时间（timeline）　全文型文献数据库与纸质型文献相比，在出版上要滞后一个时间差，这个时间差如果过长，读者就会转而去查阅纸质型文献或者其他数据库，随着读者需求的进一步提高，许多数据库生产商正在努力减少甚至消除时间差，有的数据库生产商能够提供预印本期刊全文，有效地消除了时间差。

2. 界面设计要素评价

（1）简易的操作性　这也是网页设计最基本也是最重要的原则。要让用户觉得自己是在控制软件，而不是被软件控制。网页的可操作性，用户的习惯和能力各不相同，他们不是网页设计师，并不懂设计这个网页的原理和操作方式。绝大多数的用户，对于电脑的使用经验是很初级的，只要稍微复杂一点的操作就会让他们感觉很费力，所以网页设计师需要注意的是，减少操作，让操作更加简单。

（2）网页布局的合理性

1）保证页面布局均匀　主要体现在栏目与栏目、色块与色块、图片与文字之间的搭配协调问题。

2）重要的信息要醒目　分清主次，重要的信息放于中心的位置。比如，导航、标志、标题等，并且能让用户一眼看得到，给用户一个指引的提示。

3）合理的颜色搭配　颜色对人的视觉和大脑感官的冲击力是极大的，合理利用颜色，实现内容与形式的协调。一个屏幕的色彩种类要少于 7 种，重要信息的对象要选取醒目的颜色等。

4）良好的兼容性　网站能够很好地兼容各种浏览器，能够快速打开网页，提高用户体验。

3. 检索功能要素评价

（1）检索方式　除使用逻辑算符、括号、位置算符、截词符和词根符等符号进行扩、缩检外，还可对不同的数据库、文档、可检字段（包括关键词、题名、著者、文摘、全文及所有字段、出版年代、文献类型）等进行选择与限定检索。

（2）检索途径　一般都提供关键词、题名、著者、刊名及字顺等多种检索途径，且跨库检索的功能正在逐步加强。

（3）检索方法　除提供基本或简易检索功能供初学者及一般用户使用外，还可提供各种形式的高级检索功能，使得检索更为灵活、准确。

（4）检索结果　显示方式灵活多样，较人性化。主要表现为每屏显示的记录数的限定排序方式的多样化，可按相关度、出版时间、文献标题、著者、来源、语言等多种方式升序或降序排列；显示格式的多样化，可提供题录、题录＋文摘、全记录或选择字段等多种格式显示。

（5）浏览功能　优秀的全文型文献数据库可以提供读者适用的检索工具，包括检索语句、下拉菜单等，检索功能的优劣要从系统响应速度、使用灵活性以及读者对人机交互能力的控制上来判断。同时，强大的浏览功能也是必不可少的，因为许多读者的需求需要通过检索和浏览交替来实现。

（6）下载速度　系统提供的下载速度和功能也很重要，下载速度过慢会导致读者心理焦虑和信心丧失，对数据库评价降低。HTML 文本格式下载速度较快，消耗系统资源也较少；相反，PDF 格式的文本需要更多的下载时间，但是它更能够完整地反映文本的原貌，所以系统使用何种文本格式会对系统的检索功能产生影响。

（三）代表性数据库评价

根据文献数据库评价要素，将国外数据库 Elisever 和中国学术期刊全文数据库进行对比，见表 6-1。

表 6-1　代表性数据库对比表

数据库评价要素		Elisever 数据库	CJFD 中国学术期刊全文数据库
内容要素	权威性	收录全文期刊 1800 余种，其中被 SCI 收录 1402 种，占总收录全文期刊的 78%	收录国内出版的 6300 种核心期刊和专业特色期刊，其中核心期刊占全国核心期刊总数的 95.7%
	覆盖范围	覆盖 23 个学术领域，收录 1995 年以来该公司出版的 1800 余种全文期刊，部分期刊从创刊年开始收录	包括 1994 年以来收录的理工、农业、医药卫生、文史哲、经济政治与法律、教育与社会科学、电子技术与信息科学几大专辑
	时间性	回溯检索与印刷型期刊同步发行与更新；数据每日更新	每日更新；专辑光盘每月更新（文史哲专辑为双月更新）；专题光盘年度更新
界面设计	简易的操作性	操作方便	操作方便
	网页布局的合理性	设计合理	设计合理
操作功能	方式	提供快速检索、简单检索、高级检索、专家检索等多种检索方式	提供简单检索、高级检索、专业检索、句子检索、一框式检索、二次检索、聚类检索
	途径	All Fields（所有字段）、Citation & Abstract（题录和文摘）、Author Name（作者）、Article Title（文章标题）、Abstract（文摘）等	篇名、主题、作者、关键词、摘要、文献来源、基金来源、全文、引文等
	方法	支持布尔逻辑运算、截词运算、词组运算、位置运算、异形词检索功能	支持布尔逻辑运算、中英文扩展运算、位置运算等
	结果	列表展示，具有引文链接、跳转功能，可根据相关度和时间排序	列表展示，具有引文链接、跳转功能，可根据相关度、时间、被引数和下载数排序
	浏览功能	可根据 year、Article type、Publication title、Subject areas 浏览	可根据主题、发表年度、研究层次、作者、机构、基金分组浏览
可获得性		通过国际互联网，采用 IP 控制访问权限；光盘	互联网；单位镜像；光盘

第二节　常用的国内药学文献数据库

PPT

一、中国国家知识基础设施工程 微课1

（一）中国知网（CNKI）简介

知网的概念是国家知识基础设施（National Knowledge Infrastructure，NKI），由世界银行于 1998 年

提出。CNKI 工程是以实现全社会知识资源传播共享与增值利用为目标的信息化建设项目，由清华大学、清华同方发起，始建于 1999 年 6 月。在党和国家领导以及教育部、中宣部、科技部、新闻出版署、国家版权局的大力支持下，在全国学术界、教育界、出版界、图书情报界等社会各界的密切配合和清华大学的直接领导下，CNKI 工程集团经过多年努力，采用自主开发并具有国际领先水平的数字图书馆技术，建成了世界上全文信息量规模最大的"CNKI 数字图书馆"，并正式启动建设《中国知识资源总库》及 CNKI 网格资源共享平台，通过产业化运作，为全社会知识资源高效共享提供最丰富的知识信息资源和最有效的知识传播与数字化学习平台。

中国知网是中国学术期刊电子杂志社编辑出版的以《中国学术期刊（光盘版）》全文数据库为核心的数据库。收录资源包括学术期刊、学位论文、会议论文、报纸、年鉴、专利、标准、成果等学术与专业资料；覆盖理工、社会科学、电子信息技术、农业、医学等广泛学科范围，数据每日更新，支持跨库检索。其网址为 https：//www.cnki.net。

（二）基本检索（一框式检索）

将检索功能浓缩至"一框"中，根据不同检索项的需求特点，采用不同的检索机制和匹配方式，体现智能检索优势，操作便捷，检索结果兼顾检全和检准。缺点是查准率较低。

在文献全部分类中选择药学相关分类。中国知网的分类体系与中图法略有不同，与药学相关的分类体系分为两部分，一部分是中药学，另一部分是药学。它们的上位类为医药卫生科技，中药学的下位类分为总论，本草，中药材，中药炮制、制剂等 11 类。药学的下位类分为总论、药物基础科学、药品等 8 类，其中药品还有其下位类，如神经系统药物、心血管系统药物、呼吸系统药物等 12 类。其上位类有助于扩大检索范围，其下位类有助于缩小检索范围。

在平台首页选择检索范围，下拉选择检索项，在检索框内输入检索词，点击检索按钮或键盘回车，执行检索。在检索前，要注意选择数据库，如学术期刊库、学位论文库等 9 类子库。一般情况下，选择默认模式，当检索结果比较多，需要缩小检索范围时，则选择相对应的数据库子库进行检索。

结果中检索是在上一次检索结果的范围内按新输入的检索条件进行检索。输入检索词，点击"结果中检索"，执行后在检索结果区上方显示检索条件。可根据发表时间、下载次数、被引频次和相关度进行排序。

（三）高级检索

检索药学相关文献，首先需选择文献分类目录中的"中药学"和"药学"。再根据检索项中的提示输入相对应的检索词。高级检索提供了丰富的检索条件，检索词之间可以利用布尔逻辑检索符进行逻辑检索，还提供了文献的作者单位、发表时间、文献来源、支持基金等检索条件。读者可自行检索自己所在学校所有教师在 2021 年发表的论文，将论文数量和其他同类学校比一比。

在检索的结果中，中国知网还提供了文献分析及统计的功能。文献分析包括文献类型、资源类型、学科分类等。从分析结果中可以看到关键词的频次、检索结果的文献来自哪些期刊，在某种期刊中共发表了多少论文等。和基础检索相同，也可以根据发表时间、下载次数等进行相关排序（图 6-1）。

某些检索不是为了得到论文原文，而仅仅是得到文献的发表题录，进行更深层次的分析，这就需要对检索结果进行导出，该数据库提供了导出功能，并且可以选择导出的文献字段。

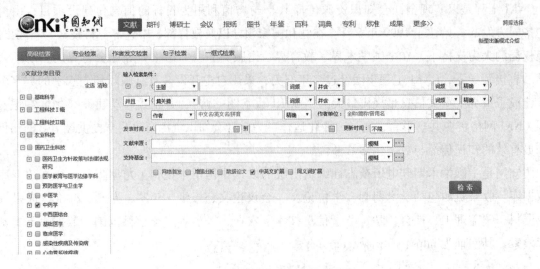

图 6 – 1　中国知网高级检索页面

（四）专业检索

在高级检索页切换"专业检索"标签，可进行专业检索。专业检索用于图书情报专业人员查新、信息分析等工作，使用运算符和检索词构造检索式进行检索。

专业检索的一般流程：确定检索字段构造一般检索式，借助字段间关系运算符和检索值限定运算符可以构造复杂的检索式。

专业检索表达式的一般式：＜字段＞＜匹配运算符＞＜检索值＞。

1. 检索字段　在文献总库中提供以下可检索字段：SU = 主题，TI = 题名，KY = 关键词，AB = 摘要，FT = 全文，AU = 作者，FI = 第一责任人，RP = 通讯作者，AF = 机构，JN = 文献来源，RF = 参考文献，YE = 年，FU = 基金，CLC = 分类号，SN = ISSN，CN = 统一刊号，IB = ISBN，CF = 被引频次。

2. 运算符

（1）布尔运算符　检索屠呦呦发表的关键词包含青蒿素的文章，检索式为 KY = 青蒿素 AND AU = 屠呦呦（图 6 – 2）。

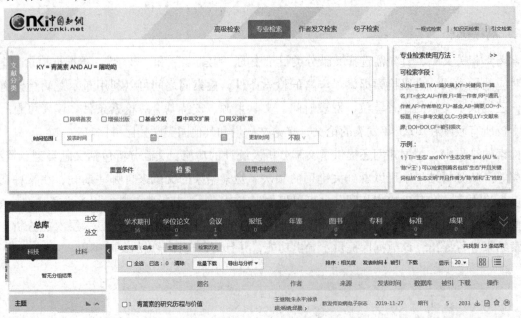

图 6 – 2　中国知网布尔逻辑检索页面

（2）位置运算符 TI = '青蒿素 /NEAR 10 含量'，表示检索篇名某个句子中同时出现"青蒿素"和"含量"，且两个词间隔不超过 10 个字词（图 6-3）。

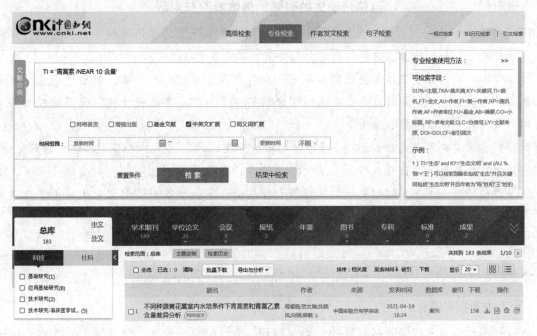

图 6-3 中国知网位置检索页面

（3）截词运算符 TI % 青霉素过敏，模糊匹配结果为篇名包含"青霉素"和"过敏"的文献，相当于"青霉素 *"或"* 过敏"，"青霉素"和"过敏"两词不分顺序和间隔（图 6-4）。

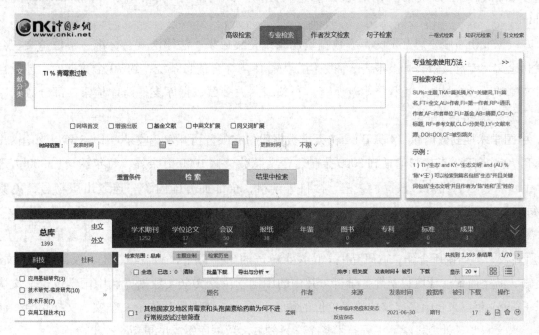

图 6-4 中国知网截词检索页面

（五）句子检索

在高级检索页切换"句子检索"标签，可进行句子检索。句子检索是通过输入的两个检索词，在全文范围内查找同时包含这两个词的句子，找到有关事实的问题答案。句子检索不支持空检，同句、同段检索时必须输入两个检索词。句子检索在实际工作中运用中较少。

❤❤ 药爱生命

当信用消失的时候，肉体就没有生命

2017年4月，医学期刊《肿瘤生物学》一次性撤下107篇论文，原因是这些论文在同行评审中伪造了专家审查意见。此次被撤稿的论文作者大部分来自国内各大医院。

此次事件中，个别科技工作者底线意识不强，在名利诱惑面前心态失衡，做出造假等学术不端行为，应承担首要责任。与此同时，一些第三方中介机构打着科技服务的幌子，行代写代投之实，收取高额费用，成为毒化学术生态的蠹虫。

对此，科技部有关负责人表示，对严重违背科研诚信要求的行为坚持零容忍，建立终身追究制度，依法依规对严重违背科研诚信要求的行为实行终身追责，发现一起查处一起。对于学生而言，学术诚信不仅仅是遵循学校关于学术的相关规定，在很大程度上，学生学术诚信的理念比获得学位本身和取得成功更重要。

二、万方数据知识服务平台

（一）万方数据库简介

万方数据库是由万方数据公司开发的，涵盖期刊、会议纪要、论文、学术成果、学术会议论文的大型网络数据库，是和中国知网齐名的中国专业的学术数据库。其开发公司——万方数据股份有限公司是国内第一家以信息服务为核心的股份制高新技术企业，是在互联网领域，集信息资源产品、信息增值服务和信息处理方案为一体的综合信息服务商。其网址为 https://www.wanfangdata.com.cn/index.html。

万方数据股份有限公司开发的万方数据资源系统是集成果、法律法规、标准、学位论文、会议论文、期刊论文、专利文献、科技报告、商务信息为一体的综合信息系统，约70个数据库，涉及自然科学、人文科学、社会科学、工程技术等所有学科领域。大多数数据库支持跨库检索，部分数据库可提供全文。主要数据库内容如下。

1. 中国学术期刊数据库（CSPD） 由万方数据股份有限公司开发，收录自1998年以来国内出版的各类期刊7000余种，其中核心期刊3000余种，论文总数量达1000万余篇，每年约增加300万篇，涵盖理、工、农、医、经济、教育、文艺、社科等学科，全部拥有国内统一连续出版物号，免费注册DOI，每周2次更新。

2. 中国学位论文全文数据库（CDDB） 收录始于1980年，年增30万篇，并逐年回溯，与国内900余所高校、科研院所合作，占研究生学位授予单位的85%以上，涵盖理、工、农、医、人文社科、交通运输、航空航天、环境科学等各学科。其中的中国学位论文全文数据库和中国学位论文文摘数据库收录了1981年以来全国多家学位培养单位的硕士、博士、博士后学位论文全文、文摘信息，涉及自然科学、人文科学、社会科学、工程技术各个学科领域。数据库每季度更新。

3. 中国学术会议文献数据库（CCPD） 收录始于1983年，4000个重要的学术会议，年增20万篇全文，每月更新。

4. 万方标准数据库 包括中国国家标准、行业标准等1万多条记录，分为国家标准和行业标准两个数据库，每月更新。

5. 中国科技成果数据库（CSTAD） 收录始于1978年，来源于各省、市、部委鉴定后上报国家，科技部的科技成果及星火科技成果，涵盖新技术、新产品、新工艺、新材料、新设计等众多学科领域。

6. 中国法律法规数据库（CLRD） 收录始于 1949 年，数据源自国家信息中心，权威、专业，涵盖国家法律法规、行政法规、地方法规、国际条约及惯例、司法解释、合同范本等。

7. 中外专利数据库（WFPD） 收录始于 1985 年，4500 余万项专利，年增 25 万条，涉及 11 国：中国、美国、澳大利亚、加拿大、瑞士、德国、法国、英国、日本、韩国、俄罗斯；两组织为世界专利组织、欧洲专利局。

8. 中国机构数据库（CIDB） 中国企业、公司及产品数据库，国内企业信息，中国科研机构数据库，国内科研机构信息，中国科技信息机构数据库，我国科技信息、高校图书情报单位信息，中国中高等教育机构数据库，国内高校信息。

（二）基本检索

同中国知网一样，输入万方数据库网址，展现出的就是基本检索页面。

检索首页中，提供了期刊、学位、会议、专利等数据库，且都提供了相应的数据库介绍。检索时，可以选择全部数据库进行检索，也可以选择单个数据库进行检索，但这里无法提供多个数据库同时检索。

在检索结果中，点击右侧导航中的"学科分类"中的药学相关导航进行过滤。万方与知网一样，也支持二次检索，即在结果中检索。

（三）高级检索

在高级检索中，可以同时选择若干个数据库进行检索。除此之外，万方数据库还提供了中英文扩展和主题词扩展功能。中英文扩展可根据输入的中文自动匹配英文，主题词扩展主要是对输入的主题词进行同义词检索，这两个功能的主要作用是提高查全率（图 6-5）。

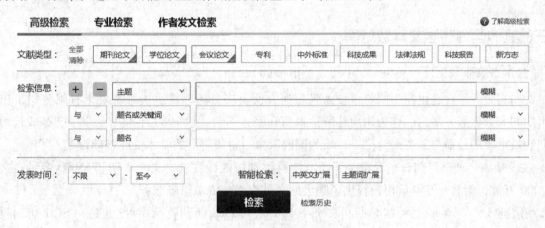

图 6-5 万方高级检索页面

（四）专业检索

1. 检索字段 主题、题名或关键词、题名、第一作者、作者单位、作者、关键词、摘要、DOI 等。

❓ 想一想

在万方数据库的专业检索中，与中国知网的不同点是什么？

答案解析

2. 运算符 万方检索运算符仅提供布尔逻辑运算符、精确/模糊查找运算符。由于检索功能优化，平台不再支持运算符（*／+／^）的检索，用大小写（and/or/not）代替，（*／+／^）将会被视为普通检索词。

如查找屠呦呦关于青蒿素的论文发表情况，可直接点击"关键词"和"作者"进行输入。检索结果可以根据相关度、出版时间和被引频次进行排序（图6-6）。

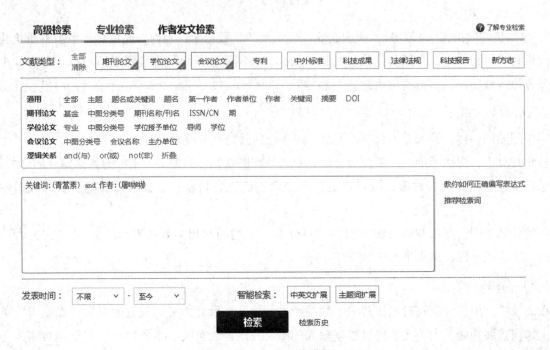

图6-6 万方专业检索页面

三、其他国内药学文献数据库

（一）维普文献数据库（http：//www.cqvip.com）

中文期刊服务平台是由原中国科学技术情报研究所重庆分所，现重庆维普资讯有限公司推出的中文学术期刊大数据服务平台。作为国内首家学术期刊服务平台，从1989年推出至今，已经成长为中文学术期刊最重要的传播与服务平台之一，成为国内教育、科研重要的学术资源基础设施。

1. 收录规模 截至目前，平台覆盖了所有学科类别，累计收录中文学术期刊15000余种，文献总量近7000万篇，为教育及科研用户提供了强大的文献检索与资源保障服务。

2. 核心收录 平台的北大核心期刊收录率100%，CSSCI期刊收录率99.8%，CSCD期刊收录率98%，为查收查引和科技查新工作提供了有力支撑。

3. 独家资源 平台独家收录期刊约3900种，涉及现刊、停刊、内刊。

4. 原文保障 平台提供在线阅读、下载PDF、HTML阅读、文献传递等多种全文使用方式，有效保障了用户的全文内容获取需求。

5. 学科分类 中文期刊服务平台以《中国图书馆分类法》（第五版）为标准进行数据标引，形成35个一级学科、457个二级学科的学科分类体系，能够满足全学科、各领域用户的中文期刊服务需要。

6. 收录时限 1989年开始收录至今，逾3000种期刊收录至创刊时间。

（二）中国生物医学文献数据库（http：//www.sinomed.ac.cn）

中国生物医学文献数据库（CBM）是中国医学科学院医学信息研究所开发研制的综合性医学文献

数据库。收录 1978 年以来 1600 多种中国生物医学期刊，以及汇编、会议论文的文献题录，年增长量约 40 万条。学科覆盖范围涉及基础医学、临床医学、预防医学、药学、中医学及中药学等生物医学的各个领域。该数据库全部题录均根据美国国立医学图书馆最新版《医学主题词表》、中国中医研究院中医药信息研究所《中国中医药学主题词表》，以及《中国图书馆分类法·医学专业分类表》进行主题标引和分类标引。

中国生物医学文献服务系统由中国医学科学院医学信息研究所/图书馆研制，2008 年首次上线服务，整合了中国生物医学文献数据库（CBM）、中国生物医学引文数据库（CBMCI）、西文生物医学文献数据库（WBM）、北京协和医学院博硕学位论文库（PUMCD）等多种资源，是集文献检索、引文检索、开放获取、原文传递及个性化服务于一体的生物医学中外文整合文献服务系统。

1. 数据深度揭示、准确规范　SinoMed 一贯注重数据的深度揭示与规范化处理。根据美国国立医学图书馆《医学主题词表》（MeSH）中译本、中国中医科学院中医药信息研究所《中国中医药学主题词表》以及《中国图书馆分类法·医学专业分类表》，对收录文献进行主题标引和分类标引，以更加深入、全面地揭示文献内容。同时，CBM 还对作者、作者机构、发表期刊、所涉基金等进行规范化处理，标识第一作者、通讯作者，持续提升作者、机构、期刊、基金检索的准确性与全面性。

2. 检索功能强大、方便易用　系统进一步优化跨库检索、快速检索、高级检索、智能检索、主题词表辅助检索、主题与副主题扩展检索、分类表辅助检索、多维限定检索、多维筛选过滤、多知识点链接等文献检索功能，丰富拓展被引文献主题、作者、出处、机构、基金等引文检索功能，新增检索词智能提示、通讯作者/通讯作者单位检索、检索表达式实时显示编辑等功能，使检索过程更快、更便捷、更高效，检索结果更细化、更精确。

3. 全文服务方式多样、快捷高效　在整合多种原文链接信息的基础上，继续拓宽全文获取路径，立足中国医学科学院医学信息研究所/图书馆的丰富馆藏，依托国家科技图书文献中心（NSTL）及与维普等数据服务商的合作，建立起强大的全文服务系统。通过 SinoMed，用户能在线阅读协和医学院硕博士学位论文，直接链接维普、万方医学网/万方数据知识服务平台、编辑部、出版社等文献原文（含 OA 期刊），或通过申请付费方式进行文献传递。全文服务方式多样，快捷高效。

4. 个性化服务　是 SinoMed 为用户提供的一项非常重要的功能。用户注册个人账号后便拥有"我的空间"，享有检索策略定制、检索结果保存和订阅、检索内容主动推送及邮件提醒、学术分析定制等个性化服务。通过"我的空间"，用户还可以向 SinoMed 反馈意见和建议。

（三）中国药品注册数据库（https：//www.drugfuture.com/cndrug/）

涵盖了目前为止所有在国内批准注册上市的药品，可查询国家药品监督管理局批准的所有国产药品和进口药品数据，包括已注销或撤销的国产药品与进口药品。

1. 检索条件　支持模糊查询和组合查询，各条件间关系为逻辑"与"。例如在智能搜索栏中输入"头孢呋辛酯片"或"Cefuroxime Axetil Tablets"，即可查询所有在国内上市的头孢呋辛酯片注册情况。

2. 检索结果

（1）国产药品注册数据库　包括批准文号、原批准文号、药品本位码、本位码注释、产品名称、英文名称、商品名、生产厂家、生产地址、规格、剂型、类别、批准日期等。

（2）进口药品注册数据库　包括注册证号、原注册证号、产品名称（中文）、产品名称（英文）、商品名（中文）、商品名（英文）、剂型（中文）、规格（中文）、注册证号备注、包装规格（中文）、生产厂商（中文）、生产厂商（英文）、厂商地址（中文）、厂商地址（英文）、厂商国家（中文）、厂商国家（英文）、分包装批准文号、发证日期、有效期截止日、分包装企业名称、分包装企业地址、分包装文号批准日期、分包装文号有效期截止日、产品类别、药品本位码、药品本位码备注等。

本数据库包含国内到目前为止已上市的全部药品，将帮助用户快速获知某药品及相关药品在国内注册、审批等方面的重要信息。

（四）马丁代尔大药典（https：//www.drugfuture.com/mt/）

本数据库基于马丁代尔大药典（Martindale：The Complete Drug Reference）设计。本专著是由英国大不列颠药物学会（The Pharmaceutical Society of Britain）的药物科学部（Department of Pharmaceutical Science）所属的药典出版社（The Pharmaceutical Press）编辑出版的一部非法定药典。全书分为三个部分：第一部分为医院制剂，按药物作用类别分类；第二部分为辅助药物部分，按字顺排序；第三部分为专利药物部分。书末附有厂商索引、药物临床用途索引和总索引。

该数据库收录了 5500 多篇药物专论、6 万种专利制剂、600 种疾病治疗顾问、200 篇草药专论、5000 种草药制剂和 32 个国家的 10900 多家生产商的信息。可方便、快捷地检索药品的用法、副作用、分子式、同义药名、制造商及商品名信息。

第三节　常用的国外药学文献数据库

一、美国化学文摘数据库

从事化学工作的人们认为：开启一项所谓新的化学领域的研究，90% 以上的基础性工作可以在 CA 上找到答案。正因如此，CA 才引起人们的重视。CA 收录了全世界 98% 的化学化工文献，拥有 CA 的查询渠道、熟练地查询 CA 成为化学工作者梦寐以求的技能。

（一）简介

化学文摘（Chemical Abstracts，CA）是世界上最大的化学文摘库，也是目前世界上应用最广泛，最为重要的化学、化工及相关学科的检索工具。创刊于 1907 年，由美国化学学会化学文摘社（Chemical Abstracts Service，CAS）编辑出版，CA 报道的内容几乎涉及化学家感兴趣的所有领域，除包括无机化学、有机化学、分析化学、物理化学、高分子化学外，还包括冶金学、地球化学、药物学、毒物学、环境化学、生物学以及物理学等诸多学科领域。

（二）特点

1. 收藏信息量大，收录范围广　CA 年报道量最大，物质信息也最为丰富。期刊收录多达 9000 余种，还包括来自 47 个国家和 3 个国际性专利组织的专利说明书、评论、技术报告、专题论文、会议录、讨论会文集等，涉及世界 200 多个国家和地区的 60 多种文字文献。到目前为止，CA 已收文献量占全世界化工化学总文献量的 98%。

2. 检索多样，报道迅速　CA 的检索途径非常多，共有 10 多种索引内容，用户可根据手头线索，利用这些索引查到所需资料。自 1975 年第 83 卷起，CA 的全部文摘和索引均采用计算机编排，报道时差从 11 个月缩短到 3 个月，美国国内的期刊及多数英文书刊在 CA 中当月就能报道。网络版 SciFinder 更是使用户可以查询到当天的最新记录。CA 的联机数据库可为读者提供机检手段进行检索，大大提高了检索效率。

（三）基本检索

SciFinder 访问网址为 https：//scifinder.cas.org，是一个研发应用平台，由美国化学会（简称 ACS）

旗下的美国化学文摘社（CAS）出品，提供全球最大、最权威的化学及相关学科文献、物质和反应信息。涵盖了化学及相关领域如生物医药、工程、材料科学、农业科学等多学科、跨学科的科技信息。收录的文献类型包括期刊、专利、会议论文、学位论文、图书、技术报告、评论和网络资源等。收录所有已公开披露、高质量且来自可靠信息源的信息，由 CAS 科学家分析文献的每一个细节并加以标引，无须担心遗漏任何关键信息。

1. 主题检索

（1）选择"Research Topic"，输入关键词。不同的是，主题词是用介词进行连接，而不是用布尔逻辑检索符进行链接，介词可以使用 of、with、to、in，输入检索框后，点击"Search"（图 6 – 7）。

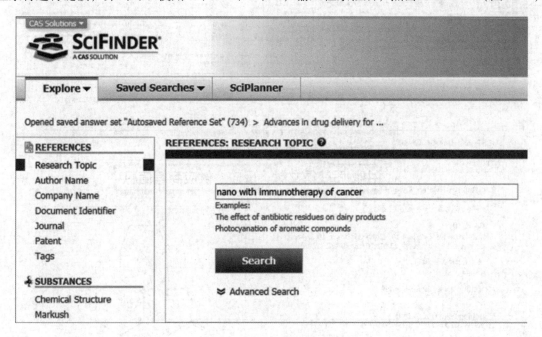

图 6 – 7 Search 主题检索

（2）主题检索的候选项。Concept，数据库后台会自动对输入主题词的同义词、近义词进行扩展。Closed associated with one another，表示两个关键词出现在同一个句子中；Were present anywhere in the reference，表示两个关键词出现在同一条记录的任意位置。

（3）文献筛选。可从 Analyze 分析（包含作者、期刊来源、数据库、作者单位等 12 种选项）；同时可根据 refine 选项（包含主题、作者、单位、出版年份等 7 种选项）二次筛选结果；根据 Categorize 学科分类工具，根据索引词进行二次筛选。

（4）通过文献详情，除可获得文献题名、摘要外，还可以获得文献中标引的重要概念、重要物质、反应和引文等。可根据"get substance"获取物质信息，"get reaction"获取反应式，"get related citation"获取相关文献，"get full text"获取原文（图 6 – 8）。

2. 物质检索 检索途径包含结构式、分子式、物质理化属性及物质标识符，物质标识符包含 CAS RN 和化学名称，化学名称可以是通用名称、商品名、俗名，以物质标识符检索为例。

（1）一次最多可输入 25 个物质，每行一个物质标识符。

（2）通过物质获得文献、反应、供应商等文献，同样也可以进行文献分析，再次进行 refine（限定）操作（图 6 – 9）。

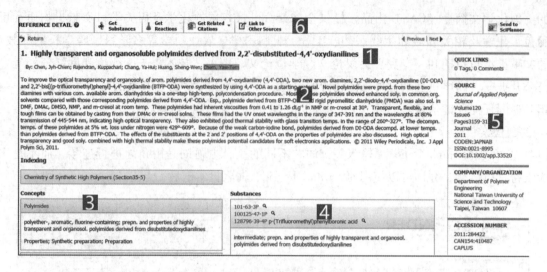

图 6 – 8　SciFinder 文献记录

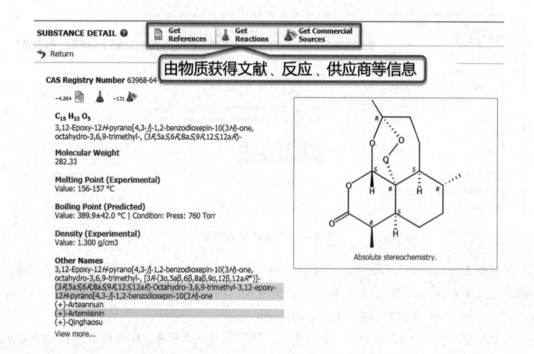

图 6 – 9　SciFinder 物质检索

3. 反应检索　检索途径为反应结构式。通过上述介绍，还可以通过文献检索详细页中的检索物质 get reaction（获取反应式），也可以通过物质检索详情页获取反应。

（1）点击"reaction structure"，进入反应检索式界面。

（2）输入反应式。系统提供了专门的反应式输入对话框，可利用该对话框绘制反应式。

（3）检索结果查看。对检索结果进行浏览查看，发现同一反应出现在不同的文献中。检索结果也可以 Analyze 和 refine 功能进行分析和二次检索。

（4）点击"group by document"，对检索结果进行分析，对该反应式进行文献归类（图 6 – 10）。

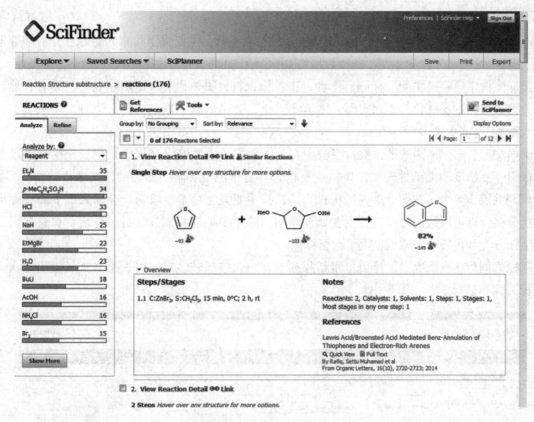

图 6 – 10　SciFinder 反应检索

（四）高级检索

点击"Advanced Search"，通过限定项［如出版年、文献类型、语言、作者名和（或）公司名］限定检索范围。除非检索要求非常明确，通常不建议在一开始检索时就使用限定项，这样就可以先获得比较全面的结果集。如果有需要，可以在后面通过使用 Refine 功能限定结果集。

二、美国生物科学信息服务引文数据库 📱微课2

（一）简介

BIOSIS Preview 数据库（简称 BP）是由美国生物科学信息服务社（BIOSIS）生产的世界上最大的有关生命科学的文摘和索引数据库，带有摘要和引文索引。该数据库对应的出版物是《生物学文摘》（Biological Abstracts）和《生物研究索引》（BIOSIS Citation Index）。三者之间的关系可以看作 Biological Abstracts 是未数据化的版本，BIOSIS Preview 是 Biological Abstracts 数据化后的版本，BIOSIS Citation Index 是 BIOSIS Preview 建立索引后的版本。

该数据库收录了世界上 100 多个国家和地区的 5500 多种期刊和 1650 多个会议的会议录与报告，每年大约增加 50 万条记录。报道的学科范围广泛，涵盖所有生命科学内容，其中包括（不局限于这些学科）空间生物学、农业、解剖学、细菌学、行为科学、生物化学、生物工程、生物物理、生物技术、植物学、细胞生物学、临床医学、环境生物学、实验医学、遗传学、免疫学、微生物学、营养学、职业健康、寄生虫学、病理学、药理学、生理学、公共健康、放射生物学、系统生物学、毒理学、兽医学、病毒学、动物学。内容偏重于基础和理论方法的研究。其中约 2100 种生物学和生命科学的出版物为完全收录，另外 3000 种出版物只收录其中有关生命科学的内容。其网址为 https://app.webofknowledge.com。

（二）基本检索

Web of Science 平台是 BIOSIS Previews 数据库的检索平台，主要提供检索、追踪、分析和管理的功能。进入 Web of science 检索界面，选择数据库 BIOSIS Citation Index 数据库。

该数据库检索途径：主题、标题、作者、作者标识符、团体作者、出版物名称、编者、地址、出版年、分类数据、主要概念、概念代码、化学和生化、会议信息、识别代码、语种、文献类型、分类注释、入藏号、PubMed ID。

与国内文献数据库不同的是，检索字段中有分类数据、主要概念和概念代码。该检索字段一般都由人工标引，专指度和准确性较高。如"主要概念"是指源自文献中涵盖的广义学科类别。"主要概念"检索词共有 168 个，按照分层树结构排列。选择主要概念检索字段后，在输入框下面会弹出从列表中选择链接，点击该链接可以打开主要概念索引。除主要概念检索途径外，作者、概念代码、研究方向、生物分类和出版物名称也提供了索引标识。

输入检索词后，点击检索，弹出检索结果列表。检索结果较多时，可根据日期、被引频次、使用次数和相关性等进行排序（图 6 - 11）。

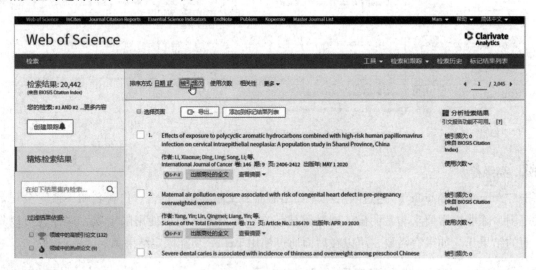

图 6 - 11　BCI 基本检索结果样图

（三）高级检索

使用该文献数据库的检索策略：先从研究课题中提取主要概念，根据主要概念进行检索，形成第一次检索式，然后根据第一次检索得到的结果判断是否进行第二次检索，并将两次的检索式进行组配检索。

进入高级检索中，在高级检索界面下方有检索历史，根据检索式前面的标号进行组配检索。根据检索历史中的检索标号，把检索式标号用逻辑检索符连接在一起，输入高级检索框中（如#1 AND #2），点击检索。然后点击检索历史中#3 中的检索结果即可跳转检索结果列表。点击分析检索结果，可以多次对研究内容的基础和未来走向进行分析。

三、PubMed 医学数据库 ⓔ 微课3

（一）简介

PubMed 是生物医药领域使用最广泛的免费文献检索系统，由美国国立卫生研究院（National Institutes of Health，NIH）管理的美国国家医学图书馆（The United States National Library of Medicine，NLM）

下属的国家生物技术信息中心（National Center for Biotechnology Information，NCBI）开发。PubMed 是一个以网络为基础的检索系统，自 1997 年起免费提供服务，是因特网上重要的免费文献检索系统。其网址为 https：//pubmed. ncbi. nlm. nih. gov。

PubMed 数据库的内容包括 Medline、PreMedline、OldMedline、Publisher supplied citations。提供的数据类型有期刊论文、综述等，以及与其他数据资源链接。这些数据来源于 70 多个国家和地区的 4800 多种生物医学期刊，90% 左右为英文文献，70% ~80% 的文献有著者撰写的英文摘要。其特点是免费提供题录和文摘，可与提供原文的网址链接（部分免费获取），提供检索词自动转换匹配，操作简便、快捷。

（二）基本检索

1. 检索方法 可直接输入关键词、主题词、题名或 DOI 等来进行检索。

2. 检索结果

（1）基本信息 包含作者名单、作者单位、文摘、关键词等信息。该检索页可以作为论文能否正式发表的证明。

（2）被引用文献 是指该文献被其他文献所引用，即其他文献的参考文献。可根据被引文献进一步查看，扩大检索范围（图 6 – 12）。

Cited by 3 articles

Natural Compounds in Glioblastoma Therapy: Preclinical Insights, Mechanistic Pathways, and Outlook.

Zhai K, Siddiqui M, Abdellatif B, Liskova A, Kubatka P, Büsselberg D.

Cancers (Basel). 2021 May 12;13(10):2317. doi: 10.3390/cancers13102317.

PMID: 34065960   Free PMC article.   Review.

Lycorine hydrochloride inhibits melanoma cell proliferation, migration and invasion via down-regulating p21$^{Cip1/WAF1}$.

Shi S, Li C, Zhang Y, Deng C, Tan M, Pan G, Du J, Ji Y, Li Q, Liang H, Liu W, Guo L, Zhao G, Liu Y, Cui H.

Am J Cancer Res. 2021 Apr 15;11(4):1391-1409. eCollection 2021.

PMID: 33948364   Free PMC article.

图 6 – 12 PubMed 基本检索被引用文献页面

（3）文献所引用的文献 即参考文献，可扩大检索范围（图 6 – 13）。

References

1. Gurney J.G., Kadan-Lottick N. Brain and other central nervous system tumors: Rates, trends, and epidemiology. Curr. Opin. Oncol. 2001;13:160–166. doi: 10.1097/00001622-200105000-00005. - DOI - PubMed

2. Stupp R., Hegi M.E., Van Den Bent M.J., Mason W.P., Weller M., Mirimanoff R.O., Cairncross J.G. Changing paradigms—An update on the multidisciplinary management of malignant glioma. Oncologist. 2006;11:165–180. doi: 10.1634/theoncologist.11-2-165. - DOI - PubMed

3. Goodwin C.R., Lal B. Crizotinib and erlotinib inhibits growth of c-Met+/EGFRvIII+ primary human glioblastoma xenografts. Clin. Neurol. Neurosurg. 2018;171:26–33. doi: 10.1016/j.clineuro.2018.02.041. - DOI - PubMed

4. Cruickshanks N., Zhang Y., Hine S., Gibert M., Yuan F., Oxford M., Grello C., Pahuski M., Dube C., Abounader R., et al. Discovery and therapeutic exploitation of mechanisms of resistance to MET inhibitors in glioblastoma. Clin. Cancer Res. 2019;25:663–673. doi: 10.1158/1078-0432.CCR-18-0926. - DOI - PMC - PubMed

图 6 – 13 PubMed 基本检索参考文献页面

（4）文献中所标引的 MESH 词表 包含主题词和副主题词，主题词在前，副主题词在后，二者用斜杠分开，如 cell survival / drug effect。可根据 MESH 词表扩大或缩小检索范围（图 6 – 14）。

MeSH terms

> Animals
> Apoptosis / drug effects
> Cell Cycle / drug effects
> Cell Line, Tumor
> Cell Movement / drug effects
> Cell Proliferation / drug effects
> Cell Survival / drug effects
> Cell Transformation, Neoplastic / genetics
> Cell Transformation, Neoplastic / metabolism
> Disease Models, Animal
> Extracellular Signal-Regulated MAP Kinases / metabolism
> Female
> Glioblastoma / metabolism*
> Glioblastoma / pathology
> Humans
> Mice

图 6 – 14　PubMed 基本检索文献中标引的 MeSH 词表

（5）文献中标引的物质　文献中所提及的物质在检索结果中会予以列出，可根据该物质继续进行在 PubMed 中检索或在 Mesh 词表中检索。在 PubMed 中检索，以检索到包含该物质的文献，扩大检索范围。在 Mesh 词表中检索，可以找到与该物质的同义词或扩展词。

（6）相似文献　与该文献具有很高相似度的文献，可扩大检索范围。

（三）高级检索

1. 进入高级检索界面　选择对应的检索途径，以布尔逻辑运算符把要检索的条件加入检索框中，点击检索。检索之后，会在下面的检索历史中呈现检索式，并且为该检索式编制序号，用户可继续根据检索历史中编制的检索序号进行布尔逻辑组合后，进行二次检索，则可缩小检索范围。

2. 检索结果　点击 pdf 可获取原文。在下载全文的过程中，如果提供的原文链接是外部的，那么就需要相应的权限才可以进行全文下载，并非所有的文献都可以免费下载，只有标记了"free"字样的文献才可以全文下载。

四、其他国外药学文献数据库

1. Embase 文摘数据库　全称 Excerpta Medica Database，由荷兰爱思唯尔（Elsevier）公司出版，是印刷型检索工具 Excerpta Medica（荷兰《医学文摘》）的电子版。Embase 包含全部 Medline 的内容，共计涵盖 8600 种期刊以及 7000 多个会议，超过 295 万条的会议摘要（自 2009 年起），其中 2900 种期刊在 Medline 中无法检索到。覆盖各种疾病和药物信息，尤其涵盖了大量北美洲以外的（欧洲和亚洲）医学刊物。Embase 纳入最新综合性循证内容与详细的生物医学索引，确保搜索到的所有生物医学循证都是重要、实时的相关信息。拥有 1800 多万条 EMBASE 和 MEDLINE 文献记录（无重复），其中 80% 的记录有文摘，以及强大的疾病检索和药物检索。一部 EMTREE 生命科学辞典包含超过 4.5 万条药物与医学术语、1 万条代码和大约 20 万条同义词，令使用者在 EMBASE 和 MEDLINE 中可轻松检索。每日添加 2000 多条记录，每年添加 60 多万条记录。其网址为 https：//www. embase. com。

2. Science Citation Index　即 SCI，是美国科学信息研究所（Institute for Scientific Information，ISI）出版的一部世界著名的期刊文献检索工具，其出版形式包括印刷版期刊和光盘版及联机数据库，还发行了互联网上 Web 版数据库。SCI 收录全世界出版的数、理、化、农、林、医、生命科学、天文、地理、环境、材料、工程技术等自然科学各学科的核心期刊约 3500 种。ISI 通过严格的选刊标准和评估程序挑选刊源，而且每年略有增减，从而做到 SCI 收录的文献能全面覆盖全世界最重要和最有影响力的研究成果。ISI 最有影响力的研究成果，指的是报道这些成果的文献大量地被其他文献引用。为此，作为一部检索工具，SCI 一反其他检索工具通过主题或分类途径检索文献的常规做法，设置了独特的"引文索引"（Citation Index）。即通过先期的文献被当前文献的引用，来说明文献之间的相关性及先前文献对当前文献的影响力。以上做法使得 SCI 不仅作为一部文献检索工具使用，而且成为科研评价的一种依据。科研机构被 SCI 收录的论文总量，反映整个机构的科研，尤其是基础研究的水平；个人论文被 SCI 收录的数量及被引用次数，反映个人的研究能力与学术水平。其网址为 https：//www. webofknowledge. com。

👁 看一看

Web of Science

1997 年，Thomson 公司将 SCI（Science Citation Index，创立于 1963 年）、SSCI（Social Science Citation Index，创立于 1973 年）以及 AHCI（Arts & Humanities Citaion Index，创立于 1978 年）整合，利用互联网开放环境，创建了网络版的多学科文献数据库——Web of Science。2016 年 7 月，Onex Corporate 与 Baring Private Equity Asia 完成对 Thomson Scientific 的收购，将其更名为科睿唯安（Clarivate Analytics）。Web of Science 推出的影响因子（Impact Factor，IF）现已成为国际上通用的期刊评价指标，它不仅是一种测度期刊有用性和显示度的指标，而且是测度期刊的学术水平，乃至论文质量的重要指标。一种期刊的影响因子，指的是该刊前两年发表的文献在当前年的平均被引用次数。一种刊物的影响因子越高，其刊载的文献被引用率就越高，一方面说明这些文献报道的研究成果影响力大，另一方面也反映该刊物的学术水平高。因此，JCR 以其大量的期刊统计数据及计算的影响因子等指数，成为一种期刊评价工具。

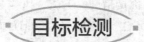

答案解析

一、单选题

1. 下列文献数据库中，属于书目数据库的是（ ）

　　A. 中国知网文献数据库　　　　B. 万方文献数据库　　　　C. 维普文献数据库

　　D. 中国生物医学文献数据库　　E. MEDLINE

2. 下列不属于中国知网文献数据库基本检索途径的是（ ）

　　A. 题名　　　B. 著者　　　C. 关键词　　　D. 作者单位　　　E. 文献来源

3. 按照中图法分类标准，文献数据库分类检索中，药学的分类号为（ ）

　　A. R1　　　B. R3　　　C. R5　　　D. R6　　　E. R9

4. 如检索"我国网上药店的现状调查"相关期刊论文，下列查准率最高的专业检索式是（ ）

　　A. TI %" 中国"AND TI %"网上药店"AND TI %"现状"

　　B. TI %" 中国"OR TI %"网上药店"OR TI %"现状"

　　C. TI %" 中国"AND TI %"网上药店"OR TI %"现状"

　　D. TI %" 中国"OR TI %"网上药店"AND TI %"现状"

　　E. TI %" 中国"AND TI %"网上药店"NOT TI %"现状"

5. 化学文摘数据库的检索工具是（ ）

　　A. PubMed　　　　　　　　　B. SciFinder　　　　　　　　C. SinoMed

　　D. CNKI　　　　　　　　　　E. SpringerLink

6. 中国知网获取的全文格式是（ ）

　　A. JPG　　　B. PDF　　　C. EXE　　　D. PPT　　　E. TXT

7. 关于中国知网文献数据库，下列说法正确的是（ ）

　　A. 中国知网数据库可以在有互联网的地方进行检索浏览

　　B. 中国知网数据库不可以以基金名称进行检索

　　C. 中国知网数据库可以用分子式作为检索途径进行检索

D. 中国知网数据库可检索化学反应

E. 中国知网是免费的数据库，可以免费获取原文

8. 关于 PubMed 文献数据库，下列说法正确的是（　　）

　　A. 该数据库是免费的数据库，所有文献可免费获取全文

　　B. 该数据库无法进行高级检索

　　C. 该数据库检索结果可用题名进行排序显示

　　D. 该数据库可进行时间限定的二次检索

　　E. 该数据库必须在限定的 IP 范围内访问

二、多选题

1. 按照文献内容或者外部特征某一方面的特点分类，文献数据库可分为（　　）

　　A. 书目数据库　　　　　　　　B. 事实数据库　　　　　　　　C. 数值数据库

　　D. 全文数据库　　　　　　　　E. 多媒体数据库

2. 世界著名的三大科技文献检索系统是指（　　）

　　A. SCI　　　　B. EI　　　　　C. CNKI　　　　D. CA　　　　E. ISTP

3. 下列说法中正确的是（　　）

　　A. 查全率越高，查准率越高　　　　　　　B. 查全率越低，查准率越低

　　C. 查全率越高，查准率越低　　　　　　　D. 查全率越低，查准率越高

　　E. 查全率和查准率成反比例关系

4. 万方文献数据库提供的检索方法有（　　）

　　A. 基本检索　　B. 高级检索　　　C. 专业检索　　　D. 句子检索　　　E. 二次检索

三、问答题

1. 简述文献数据库的评价内容。

2. 简述中国知网文献数据库收录的子库名称。

3. 提高查准率的方法有哪些？

4. 通过检索，简要说明三大检索工具的内涵。

（张　波）

书网融合……

　重点回顾　　　微课1　　　微课2　　　微课3　　　习题

项目七 特种文献信息检索

学习目标

知识目标：

1. 掌握 特种文献的内容；专利的概念、特征及类型；国内专利的相关资源及检索方法；标准的分类；国内标准、会议文献及学位论文的相关资源及检索方法。

2. 熟悉 专利分类法；国外专利的相关资源及检索方法；国外标准、会议文献及学位论文的相关资源及检索方法。

3. 了解 专利文献的基本知识；标准、会议文献及学位论文的类别及其特点。

技能目标：

能够高效准确地获取特定需求的特种文献，为药学相关活动服务。

素质目标：

培养学生对特种文献检索和利用能力；具备知识产权意识及创新能力。

导学情景

情景描述： "养血清脑颗粒"是 A 公司采用最新工艺独家研制生产的现代中药，1999 年获国家发明专利（专利号：ZL93100050.5）。2005 年 3 月，A 公司发现 B 公司上市了同名养血清脑颗粒。2005 年 5 月，A 公司向北京市高级人民法院提起发明专利侵权诉讼。北京市高级人民法院判决 B 公司自判决生效日起停止制造、许诺销售行为，并且按原告方要求进行赔偿。

情景分析： B 公司主观上具有侵权的故意，客观上实施了侵犯他人专利权的行为，应当承担相应的民事责任。A 公司采用最新工艺研制生产新药，并及时申请发明专利保护，公司知识产权战略显成效。

讨论： 1. 养血清脑颗粒的独家新工艺是如何申请发明专利的？

2. 如何检索专利文献？如何布局知识产权战略？

学前导语： 这是我国中药产业领域首例知识产权侵权案由法院判决原告胜诉，它标志着我国中药知识产权保护取得了新进展。由此可见，创新需要及时申请专利保护，"仿制"需谨慎避开专利保护。

第一节 专利及专利文献检索

PPT

一、专利的基本知识

（一）专利

1. 专利的概念 专利（patent）一词源于拉丁语 Litterae Patentes，意为公开的信件或公共文献，是中世纪君主用来颁布某种特权的证明。专利是受法律保护的发明创造专有的权利，是指一项发明创造向本国或国外的专利主管部门提出申请，经审查合格批准，由该主管部门向专利申请人授予在规定的时间内，对该项发明创造享有的专有权。

2. 专利的含义 广义的专利包括专利权、专利发明和专利文献，狭义的专利是专利权的简称。专利属于一种知识产权，包括三重含义。

（1）专利指国家专利主管机关授予申请人在一定时间内享有的，他人不准任意制造、使用或者销售其专利产品或使用其专利方法的权利；是专利权人对其发明创造所享有的专有权，主要强调在法律层面上的权利。

（2）专利指受到专利法保护的发明创造或专有技术。某些专有技术或技术秘密不适合申请或持有人不愿意申请专利，则不属于专利，不受专利法保护，其被保护程度和被保护时间只与持有人的保护方式有关。

（3）专利指专利局颁发的确认申请人专利权的专利证书，或指记载有发明创造内容的专利文献，指具体的物质文件。

3. 专利的特征

（1）独占性 也称专有性或排他性，是指专利权人对其专利产品享有独占性的制造、使用、销售和进口等实施权。非专利权人要想使用他人的专利技术，必须依法取得专利权人的授权或许可。一项发明的专利只能授予一次，具有独占性。

（2）地域性 是对专利的空间限制，是指一个国家或一个地区所授予和保护的专利权，仅在该国或地区的范围内有效，对其他国家和地区不发生法律效力，其专利权是不被确认与保护的。如果专利权人希望在其他国家享有专利权，则必须依照其他国家的法律另行提出专利申请。除非加入国际条约及双边协定另有规定，任何国家都不承认其他国家或者国际性知识产权机构所授予的专利权。

（3）时间性 指任何专利的保护都有一定的法律期限，即专利权人对其发明创造所拥有法律赋予的专有权只在法律规定的期限内有效。多数国家自专利申请之日起，发明专利的保护期限是20年，实用新型和外观设计专利是10年。

药品专利可适当延长。美国规定FDA批准的药品专利保护可延长5年，但不超过产品上市之日后的14年，日本与美国类似，最多可延长5年。欧洲共同体规定自1993年1月2日以来的药品专利在获得有关卫生部门的生产许可后，如果专利保护期不足15年，可以延长5年。

4. 专利的申请、审批和授予

（1）专利的申请 申请人就一项发明创造要求获得专利权的，应当按照《中华人民共和国专利法》及《中华人民共和国专利法实施细则》的规定向专利局提出专利申请，准备好专利申请文件以及其他文件，在规定期限内向专利局提交并缴纳规定的费用。

申请人可以直接面交，或通过邮寄的方式向国家知识产权局递交专利申请，也可以通过设在地方的代办处递交专利申请。国家知识产权局于2004年3月12日建立了电子申请系统，申请人可通过国家知识产权局政府网站递交专利申请。

（2）专利的审批 一项发明向专利局提出申请后，专利局依照法律程序进行审查和批准，大致分为以下几种。

1）形式审查制 也称登记制，这种审查制只对专利进行形式审查，视其是否符合专利申请的法定程序，申请文件是否符合要求，申请的发明是否属于专利法的保护范围，是否违反法律和社会道德，是否满足发明单一性的要求，是否缴纳了申请费等。

2）实质审查制 不仅进行形式审查，还对发明进行实质性审查，审查时间长。

3）延迟审查制 申请人可以对发明和外观设计专利申请提出延迟审查请求。发明专利延迟审查请求，应当由申请人在提出实质审查请求的同时提出，但发明专利申请延迟审查请求是自实质审查请求生效之日起生效；外观设计延迟审查请求，应当由申请人在提交外观设计申请的同时提出。延迟期限为自提出延迟审查请求生效之日起 1 年、2 年或 3 年。延迟期限届满后，该申请将按顺序待审。必要时，专利局可以自行启动审查程序并通知申请人，申请人请求的延迟审查期限终止。

（3）专利的授予　专利申请要获得授权需要满足形式条件和实质条件。形式条件主要为专利申请文件，以专利法及其实施细则规定的格式，并依照法定程序履行各种必要的手续。实质条件主要为授予专利权的发明和实用新型应当具备新颖性、创造性和实用性的三个条件。

1）新颖性　是指在申请日之前，没有同样的技术在国内外出版物上公开发表过或者以其他方式为公众所知，也没有同样的发明或者实用新型由任何单位或个人向专利局提出过申请，并且记载在申请日以后公布的专利申请文件或者公告的专利文件中。判断发明或者实用新型是否具有新颖性，是以申请日为时间标准的，判断其新颖性的地域标准是在全世界范围内。

2）创造性　是指同申请日以前已有的技术相比，该发明有突出的实质性特点和显著的进步，或该实用新型有实质性特点和进步。所谓实质性特点，就是本质上的差异，而且这种差异对所属技术领域的普通技术人员来说是非显而易见的。发明和实用新型都属于发明的范畴，其主要区别在创造性上。发明所要求的技术水平比较高，而实用新型的技术水平比较低。外观设计的创造性是与现有设计或者现有设计特征的组合相比，具有明显区别。

3）实用性　是指该发明或实用新型能够制造或者使用，同时能产生积极的效果。实用性要求发明必须能够在工业上制造或者在产业部门应用，并且可能产生技术、经济或社会效益。外观设计的实用性是指在工业上能够应用，能够产生积极的社会、经济效果，并能够产生美感。

在国内对提出申请的专利首先要进行初步审查，即对专利申请是否符合专利法规定的形式要求及是否具有明显实质性缺陷进行审查；发明专利初步审查合格后，还需要进行实质审查，实质审查合格即可授予专利权；实用新型和外观设计专利初步审查合格即可授予专利权。用于各种疾病的诊断及治疗的仪器和设备属于机械领域，其他大部分发明专利申请属于化学、生物、医药领域。除科学发现、智力活动的规则和方法，疾病的诊断和治疗方法等按规定不授予专利权外，其他在医疗工作中产生的科技新成果，只要具备新颖性、创造性和实用性，均可申报专利。

❤ 药爱生命

孤独中前行——耿美玉与阿尔茨海默病新药"971"

阿尔茨海默病是继心脑血管疾病和恶性肿瘤之后，老年人致残、致死的第三大疾病。在过去的几十年里，全球各大医药公司投入大量资金针对该病研发新药，都以失败告终。2019 年 11 月，国家药品监督管理局网站发布批准新药"971"（甘露特钠，代号：GV‑971）的上市申请。这是中国原创并获得全球专利保护、国际首个靶向脑‑肠轴的阿尔茨海默病治疗新药，填补了该领域 17 年无新药上市的空白。

新药研发漫长道路上的迷茫、困顿、不被理解和饱受质疑，让耿美玉感到无比的"孤独"，但她的团队却依然充满了坚定和自信的力量，最终，用 2 年时间从海藻多糖降解产物中发现寡糖药物，获得"971"活性分子并验证有效，而后又用近 20 年时间阐明了"971"的作用机制并最终获批上市。

5. 专利权的三类主体

（1）发明人　是指对已经完成的发明创造的实质性特点做出创造性贡献的人。实用新型与外观设计的完成人称为设计人，将发明人和设计人统称为发明人。发明人可以是单独的一个人，也可以是共同完成发明创造的两个以上的人。

（2）申请人　是指按照法律规定有权对发明创造或者设计提出专利申请的人，通常是专利申请人（包括发明人或者设计人、共同完成发明创造或者设计的人、职务发明中的单位、完成发明创造的外国人，以及继受取得申请权的人等）。通常申请人与发明人是同一人，但有时不是。

（3）**专利权人** 是指对于国务院专利行政部门授予的专利享有独占使用、收益和处理权的人。专利权人与发明人、申请人是三个不同的概念。这三类主体可以是同一人，也可以是不同的人。例如，发明人自己申请专利，并获得国务院专利行政部门的批准，那么发明人、申请人和专利权人就是同一人；如果是职务发明或者发明人将专利申请权转让给他人，由单位或者专利申请权受让人申请并获得专利授权，那么申请人和专利权人是同一人，而发明人是另一个人；如果职务发明的单位或者受让人提出专利申请以后，将专利申请权转让给他人，那么发明人、申请人和专利权人就是三个人。

6. 专利的三个日期

（1）**申请日** 是指国务院专利行政部门收到专利申请文件之日。如果申请文件是邮寄的，以寄出的邮戳日为申请日。申请日是判断专利申请是否具有专利性的基准日。

（2）**公开日** 是专利部门经初步审查认为发明专利申请符合专利法规定的，自申请日起满18个月，应将该申请予以公布，该公布日就是公开日。

（3）**授权公告日** 是指专利部门做出授予专利权的决定，发给专利证书，同时予以登记和公告的日期。专利权自公告之日起生效。发明专利是经初步审查后先公布而不进行实质审查，在申请日至公开日这段时间里申请人可以改变自己的专利申请请求，但还没有专利权，只有经实质审查通过并经授权公告后才取得专利权。实用新型和外观设计不需要经过实质审查，经初步审查通过后即授予专利权并予以公告，因此，实用新型和外观设计没有公开日的概念。

（二）专利的类型

专利按其技术上的深度和范围分为多种类型，具体划分各国不尽相同。我国专利法将专利分为发明专利、实用新型专利和外观设计专利三种。

1. 发明专利 是指对产品、方法或者其改进所提出的新的技术方案，包括产品发明、方法发明和用途发明。产品发明是指发明新产品或对已有产品根本性的改进，所谓产品，是指工业上能够制造的，有一定形状和结构的固体、液体、气体之类的物品，不能是无形或虚构的产品。方法发明是指生产加工制造某种产品的方法，可以是一种新产品的制造方法，也可以是一种已有产品的新的制造方法，即指为解决某特定技术问题而采用的手段和步骤的发明。用途发明是指发现了某种产品固有的、但迄今为止未被认识的新的性质或功能，从而可以将该产品应用于新的领域或目的的发明。

2. 实用新型专利 是指对产品的形状、构造或者其结合所提出的适于实用的新的技术方案。实用新型所保护的也是一个技术方案，但其保护范围要窄，实用新型只保护具有一定结构或形状的新产品，不保护不具固定形状的物质或方法。实用新型比较注重实用性，创新水平较低。

3. 外观设计专利 是指对产品的形状、图案或者其结合，以及色彩与形状、图案的结合所做的富有美感并适于工业应用的新设计。

？想一想

在学习和生活中，你有什么发明创造可以申请什么类型的专利？

答案解析

二、国际专利 IPC 分类法

1971年《斯特拉斯堡协定》建立的国际专利分类法（International Patent Classification，IPC）提供了一种由独立于语言符号构成的等级体系，由世界知识产权组织编制，用于按所属不同技术领域对发明专利和实用新型专利进行分类。新版 IPC 于每年 1 月 1 日生效。我国于 1985 年 4 月开始采用 IPC 分类法。

IPC 分类法是目前国际上通用的专利文献分类和检索方法，其特点在于采用了功能和应用相结合的分类方法，以功能性为主、应用性为辅的分类原则，采用"部—分部—大类—小类—主组—分组"的形式逐级分类，共设有 8 个部、20 个分部、118 个大类、621 个小类，主组、分组有 5.8 万多个，形成了完整的等级分类体系（表 7 - 1）。

表 7 - 1　IPC 部与分部类目名称表

部号	部名	分部类目名称
A	人类生活必需	农业，食品与烟草，个人和家庭用品，保健与娱乐
B	作业、运输	分离、混合，成型、印刷，交通运输，微观结构技术、超微技术
C	化学、冶金	化学，冶金，组合技术
D	纺织、造纸	纺织或未列入其他类的柔性材料，造纸
E	固定建筑物	建筑，土层或岩石的钻进、采矿
F	机械工程、照明、采暖、武器、爆破	发动机或泵，一般工程，照明、加热，武器、爆破
G	物理	仪器，核子学
H	电学	无分部

1. 部（section）　是 IPC 的一级类目，每个部都有部号和部名，8 个部依次用大写英文字母 A～H 表示。

2. 分部（subsection）　只有类目名称，不设类号。在 IPC 的 8 个部中，除 H 部"电学"未设分部外，其他部均设有不同的分部。

3. 大类（class）　是 IPC 的二级类目，是对部的进一步细分。大类号由部的类号加 2 位阿拉伯数字组成，例如，A61 医学或兽医学、卫生学。

4. 小类（subclass）　是 IPC 的三级类目，是对大类的进一步细分。小类号由大类号加一个大写英文字母组成。例如，A61B 诊断、外科、鉴定。

5. 主组（main group）　是 IPC 的四级类目，是对小类的进一步细分。小类被细分为若干组，组又分为主组和分组，每个主组的类号是由小类号加上 1～3 位阿拉伯数字及用斜线分开的 00 组成。例如，A61B7/00 表示听诊仪器。

6. 分组（subgroup）　是 IPC 的五级类目，是在主组的基础上进一步细分出来的类目，其类号标记是将主组类号中"/"后的 00 改为其他阿拉伯数字。例如，A61B5/04 表示电听诊器。

为了方便查找 IPC 分类号，每一版的国际专利分类表均配有一本单独出版的《IPC 关键词索引》。通常，检索者在不熟悉所查技术领域的分类情况下，可以借助该索引并结合使用 IPC 分类表，确定分类范围和准确的分类号。索引按关键词字母顺序排列，每个关键词条目后均标有 IPC 分类号。IPC 分类号也可通过世界知识产权组织的专利分类号网站（http：//www.wipo.Int/classifications/zh）进行查找。

三、其他专利分类法

洛迦诺分类法（Locarno Classification，LOC）由《洛迦诺协定》（1968 年）建立，用于对工业品外观设计注册进行国际分类，主要包含 32 个大类和 219 个小类，并视情况附有用法说明。按字母顺序排列的商品目录，载有 5167 个英文条目，不论商品属于哪个大类，均按字母顺序排列，也按大类和小类的顺序排列，在每个小类内按字母顺序排列。该分类法由洛迦诺联盟专家委员会不断修订，并由世界知识产权组织编发。最新版（第十三版）已于 2021 年 1 月 1 日生效。1996 年 9 月 19 日，我国正式加入《建立工业品外观设计国际分类洛迦诺协定》。依照该协定，我国在外观设计专利保存和注册的官方文件及公布的专利文件上标注 LOC 分类号。

练一练7

我国专利法将专利分为（　）

A. 发明专利　　　B. 实用新型专利　　　C. 外观设计　　　D. 商标

答案解析

四、专利文献的基本知识

（一）专利文献的含义

专利文献有广义和狭义之分。广义的专利文献主要包括专利说明书、专利公报、专利索引、专利题录、专利文摘、专利分类表、申请专利时提交的各种文件（如请求书、权利要求书、有关证书等）、与专利有关的法律文件和诉讼资料等；狭义的专利文献是指申请说明书和专利说明书。专利说明书是专利文献的核心和主体，通常人们检索专利文献就是检索专利说明书。专利说明书由扉页、权利要求书、说明书和附图四部分组成，是用来描述发明创造内容和限定专利保护范围的一种官方文件或其出版物。

专利文献包含已经申请或被确认为发现、发明、实用新型和工业品外观设计的研究、设计、开发和试验成果的有关资料，以及包含发明人、专利所有人及工业品外观设计和实用新型注册证书持有人的有关资料的已出版或未出版的文件（或其摘要）的总称。

（二）专利文献的特点

1. 综合情报　专利文献是一种法律信息载体，记录了发明创造的内容及实施效果，揭示了每件专利保护的技术范围，记载了专利的权利人、发明人、专利生效时间等信息，有利于人们依据专利法进行相应的活动。

2. 新颖实用　专利文献记载的都是最新的技术、最前沿的科技，并且专利申请者一般都是在项目或实验即将成功，或是在研究进行时就开始向专利局申请。因此，专利文献对技术的报道要早于其他文献。

3. 质量较高　专利说明书必须符合创新性、新颖性和实用性，才能通过专利部门的审查，因此，专利申请文献在准确性方面高于一般的科技文献。专利申请需要花费大量的时间和金钱，专利申请人在申请专利时会选择真正有价值的发明创造，所以专利文献质量高。

4. 地域限制　专利权的法律效力是有地域限制的，各国的法律效力只能在其管辖范围内生效。专利文献的地域性要求人们在运用专利文献时，一定要按国别或地区进行严格区分。

5. 循环利用　专利文献可以作为申请新的专利、制定企业专利战略的情报源，为国家和产业界提供指导，占领新的专利制高点，利于专利文献良性循环，产生更高级别的专利文献。

（三）专利文献的类型

专利文献按内容性质和加工层次，可分为三类。

1. 一次专利文献　是指各国专利局和国际专利组织出版的各种形式的专利说明书。专利说明书是专利文献的基本和主体，其主要作用如下：①公开新的发明技术信息；②限定专利权的范围，用以寻求法律的保护。

2. 二次专利文献　包括专利公报、专利索引、专利文摘周报及官方有关法律保护状态变更的出版物，由专利局出版发行，通常与一次专利文献同步出版。二次专利文献不仅是对一次专利文献进行内容上的概括，同时也是对一次专利文献内容的补充。

3. 三次专利文献　包括专利分类资料、诉讼类专利文献。《国际专利分类法》是专利国际化和统一化的分类标准，我国自1985年实施专利法以来，就采用IPC分类法对发明专利和实用新型专利进行分类管理。

（四）专利文献的作用

1. 法律作用　专利文献是专利局审查人员判定一项专利申请是否符合新颖性条件的主要依据，也是专利申请人在申请前进行自我查新的主要依据。专利文献中含有大量的工业产权信息，这些权利信息是其他信息源无法提供的。所谓权力信息，是指专利文献中包含的有关发明人、专利权人、专利保护期、专利权保护范围等信息，这类信息对于判定某项新技术的应用或某种技术、产品的进出口是否会构成对他人权利的侵犯等，显得极为重要。同时，专利说明书中的权项部分是判决专利侵权诉讼案的唯一强有力的证据。

2. 经济信息作用　一个机构的专利申请及有效专利的多少，反映了该机构的科研实力，了解这些信息，有利于技术引进和出口。例如，当引进国外技术和设备时，应事先比较各国各公司的技术、设备的先进程度以及是否符合我国国情等情况，审视引进技术和设备中专利权所处的状态等，这些都要靠查阅专利文献来确定。利用专利文献可以掌握竞争对手的动态，例如，某公司正在进行哪些技术活动、都有哪些技术储备、专利的实施情况如何等，分析这些情况可为本企业制订生产规划提供依据。

3. 技术信息作用　在科研和生产中遇到技术难题时，可借助专利文献来帮助解决，因为对某一项技术而言，可能有一系列的专利文献，可在这些方案中做出选择，启发自己攻克技术难关。在确定科研项目和新产品时，通过专利检索可避免重复劳动。专利文献也可以用于技术预测，通过研究专利文献，可以明确现有技术的发展水平和趋势，这有助于找到新技术的突破口。专利文献还可用于对企业技术水平的评价。通过对某企业所拥有专利的调研，可分析和评价该企业的技术水平和技术实力。

（五）专利文献的编号

专利文献的编号是指专利局为每一项专利申请或专利文献编制所给出的各种序号的统称。专利文献的编号主要由一些简单的阿拉伯数字组成，数字的排列是有规则的。了解和掌握各种专利文献编号，是检索和获取专利文献的重要途径。

1. 专利国别代码　专利文献中用来表示发行专利说明书的国家和地区性国际组织名称的国际标准代码，一般用两个大写英文字母表示，标注在各国专利号之前，如CN（中国）、FR（法国）、DE（德国）、JP（日本）、UK（英国）、US（美国）、WO（世界知识产权组织）。

2. 申请号　是指国家知识产权局受理一件专利申请时给予该专利申请的一个标识号码。专利申请号用12位阿拉伯数字表示，包括申请年号、申请种类号和申请流水号三个部分。

按照由左向右的次序，专利申请号中的第1~4位数字表示受理专利申请的年号，第5位数字表示专利申请的种类号，第6~12位数字（共7位）为申请流水号，表示受理专利申请的相对顺序。

专利申请号中使用的每一位阿拉伯数字均为十进制。

申请种类号1表示发明专利申请；2表示实用新型专利申请；3表示外观设计专利申请；8表示进入中国国家阶段的PCT发明专利申请；9表示进入中国国家阶段的PCT实用新型专利申请。

专利申请号可与中国国家代码CN联合使用，也可与校验位联合使用。

可以将中国国家代码CN与专利申请号联合使用，以表明该专利申请是由中国国家知识产权局受理。代码CN应位于专利申请号之前，如果需要，可以在CN与专利申请号之间使用1位单字节空格。

校验位是指以专利申请号中使用的数字组合作为源数据，经过计算得出的 1 位阿拉伯数字（0～9）或大写英文字母 X。国家知识产权局在受理专利申请时给予专利申请号和校验位。校验位位于专利申请号之后，在专利申请号与校验位之间使用一个下标单字节实心圆点符号作为间隔符。

例如，CN202110384496.7。CN 为中国国家代码，2021 表示申请年号，第 5 位 1 表示申请的种类为发明专利，第 6～12 位数字 0384496 为申请流水号，最后的 .7 为检验码。

3. 文献种类法律状态代码 发明专利授权为 C（1993 年以前为 A 或 B），实用新型专利授权为 Y（1993 年以前为 U），外观设计专利授权为 D（1993 年以前为 S）。

4. 公开号 专利在形式审查合格后自申请日或优先日起 18 个月内，不管申请人是否请求实质性审查，其申请内容均予以公开，出版专利申请公开说明书，给予公开号。公开号由专利国别代码＋专利类型（第 1 位数）＋流水号（后 6 位数）＋文献种类法律状态代码组成。例如，发明专利申请公开号 CN113117084A。

5. 授权公告号 专利实质性审查合格后，即发授权公告，授权公告号沿用公开号，出版专利申请审定说明书。例如，发明专利授权公告号 CN1084638C、实用新型专利授权公告号 CN2475414Y、外观设计专利授权公告号 CN3100661D。

6. 专利号 正式获得授权的专利编号，我国的专利号沿用其相应的专利申请号，仅在前面加 ZL，例如 ZL91302978.5、ZL201210197502.9。

👁 **看一看**

专利族和专利的优先权

专利族（patent family）是由至少一个优先权相同的、在不同国家或国际专利组织多次申请、多次公布或批准的一组专利文献构成，即不同国家授予同一项技术发明的一组专利（具有不同的专利号）。同一专利族中的每件专利均为该专利族成员，即同一专利族中每件专利文献互为同族专利。同一专利族中最早优先权（最先申请）的专利文献称为基本专利。

优先权是由《保护工业产权巴黎公约》规定的一项优惠权利。它是指同一发明首先在一个缔约国正式提出申请后，在一定期限内（此期限被称为优先权期限。公约规定，发明专利和实用新型专利为 1 年，外观设计专利为 6 个月），再向其他缔约国申请专利时，申请人有权要求将第一次提出的申请日期作为后来提出的申请日期，第一次提出申请的日期称为优先权日。优先权的规定可以使申请人在向国外技术申请时不至于因为其他人在优先权期限内公开和利用该发明创造或提出相同的申请而丧失申请专利的权利。我国于 1985 年加入《保护工业产权巴黎公约》，我国专利申请人向其他缔约国提出专利申请时享有优先权。

五、专利文献的检索

专利文献检索，是指根据一项或数项特征，从大量的专利文献或专利数据库中挑选符合某一特定要求的文献的过程。简而言之，专利文献检索就是有关专利信息的查找。

（一）专利文献检索方法

1. 字段检索 用户可根据已知条件，从专利检索系统提供的检索入口做选择，进行单字段检索或多字段限定检索。专利检索系统通常对每个检索字段均可进行模糊检索，常用"%"（半角百分号）代表一个任意字母、数字或字，也可使用多个模糊字符，且可在输入检索字符串任何位置，首位置可省略。

2. 号码检索　每项专利都有专利编号，包括申请号和文献号。申请号包括申请号、临时申请号、优先申请号、分类申请号、继续或部分继续申请号、增补或再公告专利申请号、复审或再审查请求号等。文献号包括公开号、申请公开号、申请公布号、展出号、审定公告号、授权公告号、专利号、注册号、登记号等。用户可以通过专利文献编号进行检索。

3. IPC 分类检索　用户可以利用 IPC 分类表中的各部、大类、小类等逐级查询感兴趣的类目，点击此类目名称，可得到该类目下的专利检索结果（外观设计专利除外）。检索专利的 IPC 分类号可以登录国家知识产权局（http：//epub. sipo. gov. cn/ipc. jsp），点击 IPC 分类进行查询。

4. 主题检索　利用《国际专利表关键词索引》，查找关键词与分类号的转换，这种方法适用于不熟悉专利分类的用户，直接从技术主题途径查找专利信息。通常在 IPC 分类检索系统中，同时会提供关键词检索，用户可在选中的某类目下，在发明名称和摘要等范围内再进行关键词检索，可以提高检索的准确性。

5. 人名检索　每项专利都有其名称，其相关人员（专利权人、申请人、发明人、受让人、代理人及代理机构）也有自己的名称。因此，可以通过专利或其相关人员的名称对专利文献进行检索。利用人名检索时要注意姓在前，名在后，例如，Cooper Henry。同时，在选择利用人名或公司名称检索时，应避免使用"Inc."或"Corp."这样的缩写词。

（二）国内专利文献检索

1. 国家知识产权局专利检索及分析系统　国家知识产权局网址为 http：//www. cnipa. gov. cn，打开网址直接链接到国内地方知识产权局及国外主要国家和地区的知识产权组织或管理机构的官方专利网站，可提供引文查询、同族查询、法律状态查询等服务；并提供专利检索及分析系统（http：//pss － system. cnipa. gov. cn），该系统收录自 1985 年 4 月 1 日公布的第一件专利申请以来已公布的全部专利信息，包括著录项目及摘要、各种说明书全文及外观设计图形，并提供单页 TIF 格式的专利全文下载。

（1）收录范围　专利检索及分析系统目前收录了中国、美国、英国、法国、俄罗斯、德国、日本、韩国、瑞士、欧洲专利局和世界知识产权组织等 103 个国家、地区和组织的专利数据，同时收录了引文情况、同族专利、法律状态等数据信息。

（2）数据更新　中国专利数据每周三更新，滞后公开日 7 天；国外专利数据每周三更新；同族数据和法律状态数据每周二更新；引文数据每月更新。

（3）检索规则　该系统支持以下检索规则：①逻辑运算符：AND/OR/NOT。②支持截词符（半角字符）：#表示 1 个强制存在的字符；？表示 1 个字符或没有字符；+表示任何长度的字符串。③支持词组检索：用英文双引号""。④可输入多个关键词，中间用空格分隔，空格表示逻辑"或""OR"的关系。⑤申请号格式：专利文献的申请国+申请流水号。⑥公开（公告）号格式：文献的公开国+公开流水号+公布级别。

（4）常规检索　是一种简便、快捷的检索模式，可以快速定位检索对象，该检索方式适用于检索目的十分明确或者初次接触专利检索的用户。为了便于用户检索操作，在常规检索中提供了 7 个检索字段（表 7 -2），分别为自动识别、检索要素、申请号、公开（公告）号、申请（专利权）人、发明人以及发明名称。用户可以根据已知条件，将内容输入相应的检索字段后的对话框中，单击"检索"，就可以检索到相应的专利。如图 7 -1 所示，在"常规检索"页面中选择检索字段为"自动识别"，然后在检索框中输入"基因测序"，最后点击"检索"执行检索操作，即可显示检索结果页面。

表7-2 国家知识产权局专利检索及分析系统常规检索字段表

序号	字段名称	字段功能介绍
1	自动识别	选择该字段进行检索，系统将自动识别输入的检索要素类型，并自动完成检索式的构建，识别的类型包括号码类型（申请号、公开号），日期类型（申请日、公开日），分类号类型（IPC、ECLA、UC、FI\FT），申请人类型，发明人类型，文本类型
2	检索要素	选择该字段进行检索，系统自动在标题、摘要、权利要求和分类号中进行检索
3	申请号	选择该字段进行检索，系统自动在申请号字段进行检索。该字段支持带校验位的申请号或者专利号进行检索。该字段支持模糊检索，并自动联想、提示国别代码信息
4	公开（公告）号	选择该字段进行检索，系统自动在公开号字段进行检索。该字段支持模糊检索，并自动联想、提示国别代码信息
5	申请（专利权）人	选择该字段进行检索，系统自动在申请人字段进行检索。该字段根据输入的关键词自动联想、推荐申请量较高的相关申请人信息
6	发明人	选择该字段进行检索，系统自动在发明人字段进行检索。该字段根据输入的关键词自动联想、推荐申请量较高的相关发明人信息
7	发明名称	选择该字段进行检索，系统自动在发明名称字段进行检索。该字段根据输入的关键词自动联想、推荐相关的发明名称信息

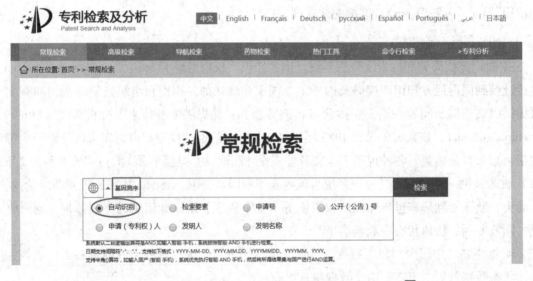

图7-1 国家知识产权局专利检索及分析系统常规检索页面 微课1

（5）高级检索 适用于检索思路比较明确的用户。该检索方式提供14个检索字段，分别是申请号、申请日、公开（公告）号、公开（公告）日、发明名称、IPC分类号、申请（专利权）人、发明人、优先权号、优先权日、摘要、权利要求、说明书、关键词。用户在对应输入框中输入检索内容，或者在检索式编辑区编辑检索式，然后单击"检索"，就可以检索到相应的专利；还可以通过页面左侧的专利类型或者国家和地区等列表限定，获得更加精准的检索结果。

（6）药物检索 基于药物专题库的检索功能，适用于从事医药化学领域研究的用户。用户可以使用此功能检索出西药化合物和中药方剂等多种药物专利。系统提供高级检索、方剂检索和结构式检索等多种检索模式，方便用户快速定位专利文献。匿名用户不能访问药物检索，需注册、登录后方可使用。由于药物数据保存在药物专题库中，与原有检索数据库相互独立，所以不能进行分析。

1）高级检索 在"专利检索及分析"系统页面，单击"药物检索"，系统默认显示"高级检索"。在对应输入框中输入检索内容，或者在检索式编辑区编辑检索式，然后单击"检索"执行检索操作并显示检索结果页面。在检索结果页面中，可以进行显示设置操作过滤文献或者使用详览功能。

2）方剂检索 在上述"药物检索"页面，单击"方剂检索"，进入方剂检索页面。在对应输入框中输入检索内容，或者在检索式编辑区编辑检索式，然后单击"检索"执行检索操作并显示检索结果页面。在检索结果页面中，可以进行显示设置操作过滤文献或者使用详览功能。

（7）检索结果管理 检索结果显示在结果列表页面中，内容包括申请号、申请日、公开（公告）号、公开（公告）日、发明名称、IPC 分类号、申请（专利权）人、发明人、优先权号、优先权日等字段相关信息。用户可以根据关注内容信息设置显示字段，单击可查看文献详细信息、同族信息、引文信息、对比文献、法律状态、申请（专利权）人基本信息等。选定专利，即在页面下方选择浏览文献，可以进行摘要信息阅读及查看专利全文图像。检索结果页面还提供文献选择功能，可选择全部或部分文献进行浏览或加入收藏夹；页面右侧显示检索历史列表和文献收藏夹，均可以 EXCEL 格式导出保存，注册用户登录后，可在系统中保存检索历史和收藏的文献。该系统按照数据范围分类管理检索式信息，类别主要包括中国专利联合检索历史、中国专利检索历史、外国专利检索历史、药物专题检索历史。

（8）专利分析 国家知识产权局专利分析系统可针对不同层次的用户提供专业化、智能化的分析方式，通过专业的专利数据分析模型，快速、准确、全面地在海量专利数据中分析出潜在的信息关系和完整的专利情报链，帮助用户有效地利用专利资源。例如，可以分析出竞争对手在不同区域或国家的技术布局、研究热点和盲点以及市场趋势等，从而提供决策依据。其分析功能包括快速分析、定制分析和高级分析，每个分析模块下面提供多种分析功能。主要从区域、技术领域、申请人、发明人角度分析其趋势、分布、构成等，并以图表的形式直观地显示。每一个功能模块下还可进一步分析，如"快速分析"的"区域分析"，可进一步进行区域构成分析、区域趋势分析、区域技术领域分析、区域申请人分析和区域发明人分析等。

2. 中国知识产权网专利数据库服务平台 由国家知识产权局知识产权出版社创建，其中的专利信息服务平台（http：//search. cnipr. com），是在原中外专利数据库服务平台的基础上，吸收国外先进专利检索系统的优点，采用国内先进全文检索引擎开发完成的，具备强大的检索功能（图7–2）。

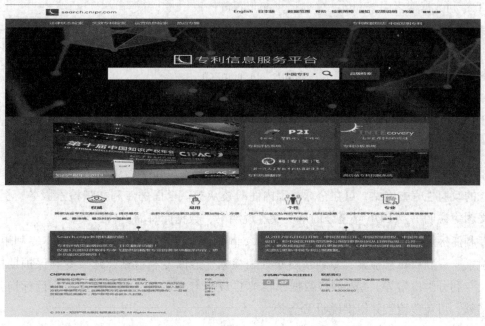

图 7–2 中国知识产权网专利信息服务平台主页

（1）收录范围　专利服务的数据范围涵盖了中国专利（包括中国发明、中国实用新型、中国外观设计、中国发明授权、中国失效专利及中国香港和台湾地区专利）及国外专利（美国、日本、英国、德国、法国、加拿大、瑞士、EPO、WIPO 等 98 个国家和组织）。

（2）检索方法　该平台主要提供简单检索、智能检索、高级检索、法律状态检索、运营信息检索、失效专利检索及热点专题检索等多种检索方式。每种检索方式还提供二次检索、过滤检索、同义词检索等辅助检索。二次检索是在前次检索基础上进行的结果精炼，可多次进行，逐渐缩小检索结果的范围，实现递进检索，提高检索查准率。过滤检索是在本次检索的基础上，过滤掉前次检索结果。二次检索和过滤检索不能同时进行。同义词检索是将名称或者摘要中含有输入的关键词及该关键词的同义词的所有专利检索出来，使用同义词检索可以扩大检索范围，提高检索的查全率。

（3）服务功能

1）检索功能　包括中外专利混合检索（在原平台基础上，检索功能新增法律状态联合检索、即时统计筛选、高亮显示、语义检索、相似性检索、公司代码检索等）、IPC 分类导航检索、中国专利法律状态检索、运营信息检索。检索方式除了表格检索、逻辑检索外，还提供二次检索、过滤检索、同义词检索等辅助检索手段。

2）机器翻译功能　针对英文专利文献，特别开发了机器翻译模块，能对检索到的英文专利进行即时翻译，帮助用户理解专利内容，方便用户检索。需要说明的是，平台上集成的机器翻译是由无人工介入的英译中工具软件完成的，翻译结果仅供参考。

3）分析和预警功能　本平台开发了专利信息分析和预警功能，对专利数据进行深度加工及挖掘，并分析整理出其所蕴含的统计信息或潜在知识，以直观易懂的图或表等形式展现出来。这样，专利数据升值为专利情报，便于用户全面深入地挖掘专利资料的战略信息，制定和实施企业发展的专利战略，促进产业技术的进步和升级。

4）个性化服务功能　包括用户自建专题库、用户专题库导航检索、用户的专利管理等功能。

3. 国内其他专利文献检索网站

专利之星检索系统 http：//www. patentstar. cn

SooPAT 专利数据搜索引擎 http：//www. soopat. com

中国专利信息中心 http：//www. cnpat. com. cn

国家科技图书文献中心专利检索 http：//www. nstl. gov. cn

万方中外专利数据库 http：//www. wanfangdata. com. cn

CNKI 中国专利全文数据库 http：//www. cnki. net

Patentics 专利智能检索分析平台 http：//www. patentics. com

（三）国外专利文献检索

1. 美国专利商标局专利检索系统　美国专利商标局网站（http：//www. uspto. gov）是由美国专利商标局建立的政府性官方网站，可在全球范围内面向公众提供全面的专利文献检索服务，提供 1790 年至今的全文图像说明书及 1976 年至今的全文文本说明书，数据库每周更新一次。

美国专利商标局专利检索系统（http：//patft. uspto. gov）包括专利授权数据库、专利申请数据库、法律状态检索、专利权转移检索、专利基因序列表检索、撤回专利检索、延长专利保护期检索、专利公报检索及专利分类检索等。专利授权数据库收录了 1790 年至最近一周的美国专利商标局公布的全部授权专利文献，可免费检索并提供说明书全文

2. 欧洲专利局专利检索系统（http：//worldwide. espacenet. com）　1998 年 10 月，由欧洲专利局、欧洲专利组织成员国及欧洲委员会合作开发。汇集世界上 90 多个国家、地区和组织的 7000 多万篇

专利文献，其突出特点是通过优先权号检索同族专利，可以实现对多个国家专利信息的一次性检索。该系统数据更新快、覆盖面广、检索方便，可以帮助用户了解世界专利的最新情况，以及查询已有的专利信息。

3. 德温特创新索引数据库（http：//www. webofknowledge. com/diidw）　采用 Web of Science 界面，整合了 Derwent 公司最著名的世界专利索引和专利引文索引，收录了 1963 年以来全球 40 多个专利机构的近 1500 万件专利发明和 3000 多万条专利信息，每周增加经过 Derwent 公司专利专家深度加工的 2.5 万篇专利文献，是国际专利信息收录较全面的数据库。

👁 看一看

PCT 国际检索单位

PCT 是《专利合作条约》（Patent Cooperaion Treaty）的简称，是专利领域进行合作的一个国际性条约。其目的是解决就同一发明向多个国家申请专利时，如何减少申请人和各个专利局的重复劳动。

国际检索单位和国际初审单位的国家局和政府间组织包括美国专利商标局、中国国家知识产权局、欧洲专利局、日本特许厅、俄罗斯联邦工业产权局、澳大利亚知识产权局、奥地利专利局、韩国知识产权局、西班牙专利商标局、瑞典专利与注册局等。

我国于 1994 年加入 PCT，同时国家知识产权局作为受理局、国际检索单位、国际初步审查单位，承担 PCT 中所规定的义务，并行使其权利，接受中国公民、居民、单位提出的国际申请。

国际检索和初步审查指南是关于检索单位和国际初步审查单位的操作指南，每年均有更新，其网址为 http：//www. wipo. int/pct/en/texts/gdlines. html。

（四）国外其他专利文献检索网站

世界知识产权组织（WIPO）https：//www. wipo. int/portal/en/index. html

欧盟知识产权局 https：//www. wipo. int/portal/en/index. html

欧亚专利组织 https：//www. eapo. org/en/

欧洲专利局（EPO）https：//www. epo. org

英国专利局 http：//www. patent. gov. uk

日本特许厅专利局 http：//www. jpo. go. jp

加拿大知识产权局 http：//www. ic. gc. ca/eic/site/cipointernet – internetopic. nsf/eng/Home

德国专利商标局 https：//www. dpma. de

意大利专利商标局 https：//uibm. mise. gov. it/index. php/it/

免费专利在线 http：//www. freepatentsonline. com

智慧芽全球专利数据库 https：//www. zhihuiya. com/products. html

第二节　标准文献检索

PPT

一、标准文献概述

（一）标准的概念

根据《中华人民共和国标准化法》第二条，标准（含标准样品），是指农业、工业、服务业以及社会事业等领域需要统一的技术要求。是为了在一定范围内获得最佳秩序，经协商一致制定并由公认机构批准，为各种活动或其结果提供规则、指南或特性，供共同使用和重复使用的一种文件。它以科学、技术和实践经验的综合成果为基础，以促进最佳社会效益为目的。

👁 **看一看**

现代标准产生于 20 世纪初期。1901 年，英国成立了世界上第一个全国性的标准化机构。到目前为止，标准化已得到世界各国的广泛认可，被世界公认为最有影响的两个国际标准化机构是国家标准化组织（ISO，成立于 1947 年，世界上大多数国家都已加入）和国际电工委员会（IEC，成立于 1906 年）。我国于 1957 年成立了国家标准局，1958 年颁布了第一批国家标准，1978 年 9 月加入了国际标准化组织，并制定了《中华人民共和国标准化法》，于 1989 年 4 月 1 日起施行。

（二）标准文献

1. 标准文献的定义　广义的标准文献是指与标准化工作有关的一切文献，包括标准文件，标准形成过程中的各种档案，标准宣传推广手册及其他各种出版物，揭示报道标准文献信息的目录、索引等检索工具。狭义的标准文献是指按规定程序制定，经公认权威机构（主管机关）批准的一整套在特定范围（领域）内必须执行的规格、规则、技术要求等规范性文献。

2. 标准文献的特点

（1）具有固定的代号和规范的编写格式。

（2）具有一定的适用范围，如一个标准只能解决一个问题；不同种类、不同级别的标准适用的范围不同。

（3）具有时效性，如在一定期限内执行。

（4）具有法律效力和约束力，如我国标准化法规定，生产、销售、进口不符合强制性标准的产品，由法律、行政法规规定的行政主管部门依法处理。

3. 标准文献的分类

（1）中国标准分类法（Chinese Classification for Standards，CCS）　是我国标准的通用分类方法。CCS 类目设置以专业划分为主，适当结合科学分类。序列采取从总到分，从一般到具体的逻辑系统。本分类法采用二级分类：一级主类的设置主要以专业划分为主，二级类目设置采取非严格等级制的列类方法；一级分类由 24 个大类组成，每个大类有 100 个二级类目；一级分类由单个大写英文字母表示，二类分类由双数字组成（表 7-3）。

表 7-3　CCS 一级类目表

A 综合	J 机械	S 铁路
B 农业、林业	K 电工	T 车辆
C 医药、卫生、劳动保护	L 电子元器件与信息技术	U 船舶
D 矿业	M 通信、广播	V 航空、航天
E 石油	N 仪器、仪表	W 纺织
F 能源、核技术	P 土木、建筑	X 食品
G 化工	Q 建材	Y 轻工、文化与生活用品
H 冶金	R 公路、水路运输	Z 环境保护

（2）国际标准分类法（International Classification for Standards，ICS）　是由 ISO 编制的标准文献分类法。它主要用于国际标准、区域标准、国家标准和相关标准化文献的分类、编目、订购与建库，并促进这些标准文献在全世界范围内的传播。ISO 发布的标准在 1994 年以前使用 UDC 分类，1994 年以后

改用 ICS 分类。我国从 1997 年 1 月 1 日起在国家标准、行业标准、地方标准上标注新的 ICS 分类号。

ICS 分类法由三级类目构成：一级类目包含标准化领域的 40 个大类，每一大类号以 2 位数字表示，如 01（综合、术语学、标准化、文献），07（数学、自然科学）；二级类目由一级类目的类号和一个被点隔开的 3 位数字组成，全部 40 个大类分为 335 个二级类目，其中的 124 个被进一步细分为三级类目；三级类目的类号由二级类目的类号和一个被点隔开的 2 位数字组成，如 43.040.02 表示照明和信号设备。

二、国内标准文献检索

标准文献的检索，大都是从标准目录中查找，由于标准目录编排方法大致相同，所以检索途径也基本相似。主要有分类、主题、标准号三种途径。如果不熟悉标准分类情况，可先从主题索引中查找，查到所属类目时再从分类目录中查找。

检索国内标准文献的常用工具包括《中华人民共和国国家标准目录及信息总汇》《中华人民共和国国家标准目录》《中国国家标准汇编》《中国国家标准分类汇编》《中国标准化年鉴》《轻工业标准目录》等，这些检索工具均按标准文献的分类编排。《中国标准化年鉴》也可作为辅助工具进行相关的文献信息查找。

网络标准信息资源的出现使标准文献的查找变得更为简单快捷。国内标准文献的网络检索通常提供标准号、中文标题（关键词）、英文标题（关键词）、发布日期、发布单位、实施日期、采用关系、被替代标准等多检索途径，在获取全文和标准信息时具有新颖性、及时性，胜过手工检索方式。

（一）国家标准全文公开系统 ⓔ 微课2

国家标准全文公开系统（http：//openstd. samr. gov. cn/bzgk/gb/index），是国家标准化管理委员会发布强制性国家标准和推荐性国家标准的官网，权威、及时、快捷、免费。GB 系统收录现行有效的强制性国家标准 2064 项，其中非采标 1423 项，可在线阅读和下载，采标 641 项只可在线阅读。GB/T 系统收录现行有效的推荐性国家标准 38211 项，其中非采标 24702 项，可在线阅读，采标 13509 项只提供标准题录信息。GB 系统和 GB/T 系统均可按 ICS 分类浏览查询，也可通过标准号或标准名称查询。系统首页除普通检索、标准分类检索外，还有高级检索（图 7-3）。高级检索仍以标准号或标准名称为关键词进行检索，但可以进一步通过标准类别、标准状态、发表日期和分类等复选框进行限定。

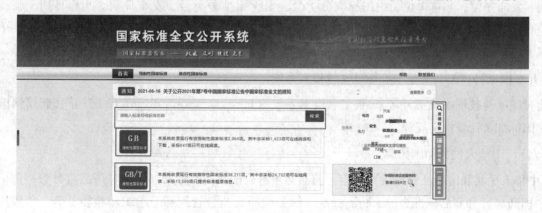

图 7-3　国家标准全文公开系统检索页面

（二）国家标准文献共享服务平台

国家标准文献共享服务平台（http：//www. cssn. net. cn），是中国标准化研究院建设的国家级标准信息服务门户，原网站名称为"中国标准服务网"，是世界标准服务网的中国站点，其标准信息主要依托于国家标准化管理委员会、中国标准化研究院标准馆及院属科研部门、地方标准化研究院（所）及国内外相关标准化机构。该平台收录了60多个国家、70多个国际和区域性标准化组织、450多个专业学（协）会的标准以及我国全部国家标准和行业标准，还收集了160多种国内外标准化期刊和标准化专著，总馆藏资源量达110余万册，标准原文由中国标准化研究院标准馆有偿提供服务。

（三）中国知网标准数据总库 微课3

中国知网的标准数据总库（http：//www.cnki.net），是国内数据量最大、收录最完整的标准数据库，包括中国标准题录数据库（SCSD）、国外标准题录数据库（SOSD）、国家标准全文数据库和中国行业标准全文数据库。其中，SCSD收录了所有的中国国家标准（GB）、国家建设标准（GBJ）、中国行业标准的题录摘要数据，共计约13万条；SOSD收录了世界范围内的重要标准约31万条；国家标准全文数据库收录了由中国标准出版社出版的、国家标准化管理委员会发布的所有国家标准，占国家标准总量的90%以上；中国行业标准全文数据库收录了现行、废止、被代替及即将实施的行业标准，全部标准均获得权利人的合法授权，标准的内容来源于中国标准化研究院国家标准馆，相关的文献、专利、成果等信息来源于CNKI各大数据库。

该数据总库提供初级检索、高级检索、专业检索三种检索方式，检索页面左侧有中国标准分类、国际标准分类、学科导航等导航栏，用户可以通过导航链接直接获得某一类目、学科的标准信息。SCSD、SOSD的检索字段相同，主要有中文标准名称、英文标准名称、中文主题词、英文主题词、标准号、发布单位名称、发布日期、被替代标准、采用关系、摘要等。国家标准全文数据库的检索字段有中文标准名称、标准号、起草单位、起草人、采用标准、发布日期、中国标准分类号、国家标准分类号等。

（四）万方数据资源系统中外标准数据库

万方数据资源系统中外标准数据库（http：//www.wanfangdata.com.cn），包括标准文摘数据库和标准全文数据库，收录了国内外的大量标准，包括中国国家标准、建设标准、建材标准、行业标准、国际标准、国际电工标准，欧洲标准以及美国、英国、德国、法国国家标准和日本工业标准等27万多条记录。数据每月更新。

该系统提供简单检索和高级检索两种检索方式。检索字段包括标准类型、标准编号、标准名称、关键词、发布单位、起草单位、中国标准分类号、国际标准分类号、发布日期、实施日期、确认日期和废止日期等14个选项。标准类型可提供下拉列表框，可以对标准类型进行限定；国别下拉菜单可提供中国、美国、英国、法国、德国、日本、俄罗斯、澳大利亚、国际及全部等10个限定选项。

（五）国家科技图书文献中心标准文献检索系统

通过国家科技图书文献中心标准文献检索系统（https：//www.nstl.gov.cn），可以查找到国外标准、中国标准及计量检定规程。

（六）《中华人民共和国药典》

《中华人民共和国药品管理法》规定，药品必须符合国家药品标准。国务院药品监督管理部门颁布的《中国药典》和药品标准为国家药品标准。国务院药品监督管理部门组织药典委员会，负责国家药品标准的制定和修订。国务院药品监督管理部门的药品检验机构负责标定国家药品标准品、对照品。《中国药典》是国家药品标准的重要组成部分，是药品研制、生产（进口）、经营、使用和监督管理等相关单位均应遵循的法定技术标准，是国家药品标准体系的核心。现行版《中国药典》为2020年版。

中国药品标准可以在药智数据库（https：//db.yaozh.com/biaozhun）等上进行检索，该数据库为专业付费数据库。

三、国外标准文献检索

（一）国际标准化组织

国际标准化组织（http：//www. iso. org）成立于1947年，是国际上权威的标准制定单位，也是世界上最大的非政府性标准化专门机构，现有160多个成员国。ISO的主要活动是制定国际标准、协调世界范围内的标准化工作、组织各成员国和技术委员会开展信息交流，以及与其他国际性组织合作，共同研究有关标准化问题。ISO的所有标准每隔5年重新审定一次，使用时应使用最新版本。

在ISO主页右上角单击"Search"就可以进入检索页面，网站提供简单检索、高级检索、分类浏览与扩展检索等方式。高级检索中可以选择检索范围，包括颁布标准、即将实施标准、撤销标准、废除标准，检索字段包括关键词或短语、ISO标准号码、文档类型、语种、日期、标准委员会等限定条件。检索结果提供相关标准的类号、标准名称、标准号、版次、页数、编制机构、订购全文的价格等信息。如需订购全文，则要单击相应的图标，并填写相关的个人资料、付款方式及全文的传递方法。

（二）美国国家标准

1. 美国国家标准目录（American National Standards Institute，ANSI）　美国国家标准目录中有小部分是由美国国家标准学会制定，检索工具为ANSI Catalogue（美国国家标准目录）。该目录由主题索引、分类索引和序号索引三部分组成。ANSI也可以通过光盘检索和联机检索。

2. 美国国家标准系统网络（The National Standards Systems Network，NSSN）　是一个基于Web的网络系统，提供来自标准开发者的各类标准信息，包括美国国家标准协会、美国各私营标准组织、政府机构及国际标准组织等，它的核心是一个包括1万多个标准的集成分类数据集，基本服务免费，高级服务收费。其网址为https：//www. nssn. org。

（三）其他国外常用标准数据库

1. PERINORM（https：//www. perinorm. com）标准数据库　由德国DIN、法国AFNOR、英国BSI三大标准化组织共同推出的标准信息数据库，收集了24个国家，约150万条标准信息（现行有效的约75万）。

2. IEEE标准数据库（https：//standards. ieee. org）　收录了IEEE颁布的标准，内容涵盖信息技术、通信、电力和能源等多个领域。目前，IEEE标准协会已经与包括国际电工委员会（IEC）、国际标准化组织（ISO）以及国际电信同盟（ITU）等多个国际标准组织建立了战略合作关系。

3. VDI标准数据库（www. vdi. eu/engineering/vdi – standards/）　是德国工程师协会（Verein Deutscher Ingenieure）的简称，该协会成立于1856年，主要从事技术发展、监督、标准化、工作研究、权利保护和专利等方面的工作，是世界工程组织联合会（WFEO）的正式成员，是欧洲最大的工程协会，其标准文献光盘收藏了1700余条现行标准信息及其部分标准全文。

4. 国际电工标准　是由IEC统一制订的，IEC成立于1906年，1947年曾合并于ISO，目前与ISO相互独立，并列为两大国际性标准化组织。IEC专门负责研究和制定电工电子技术方面的国家标准，包括综合性基础标准、电工设备标准、电工材料标准、日用电器标准、仪器仪表及工业自动化标准、安全标准等。IEC设有79个技术委员会和27个分委员会。

IEC标准网络检索网址为https：//www. iec. ch，该主页包含一般信息，IEC成员，重要IEC国际标准，新闻、公共信息及IEC数据库，IEC目录检索订购和下载等内容。

PPT

第三节 药学会议论文检索

一、会议文献概述

（一）概念

会议文献是在会议上宣读或讨论过的论文及其他资料汇编出版发行的文献。会议文献是了解世界各国科技发展水平和动向的重要文献与情报信息源（包括参加会议者预先提交的论文文摘，在会议上宣读或发放的论文，会议上讨论的问题、交流的经验和情况等），经过整理编辑加工而成的。

药学会议文献是药学及相关学科专题会议形成的资料汇编，通常以会议录、论文集和学术报告汇编等形式出版。

（二）特点

1. 内容新颖，专业性、学术性强 会议论文多数属于科研成果的一次文献，一些学科的重要发现或创新往往都是在学术会议上首次提出。国内外各种专业会议、技术会议和学术年会上交流的论文或报告，往往代表该学科专业领域的最新研究成果，反映了各个国家、各个学科的发展水平和动态。

医药学学术会议一般由医药卫生学术团体、医药院校、医院等组织召开，会议经常邀请在学科领域内有一定影响力的专家或学者做专题报告，与会者多是该专题的专家或正在从事该项研究的攻关人员，根据工作实际或临床实践总结科研成果，在较深较专的水平上进行探讨，畅谈学科进展、动态与发展方向。专家或学者的科研成果和论文时常代表了学科的新潮流，具有较高的学术价值。学术会议上的报告，也往往是正式发表论文的先导或初稿。

2. 内容丰富，涉及面广，种类繁多 学术会议资料，既有科研成果报告，又有新技术、新方法、新实验的介绍或教学经验分享，有的关键性科技信息"绝招"甚至能使人茅塞顿开，使技术难关迎刃而解。而且每次会议收到的论文数量一般较多，所涉及的学科面较广，对于相关学科或交叉学科的综合应用很有启发。会议论文出版发行的载体形式多种多样，既有会议录、丛书、专著，又有期刊专辑、科技报告，还有光盘、磁盘、电子出版物及其他非书资料。

3. 连续性和相对独立性 会议文献是随着会议的召开而出版的，而大多数会议又都是连续的，一届会议，一版文集，连续发行。每一次会议的征稿内容和中心议题一般都不重复，具有相对独立性。

4. 二度性 是指会议文献在传播中的两度过程，即直接交流和间接交流过程。与会者在会上直接交流思想、观点和方法，面对面进行交谈，这是会议文献的一度过程，即直接交流过程。在会后，会议形成的各种信息又以各种载体形式纳入正式交流体系，用户借助检索体系对会议文献进行利用，同时也使得会议信息向更广阔的时空传播，这是会议文献的二度过程，即间接交流过程。

5. 简化性 各种国际会议一般要求用规定的语言或文字进行交流，限定了一定的时间或篇幅，所以会议文献常具有文字单一简练、语言准确的特性。

（三）类型

1. 按出席会议代表的规模和地域划分

（1）国际性会议 又称世界会议，一般是由国际组织或若干个国家学术机构联合召开的会议。

（2）全国性会议 是由全国性的各专业学会、协会或几个单位联合召开，全国代表参加的会议。

（3）地区性会议 是由一个国家内部地区性学术机构单独或联合召开，或是某高校或科研单位等基层召开的学术会议，具有数量多、规模小、专业性强的特点，但信息的收集一般比较难。

2. 按会议召开的时间划分

（1）会前文献　一般是指在会议前预先印发给参会代表的论文、论文摘要或论文目录，会前文献还包括征文启事、会议通知书、会议日程表、预印本等。其中，预印本是在会前几个月内发至与会者或公开出售的会议资料，比会后正式出版的会议录要早 1 ~ 2 年，但内容完备性和准确性不如会议录。有些会议因不再出版会议录，因此预印本就显得更加重要。

（2）会间文献　主要包括会议议程、开幕词、讲演词、讨论记录和会议决议、闭幕词等。

（3）会后文献　主要是指会议结束后正式出版的会议论文集等，是会议文献的主要组成部分。不同出版形式的会后文献还有会议录、汇编、报告、学术讨论会报告、会议专刊等。会后文献经过会议的讨论和作者的修改、补充，其内容一般比会前文献更准确、成熟。

3. 按出版形式划分　主要指会后文献。

（1）图书　大多数会后文献以图书形式出版。

（2）期刊　有不少会议论文以特辑、专刊和增刊专栏等形式发表在期刊上。

（3）科技报告　有些会后文献以科技报告的形式出版，如美国四大报告（AD、FB、DOE、NASA）常编入会议文献，且都有会议文献的专门编号。

（4）视听资料　由于会议录等出版较慢，国外有些学术会议直接将开会期间的录音、录像等视听资料在会后发售。

二、会前会议文献检索

（一）国内药学会前文献检索

1. 中国药学会（https：//www.cpa.org.cn）　成立于 1907 年，是我国近代成立最早的学术团体之一，是全国药学工作者自愿组成并依法登记成立，具有法人资格的全国性、学术性、非营利性的社会组织。其宗旨是团结和组织广大会员和药学工作者，推动实施科教兴国战略、人才强国战略和可持续发展战略，促进药学科学技术普及、繁荣与发展，促进药学人才成长与提高，促进药学科学技术与产业结合，为经济社会发展服务，维护广大会员和药学工作者的合法权益。

2. 医学会议中心（https：//www.med66.com/yixuehuiyi）　隶属于医学教育官网，医学会议中心提供关注、收藏、报名、发布会议等，注册账号并登录后，便可报名参会和免费发布会议通知。首页可以浏览会议通知，也可根据会议时间、地点或学科进行检索。医学会议可根据会议名称、地点等字段进行检索。另外，医学会议现场报道可以浏览相关会议通知资料，医学专家可以浏览会议主题核心观点摘要。注册登录后可以报名参会、发布会议通知等。

3. 艾思学术（https：//www.ais.cn）　国家认定的创新型网络高新技术企业，以科学、技术和教育为主要业务，拥有强大的学术资源和技术优势，致力于在学术交流、科研服务、人才教育领域为客户提供高效的解决方案和渠道平台。

4. 中国高等教育文献保障系统（http：//www.calis.edu.cn）　是教育部"九五""十五""三期"和"211 工程"中投资建设的面向所有高校图书馆的公共服务基础设施，构建基于互联网的"共建共享"云服务平台。首页和新闻与活动栏目可浏览各地会议培训信息，如图 7 - 4 所示。

查找国内医学会前信息资源，可以利用百度、谷歌等搜索引擎，以会议相关关键词进行检索，或在分类浏览或在检索框中输入会议、研讨会、学习班、讨论会和研修班等关键词，均可查询到国内很多相关的学术会议信息。

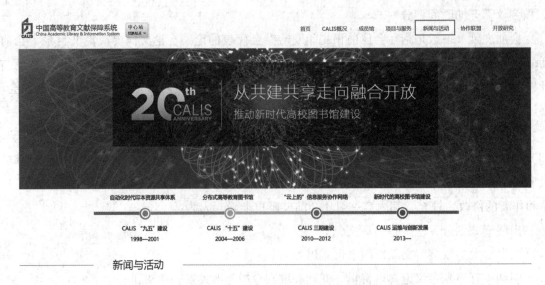

图 7 - 4　中国高等教育文献保障系统（CALIS）首页

（二）国外药学会前文献检索

1. 国际药学联合会（International Pharmaceutical Federation，FIP）　是 1865 年成立的国际非政府组织（NGO），并于 1912 年在荷兰海牙正式注册，是与 WHO 同级别的国际组织，也是 WHO 的战略合作伙伴。FIP 在国际药学领域具有崇高的地位，是全球药学学术的最高组织、药学领域的最高殿堂，是推动国际医药领域科技研发、应用实践和专业教育的重要力量，在世界上具有广泛的国际影响力、深入的政府协调力、全面的专业指导力、强大的技术后备力。FIP 年会是药剂师和制药科学家唯一真正意义上的全球性会议，每年汇集来自世界各地的 2000～4000 名药剂师和药学科学家。药物科学世界大会（PSWC）每隔 3～4 年举办一次，汇集来自世界各地 2000 多名顶级药物科学家。

2. 美国临床药学学会年会（ACCP）　是国际权威的临床药学专业学术组织，在临床药学教育、临床药师培训、临床药学实践和研究领域发挥着行业引领作用，并提供相关资源，促使临床药师在临床药学实践、教育和研究领域取得卓越的成就。目前 ACCP 在全球 60 个国家拥有超过 15000 名会员，包括临床药学从业者、科学家、教育工作者、管理人员、学生、住院医师和研究员。ACCP 历年年会都是临床药学界最值得期待的盛事，吸引众多国内外行业内的专业人士参会。

三、会后会议文献检索

会后文献是会议论文的最主要来源。会议文献的出版形式多样，有图书、期刊、科技报告、在线会议网站等，检索相对比较困难。用户通常可以利用网站、搜索引擎和会议类数据库产品进行检索。

（一）国内会后会议文献检索

1. CNKI 国内外重要会议论文全文数据库（www. cnki. net）　是中国知网（CNKI）的会议论文数据库，重点收录 1999 年以来中国科协系统，国家二级以上的学会、协会，高等院校、科研院所、学术机构，政府机关举办的重要会议，以及在国内召开的国际会议上发表的文献，年更新约 10 万篇论文。其中，国际会议文献占全部文献的 20% 以上，全国性会议文献超过总量的 70%，部分重点会议文献可回溯至 1953 年。

2. 万方会议论文数据库（http：//www. wanfangdata. com. cn）　是万方数据资源系统科技信息子系统所提供的会议论文全文数据库，收录了由中国科技信息研究所提供的 1985 年至今世界主要学会和协会主办的会议论文，以一级学会和协会主办的高质量会议论文为主。该数据库每年涉及近 3000 个重要的学术会议，总计218万余篇，每年增加约20万篇，每月更新，收录范围涵盖自然科学、工程技术、农林、医学等多个领域，内容包括数据库名、文献题名、文献类型、馆藏信息、馆藏单位、馆藏号、分类号、作者、出版地、出版单位、出版日期、会议信息、会议名称、主办单位、会议时间、会议地点、会议届次、卷期、主题词、文摘等，为用户提供全面、详尽的会议信息，是了解国内学术会议动态、科学技术水平，进行科学研究必不可少的工具。

3. 国家科技图书文献中心会议论文数据库（http：//www. nstl. gov. cn） 由国家科技图书文献中心开发，包括中国会议论文数据库和外文会议论文数据库。中国会议论文数据库收录了1985年以来我国国家级学会、协会、研究会以及各省、部委等组织召开的全国性学术会议论文。该数据库的收录重点为自然科学各专业领域，每年涉及600余个重要的学术会议，年增加论文4万余篇，每季或每月更新，目前收录了147万余篇会议论文。

NSTL首页的快速检索框提供中文会议论文的简单检索。点击首页的"中文会议"即可进入中文会议文献高级检索界面，提供模糊查询、精确查询和条件查询功能，用户可以选择检索字段、输入检索词，勾选查询方式，设置查询条件（检索词之间的关系通过"与""或""非""异或"等检索条件加以限制）后，点击"检索"运行检索（图7-5）。

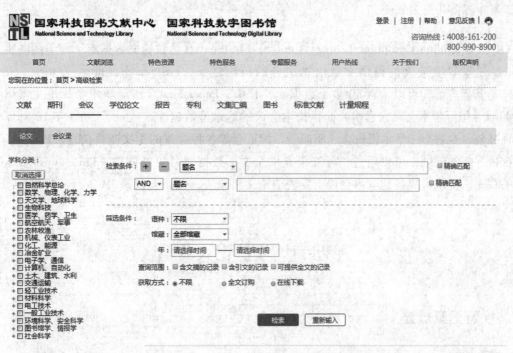

图7-5 国家科技图书文献中心会议论文数据库"高级检索"页面

（二）国外会后会议文献检索

1. CPCI数据库（Confernce Preeedings Citation Index，CPCI）会议录引文索引 原为美国科学技术会议录索引（Index to Scientifie & Technology Proceedings，ISTP检索），包括科技会议录索引（Index to Scientific & Technical Proceedings，ISTP）和社会科学及人文会议录索引（Index to Social Sciences & Humanities Proceedings，ISSHP）两大数据库。美国科学情报研究所（ISI）基于Web of Science的检索平台，将ISTP和ISSHP两大会议录索引集成为ISI Proceedings。自2008年10月20日起，在全新升级的Web of Science中，ISTP更名为会议录引文索引（Conference Proceedings Citation Index，CPCI），ISI Proceedings所集成的两大会议录索引也更名为Conference Proceedings Citation Index – Science（科技会议录索引，简称CPCI – S）和Conference Proceedings Citation Index – Social Science & Humanities（社会科学

与人文会议录索引，简称 CPCI – SSH）。

CPCI 检索是一种综合性的科技会议文献检索刊物，该检索工具收录包括自然科学、技术科学以及历史与哲学等，覆盖的学科范围广，收录会议文献齐全，而且检索途径多，出版速度快，已成为检索全世界正式出版会议文献的主要、权威的工具。收录了 1990 年以来超过 15 万个会议的 600 多万条记录，每年新收录 1 万多个会议的文献，年增加 20 多万条记录，数据每周更新。65% 的索引内容来源于专门出版的会议录或丛书，其余来源于以连续出版物形式定期出版的系列会议录。包括 IEEE、SPIE、ACM 等协会出版的会议录，内容涉及一般性会议、座谈会、研究会、专题讨论会等。CPCI 是 Web of Science 核心合集的组成部分，具体检索方法与"Web of Science"检索相同，提供基本检索、作者检索、被引参考文献检索和高级检索等多种检索方法。

👁 **看一看**

三大检索

三大检索指 SCI（科学引文索引）、EI（工程索引）、ISTP［科技会议录索引，现为会议录引文索引（Confernce Preeedings Citation Index），简称 CPCI］，是国际公认的进行科学统计与科学评价的主要检索工具，其中以 SCI 最为重要。

2. OCLC（Online Computer Library Center）FirstSearch 会议论文数据库　即美国联机计算机图书馆中心，是世界上最大的提供文献信息服务的机构之一，FirstSearch（http：//www.oclc.org/firstsearch/）是其新产品，可以检索 80 多个数据库，其中，PapersFirst（国际学术会议论文索引）和 ProceedingsFirst（国际学术会议录索引）是供检索会议的题录型数据库，收录了 1993 年 10 月以来世界范围内的研讨会、专题会、学术报告会、座谈会、博览会等各种会议的论文题录信息。PapersFirst 收录会议论文 650 万余条记录，可以通过馆际互借获取全文，数据每月更新两次；ProceedingsFirst 是 PapersFirst 的关联库，提供世界各地学术会议上发表的论文目录表，收录会议录 19.2 万余条记录，数据每周更新两次。

第四节　学位论文检索

PPT

一、学位论文概述

（一）概念

学位论文指高等学校或研究机构的学生为取得学位，在导师指导下完成的科学研究、科学试验成果的书面报告。学位论文是学术论文的一种形式。

学位论文代表不同的学识水平，是重要的文献情报源之一。它一般不在刊物上公开发表，只能通过学位授予单位、指定收藏单位和私人途径获得。

（二）特点

1. 内容的独创性与科学性　学位论文也是学术论文的一种，有一定的学术价值和情报价值，在内容上具有独创性和科学性。

2. 论述的系统性与翔实性　学位论文是围绕某个具体问题，对研究的背景、材料与方法、结果与讨论等进行系统、详细的阐述，其篇幅远远超出期刊论文。

3. 结构的固定性　学位论文结构比较固定，包括封面、独创性声明、目录、中英文摘要、论文正文、综述、参考文献和致谢等内容。

4. 论据的充足性 学位论文需要引用大量的参考文献作为论述依据，在提供学术信息的同时，有助于提供文献线索，便于查找、追踪检索相关文献。

（三）类型

1. 按照所申请的学位划分 可分为学士论文、硕士论文、博士论文三类。

2. 按照研究方法划分 可分理论型、实验型、描述型三类。

3. 按照研究领域划分 可分人文科学学术论文、自然科学学术论文与工程技术学术论文三类。

二、国内外学位论文检索

（一）国内学位论文检索

1. 中国优秀博硕士学位论文全文数据库（http：//kns. cnki. net/KNS/） 是中国知网（CNKI）系列数据库之一，是目前国内资源最完备、收录质量最高的博硕士学位论文全文数据库。该数据库收录了1984 年以来全国420 余家博士授予单位的博士学位论文和600 余家硕士授予单位的优秀硕士学位论文，覆盖理工、农业、医药卫生、文史哲、经济政治与法律、教育与社会科学、电子技术与信息科学学科。CNKI 中心网站数据每日更新。检索方式有初级检索、高级检索、专业检索、句子检索、学位授予单位导航（地域导航、学科专业导航）等。检索结果可以选择在线阅读、整本下载、分章下载、分页下载等。CNKI 的知网节页面中还提供了与浏览文献相关的文献、作者、研究机构、引证文献等的链接。

2. 中国学位论文全文数据库（http：//www. wanfangdata. com. cn） 是万方数据知识服务平台的重要组成部分，收录了1977 年以来我国90%以上学位授予单位的学位论文全文，精选全国重点学位授予单位的硕士、博士学位论文及博士后报告，每年增加约30 万篇，涵盖理学、工业技术、人文科学、社会科学、医药卫生、农业科学、交通运输、航空航天和环境科学等各学科领域，是我国收录数量较多的学位论文全文数据库。该库时效性强，数据每周更新，提供简单检索、经典检索、专业检索和分类浏览检索等途径，检索入口有标题、作者、摘要、关键词、导师、学校和专业等检索字段。

3. CALIS 学位论文中心服务系统（http：//etd. calis. edu. cn） 为中国高等教育文献保障系统（China Academic Library & Information System，CALIS）自建高校学位论文数据库，首页如图7－6 所示。CALIS 高校学位论文数据库收录包括北京大学、清华大学等全国著名大学在内的83 个 CALIS 成员馆的硕士、博士学位论文题录摘要信息，到目前为止，收录加工数据70000 条。面向全国高校师生提供中外文学位论文检索和获取服务。查找所需的学位论文，提供学位论文的中英文文摘检索，全文需通过 CALIS 成员图书馆文献传递服务获取。

该库有简单检索、高级检索、学科浏览、参建馆浏览等多种检索途径。在简单检索中，可从题名、作者、作者单位、作者专业、导师、摘要、分类号、主题和全字段进行查询。检索结果有基本信息、摘要信息、详细信息三种显示格式，并提供论文前16 页的预览及 E－mail、下载、打印、馆际互借等服务，可以通过论文索书号在 CALIS 成员图书馆找到学位论文全文，还提供了个人设置、定题通告、查看检索式等个性化服务。

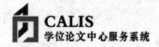

CALIS
学位论文中心服务系统

🔍 检索

图7－6 CALIS 学位论文中心服务系统首页

4. NSTL 中外文学位论文数据库（http：//www. nstl. gov. cn） 由国家科技图书文献中心（NSTL）提供，包括中文学位论文数据库和外文学位论文数据库，学科范围涉及自然科学各专业领域，并兼顾社会科学和人文科学，其中中文学位论文数据库主要收录了 1984 年以来我国高等院校、研究生院及研究院所发布的硕士、博士和博士后论文。每年增加论文 6 万余篇，目前有学位论文 270 余万篇。外文学位论文数据库由中国科技信息研究所提供，收录了美国 ProQuest 公司博硕士论文资料库中 2001 年以来的优秀博士论文，目前有学位论文 37 万余篇，但有极少原文暂不能提供。

该数据库的检索页面中提供了论文题目、关键词、分类号、导师、作者、研究专业等检索入口；查询条件之间的逻辑关系有"与""或""非""异或"等选择；还提供了时间限定和检索匹配方式的选择。

（二）国外学位论文检索

1. ProQuest 博硕士学位论文数据库（http：//pqdtopen. proquest. com） 是美国 UMI 公司推出的网络版博硕士学位论文数据库，收录了 1861 年至今欧美 2000 余所大学的学位论文，涵盖文、理、工、农、医等各个学科领域，是目前世界上最大和最广泛使用的学位论文文摘索引库，并提供大部分学位论文的全文订购服务。

该数据库包括初级检索和高级检索两个检索界面，高级检索界面还有四个辅助表，用于限制检索条件。检索入口有文摘（Abstract）、导师（Advisor）、作者（Author）、学位（Degree）等 18 个字段，还提供了"更多检索选项"（More Search Options）供用户选择，并支持布尔逻辑运算符、邻近算符、截词符、字段检索等检索技巧。

2. NDLTD 学位论文数据库（http：//www. ndltd. org） 是由美国国家自然科学基金支持的一个网络学位论文共建共享项目，为用户提供免费的学位论文文摘，也可获取部分免费的学位论文全文。根据作者的要求，该数据库链接到的部分全文分为无限制下载、有限制下载、不能下载等方式。目前全世界有 170 多家图书馆、7 个图书馆联盟、20 多个专业研究所加入了 NDLTD（Networked Digital Library of Theses and Dissertations）。

与 ProQuest 博硕士学位论文数据库相比，NDLTD 学位论文数据库的主要特点是成员单位共建共享并免费获取。NDLTD 的成员单位来自全球各地，覆盖的范围比较广，但由于文摘和获取全文相对比较少，更适合作为国外学位论文的补充检索资源。

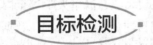 目标检测

答案解析

一、单选题

1. 我国于（   ）颁布并于次年 4 月 1 日起正式实施《中华人民共和国专利法》

    A. 1984 年　　　　B. 1980 年　　　　C. 1990 年　　　　D. 1985 年

2. 当没有明确目标或不清楚专利的具体名称，而需要检索某个主题内容的专利时，可以从（   ）途径入手进行检索

    A. 关键词　　　　B. 分类号　　　　C. 主题　　　　D. 新颖性

3.《中华人民共和国专利法》规定，发明专利权的保护期限为 20 年，自（   ）起计算

    A. 授权日　　　　B. 公开日　　　　C. 实质审查之日　　　　D. 申请日

4. 同一专利族中最早优先权（最先申请）的专利文献称为（   ）

    A. 子专利　　　　B. 基本专利　　　　C. 法人专利　　　　D. 母专利

5.《中国标准文献分类法》是目前国内用于标准文献管理的通用分类方法，由（   ）个一级大类

目组成

A. 20　　　　　　B. 22　　　　　　C. 24　　　　　　D. 25

6. 技术标准分为基础标准、产品标准、方法标准和（　　）

A. 验收标准　　　　　　　　　　B. 安全卫生与环境保护标准

C. 实验标准　　　　　　　　　　D. 半成品标准

7. 学位论文按照研究领域划分，可分为人文科学学术论文、自然科学学术论文与（　　）论文

A. 工程技术学术　　B. 理工　　　　　C. 农业科学　　　　D. 天体物理学

8. 目前世界上最大和最广泛使用的学位论文文摘索引库是（　　）

A. 汤森·路透　　　B. 爱思唯尔　　　C. 德温特　　　　　D. ProQuest

9. 《会议录引文索引》中社会科学及人文会议录索引简称为（　　）

A. CPCI　　　　　　B. CPCI - SSH　　C. SCI　　　　　　D. CPCI - S

10. 我国标准的编号由"标准代号＋顺序号＋制定年份"组成，如 GB/T 9127—2007 中 GB 是指
（　　）

A. 规范标准　　　　B. 管理标准　　　C. 国家标准　　　　D. 通用标准

二、多选题

1. 我们学位制度有（　　），可以从不同途径进行相应学位论文检索

A. 博士　　　　　　B. 硕士　　　　　C. 学士　　　　　　D. 博士后

2. 专利权属于知识产权，具有（　　）

A. 地域性　　　　　B. 共享性　　　　C. 时间性　　　　　D. 独占性

3. 以下属于国家标准代号的是（　　）

A. GB　　　　　　　B. GB/T　　　　　C. ISO　　　　　　D. TY

4. 在医学领域，除科学发现、（　　）等按规定不授予专利权外，其他在医疗工作中产生的科技新
成果，只要具备新颖性、创造性和实用性都可申报专利

A. 智力活动的规则和方法　　　　B. 疾病的诊断和治疗方法

C. 艾滋病药物　　　　　　　　　D. 基因重组技术

5. 特种文献包括（　　）

A. 二次文献　　　　B. 会议文献　　　C. 标准文献　　　　D. 专利文献

三、问答题

1. 简述专利的特征。
2. 简述常用的国内外专利检索网站。
3. 简述标准按级别如何分类。
4. 简述会议文献的类型。
5. 简述学位论文的概念和分类。

（杨延音）

书网融合……

📋 重点回顾　　　📱 微课1　　　📱 微课2　　　📱 微课3　　　📋 习题

项目八　学术性资源信息管理与利用

学习目标

知识目标：

1. **掌握**　云笔记软件、文献管理软件和思维导图软件等信息过滤与知识管理工具。

2. **熟悉**　学术博客、聚合内容、网络百科以及社会网络等在信息获取中的应用。

3. **了解**　即时通信工具及其应用。

技能目标：

能够通过学术博客、聚合内容、网络百科以及社会网络等获取信息，并运用笔记软件、文献管理软件和思维导图软件等进行信息过滤与知识管理，为药学类专业信息服务。

素质目标：

培养学生信息获取与知识管理的能力、应用即时通信工具寻找信息和学习的能力、良好的逻辑思维能力；提高药学信息获取与知识管理能力。

📖 **导学情景**

情景描述：小张是一名药学专业学生，平时喜欢学习，常常会查阅很多文献资料以了解药物相关的研究和前沿动态。看到自己感兴趣或觉得有用的文献资料，他会习惯性地下载并保存。某天老师布置了关于国内核酸检测试剂研究进展的小论文，他想起以前看过也保存过相关文献资料，但不记得是在哪个数据库看到过，也想不起之前下载过的文献存放在哪个文件夹里了。

情景分析：在现代的高科技环境中，我们学习的方式和获取信息的途径变得越来越多样化。利用网络信息资源以及现代信息过滤与知识管理工具，可以方便学生获取需要的信息资料，并将之变成自己的知识。

讨论：1. 你是否也遇到过类似的情形？你能想到哪些方法对文献资料进行管理？

　　　2. 如何使用文献管理软件对文献进行管理？

学前导语：随着社会的进步和发展，药学相关岗位对药学工作者信息和知识获取能力的要求越来越高，学术性资源信息管理与运用的重要性亦日渐突显。如何利用网络获取所需信息并使用现代信息过滤与知识管理工具对这些信息进行整理，成为每个人必备的能力。我们应了解这些工具并能熟练运用。

PPT

第一节　信息过滤与知识管理工具

随着科技和互联网的快速发展，人们获得信息和知识的途径越来越多。除了书本、报纸等，人们还可通过手机、微信、微博、网站等方式获取信息，如何筛选有价值的信息和知识显得尤为重要，有效地管理信息和知识进而使之为我们的学习、工作、生活服务，成为我们每个人应具备的基本能力。

一、云笔记 微课1

记笔记是高效学习和工作的必备技能，除了最初级的备忘功能以外，记笔记还可以记录工作、学习、生活中的美好和自己的瞬间灵感，可以说，记笔记是高效率学习、工作、生活的必备工具。由于互联网的快速发展，人们获得新知识的方法也变得多样化，为了让在线学习的人能更方便地记录笔记，云笔记因此诞生。

（一）概述

云笔记是一款跨平台的简单快速的个人记事备忘工具，并且能够实现 PC、移动设备和云端之间的信息同步。比如在里面上传图片，即使不小心在原相册中删除了，也能在云笔记上找到。

注册云笔记账号即可免费拥有云端同步功能，可通过注册邮箱直接撰写或转发邮件到"me@yunbi-ji.com"来创建新笔记，让个人记事和个人电子邮箱无缝紧密地结合在一起。通过登录云笔记网站，可在浏览器上直接编辑管理个人记事，实现与移动客户端的高效协同操作。云笔记的云端服务采用严格的数据加密形式进行传输和保存，可有效保障私密笔记免遭泄露。

相较于纸质笔记，云笔记主要优势如下：可随时随地使用，快速收集、整理资料；便于携带，并在不同设备上共享；可以快速检索、查询；容量巨大，剪藏、复制粘贴、拍照等多种操作简单快捷。

（二）常用的云笔记软件

云笔记软件有很多，比如有道云笔记、为知笔记、印象笔记、OneNote 笔记、印记云笔记、轻笔记、麦库笔记等，各自有其特点。下面介绍几种常见的云笔记软件。

练一练8-1

常用的云笔记软件有（ ）

A. 有道云笔记 　　　B. 为知笔记 　　　C. OneNote 笔记 　　　D. 印象笔记

答案解析

1. 有道云笔记 是网易出品的笔记软件。提供了 PC 端、移动端、网页端等多端应用，用户可以随时随地对线上资料进行编辑、分享以及协同。

有道云笔记具有分类整理笔记、自动同步、随时随地记录一切趣事和想法、精彩网页一键保存、增量式同步技术、手机端富文本编辑、白板拍照智能优化、手写输入、涂鸦等功能。此外，有道云笔记支持桌面版、网页版、iPhone 版、Android 版、iPad 版、手机网页版等多种形式。

在几个应用端平台中，桌面版提供的功能最强大。登录桌面版后，有道云笔记图标将常驻托盘区，并且可以方便地打开收起。使用桌面版编辑笔记，不必频繁手动保存，自动同步功能能及时保存笔记。而网页版无须下载安装，可直接用浏览器打开，即使不在私人电脑上也可方便使用。网页版提供和桌面版一致的功能，是一种更灵活的使用方式。使用有道云笔记 iPhone 版、Android 版、iPad 版或手机网页版，可以随身携带笔记内容，并可方便地将笔记同步到其他平台。iPhone 版、Android 版和 iPad 版提供富文本编辑，附件添加，图像纠偏，密码保护等功能。使用非 iPhone 或者 Android 手机，也可以登录手机网页版，它支持基本的浏览，新建功能。

无论使用桌面版、网页版，还是手机版，笔记经过同步后都将保存在网易的服务器上而不易丢失。使用桌面版时，笔记会同时保存在电脑上。使用桌面版时，即使断网也可以使用。有道笔记为每位用户提供 2GB 的起始空间，可以通过增加在线时间增加空间。

2. 为知笔记 是定位于高效率工作笔记的移动应用，是目前国内一款工作笔记的云笔记类产品。除了常用的笔记功能（保存网页、灵感笔记、重要文档、照片、便签等）外，为知笔记重点关注"工作笔记"和"团队协作"这两个方面，解决团队记录和团队协作沟通的需求。为知笔记不仅可以记录生活、工作上的点点滴滴，也可以共享资料、基于资料进行沟通。可以随时随地地记录和查看有价值的信息。所有数据在电脑、手机、平板、网页可通过同步保持一致。

为知笔记作为一个个人知识管理软件，具备强大的知识管理能力，包括知识生成与获取、微观的知识管理、知识分享三个方面。

（1）知识生成与获取 为知笔记可以实现一键收集微信、网页、微博的信息，同时保存碎片信息并批量导入文档，一次记录永久保存文字、清单、手写、图片、拍照、语音、附件等，具有轻量级图文编辑工具、内置 Markdown 功能。资料永久保存在云端，而且修改后的笔记会保存历史版本，无须担心资料丢失。支持关键词全文搜索，实现快捷方式定位文件夹和笔记，快速找到所需资料。

（2）微观的知识管理 主要包括知识的保存与分类整理，以便于日后的使用、查找与记忆。

首先，为知提供了多级文件夹目录与多级标签，基于时间排序及加星标、重要内容置顶等功能，使得用户可以多层次、多维度地管理自己的知识，便于用户使用。其次，为知笔记提供了丰富的终端版本，便于随时保存。保存在云端的数据完全加密，多次备份，保障用户数据的安全。而证书和密码加密功能，则给用户的知识带来更加全面的安全保护。手机端还能够对软件本身进行加密，防止手机因外借或丢失而导致的资料泄露。最后，为知笔记拥有强大的笔记全文检索功能，方便了用户对于知识内容的查找。

（3）知识分享 随着知识的增多，人们已不满足于自我进步，而是会主动地用自己的知识帮助他人。为知笔记具有强大的知识分享功能，能够满足用户多种分享自己知识的需要。可以实现好友分享，微博、博客分享，群组分享，邮件分享。此外，还具有独有的群组功能，使用户可以建立自己的群组，加入好友、同事、同学，与他们共建群组，共同分享知识。为知还支持将文档、笔记内容直接发送到邮箱。

3. 印象笔记 源自 2008 年正式发布的多功能笔记类应用——Evernote。为了更好地支持中国用户，Evernote 团队在 2012 年 5 月 10 日为 Evernote 全线中文产品启用新的中文名字——印象笔记。印象笔记具有同步、剪辑网页、深度搜索、储存重要资料、团队协作等功能。并且支持快速保存微信、微博消息和文章、QQ 浏览器、鲜果联播、飞信短信客户端等大量第三方协作应用。适用于移动设备如 iOS、watch OS、Android、Windows Phone、Blackberry 等；也适用于电脑如 OSX、Windows，以及可上网的设备如移动网页版和 web 版。

印象笔记收集功能很强大，支持多种 APP 转存。这个服务能让印象笔记成为一个资料库，在微信、微博、知乎、网页看到的任何感兴趣的东西，印象笔记都能保存下来。通过拍照、录音及附件导入，可以随时随地收录其他各种形式的文件资料。还可以对笔记做标签，方便检索。同时，具有丰富的笔记模板，为更好地做笔记带来极大便利。

印象笔记没有离线笔记本，所以各个平台使用时，都不支持离线功能，需要联网才能操作。而且免费版的功能会受限。印象笔记很难实现对记录笔记的层级管理和逻辑分类，例如记录的笔记过多后期比较难整理。

4. OneNote 笔记 是 Microsoft 出品的一套用于自由形式的信息获取以及多用户协作笔记工具。OneNote 最常用于笔记本电脑或台式电脑，但这套软件更适合用于支持手写笔操作的平板电脑，在这类设备上可使用触笔、声音或视频创建笔记。OneNote 采用发散树逻辑进行笔记管理，用 OneNote 记笔记，就像在写一本书，书内有章，章下有节，节中有页，层次清楚。OneNote 现在也有手机 APP，可以像其他笔记软件一样，实现电脑信息与手机信息的双向同步。

此外，比较方便的是，任何网上的信息只要复制到 OneNote，末尾都会自带网页链接，这样能方便地查找信息来源。建立好数据库分类后，无论是平时在电脑上浏览信息，还是手机上接收碎片化信息、看到和知识结构相关的信息，都可直接复制过来进行整理保存。OneNote 还具有查找功能。OneNote 的资料备份是电脑硬盘，不存在容量不够的问题，而且每一个笔记本或分区都能单独另存，发送给其他人也很方便。

OneNote 所有的全功能都是免费的，支持 Windows、MacBook、iPad、iPhone、安卓以及网页版，是一个全平台的软件。尤其在 PC 端，OneNote 功能强大，作为 Office 的套件可以和其他的软件无缝衔接。并且提供类似 Word 的超强编辑功能，这是其他笔记软件无法比拟的。也可以方便地建立页面之间、段落之间的超链接。但 OneNote 笔记不支持标签功能。搜索时，很多时候需要通过自上而下分层找寻目标。不同设备之间，笔记修改或新创建以后，同步速度相对于其他常用笔记软件较慢。

5. 印记云笔记　是一款小而快的轻笔记，支持多种操作系统，如 Android、IOS、网页版。特别适合写笔记、记事、日记本、灵感、便签、备忘录、提醒等。

印记云笔记使用方便快捷。可以语音记事，具有主题模板，支持倒数日、待办事项、日记、卡片模板；桌面快捷，可以一键发送手机桌面，打开即写；快速浏览，支持笔记本、标签分类；可以离线使用，即在无网络情况下也能看笔记、记便签；有免费空间且不限量，实现笔记存储。并且有封面壁纸，可以随心换肤，个性 DIY；有插画师力作的百款风格的精美信纸以及多种免费字体，可以图文混排。当看到好的信息或者知识，可以一键保存到印记，而且永不丢失，并且支持离线阅读。支持私藏和长微博，也支持微信、朋友圈、QQ 分享、图片保存分享。可以通过设置软件密码以及设置私密笔记加强安全防护。能批量导出 PDF，方便打印。

二、云存储和云同步的数据备份管理　🄴 微课2

随着云计算的深入应用，云存储、云同步、云备份逐渐普及。云存储发展至今，已经演变成为个人云存储，也称为个人网盘，如百度网盘、360 网盘、华为网盘等；企业云存储，也称为企业网盘，如燕麦企业云盘、金山快盘和 115 网盘等。云存储的概念理解起来相对较易，那么什么是云同步和云备份呢？它们有何区别？

1. 云存储　是在云计算概念上延伸和发展出来的新概念，是指通过集群应用、网络技术或分布式文件系统等功能，将网络中大量各种不同类型的存储设备通过应用软件集合起来协同工作，共同对外提供数据存储和业务访问功能的一个系统。当云计算系统运算和处理的核心是大量数据的存储和管理时，云计算系统中就需要配置大量的存储设备，那么云计算系统就转变成为一个云存储系统，所以云存储是一个以数据存储和管理为核心的云计算系统。简单来说，云存储就是将储存资源放到云上供人存取的一种新兴方案。使用者可以在任何时间、任何地方，透过任何可连网的装置连接到云上，方便地存取数据。

云存储具有以下优点。

（1）可以实现自动化和智能化，所有的存储资源被整合到一起，客户看到的是单一存储空间。

（2）能够实现规模效应和弹性扩展，降低运营成本，避免资源浪费。

（3）提高存储效率，通过虚拟化技术解决存储空间的浪费，可以自动重新分配数据，提高了存储空间的利用率，同时具备负载均衡、故障冗余功能。

2. 云同步　同步是指两个或两个以上随时间变化的量在变化过程中保持一定的相对关系。云同步是指在云平台上，云设备与服务器之间的数据同步，或者以个人为中心的不同设备之间的数据共享。云同步软件有很多，比如亿方云同步盘、坚果云同步盘、百度云同步盘等。

3. 云备份　是通过集群应用、网格技术或分布式文件系统等功能，将网络中大量各种不同类型的存储设备通过应用软件集合起来协同工作，共同对外提供数据存储备份和业务访问的功能服务。

云备份的特点如下：备份数据更加安全；支持多平台管理；数据传输加密更放心。不受空间和设备限制，不用数据线，也不需要备份到存储卡上。

提到数据云备份，首先考虑的是数据安全。云备份一般是在内部进行备份。兴建一个云备份基础设施的费用将是数以百万计的，并需要大量的技术支持，所以，云备份服务的门槛一直较高。在国外，由于互联网起步较早，网络宽带发展迅速，云备份时代已步入成熟阶段，即便如此，能够提供此服务的也只有少数 IT 巨头。纵观国内市场，随着网络宽带的迅速发展和互联网应用的普及，数据灾难备份需求如井喷般爆发，在少数创新技术及企业的推进下，国内云备份市场开始初见规模，但由于该领域门槛较高，目前身居行业第一阵营、能与国外同行业相媲美的只有通信龙头企业。

❓ 想一想

常用的云存储有哪些？请列举 3 个。

答案解析

三、文献管理软件 📱微课3

纵观人类社会的发展历史，信息传播的速度已经今非昔比。20 多年以前，还以纸质文献资料为主，从一篇文字在期刊上发表，到后面的印刷，再到收录于学校图书馆，这个过程至少需要几个月的时间。而现如今，一篇文章被接收后，网络数据库很快就能刊载全文，如果已经开通了邮件订阅功能，不用登录数据库即可在邮箱中获取这篇文章的信息。如此快的文献更新，以及如此庞大的文献体系，使得科研工作者的文献资料库也变得越来越庞杂。因此，能否快速从个人的文献库中查到所需要的文献资料，对科研人员的工作效率影响颇大。

在文献管理软件普及之前，科研人员一般是将所下载的文献按类别或方向分类，置于不同文件夹中，每篇文献又标明题目、作者、关键词、出版日期等信息以便分类总结。但是随着文献数量的增大，这种方法便显得效率较低。因此，随着科技文献的快速增长，文献管理软件应运而生。

文献管理软件是学者或者作者用于记录、组织、调阅引用文献的计算机程序。一旦引用文献被记录，就可以重复多次地生成文献引用目录。文献管理软件的便利之处在于：能够构建个人文献数据库，从而使得形成的个人文献数据库容易存储、备份和携带，且具备在线数据库直接导入、Web 学术搜索直接导入、本地文件夹或文件导入等多种导入方式；具有文献管理功能，从而方便阅读和管理文献，便捷管理和关联文献题录与本地电脑中的原文，以及简单方便的数据库文献查阅方式和统计分析工功能；在线全文下载或求助，软件内置常用数据库搜索引擎，可在软件内直接对数据库进行检索，并将结果直接导入文献库，若用户所在机构具有全文下载权限，则可直接下载全文；具有辅助论文写作功能，易与 Word 联用，在 Word 中按照投稿杂志格式要求轻松插入所引用参考文献；具有笔记、注释、标记和附件管理功能。

药爱生命

霍金博士论文免费开放事件

2017 年 10 月 23 日，世界知名物理学家霍金将自己 24 岁时撰写的博士论文《膨胀宇宙的属性》（Properties of Expanding Universes）公开，一天之内有 6 万余人登录网站阅读或下载这篇论文，巨大的访问量曾导致英国剑桥大学网站瘫痪。

"我希望能激励世界各地的人们仰望星空，而不是只盯着他们的脚下。让他们想知道我们在宇宙中所处的位置，并试着去理解宇宙。不仅是我的研究，而是每一个伟大的、具有探索精神的研究，对于任何人来说，在世界上的任何地方，都应该可以自由不受阻碍地访问"，霍金发文写道，"每一代人都站在前人的肩膀上，就像我年轻时在剑桥进行博士研究一样，受到了牛顿、麦克斯韦尔和爱因斯坦的启发"。

目前常用的文献管理软件种类较多，国外的主要有 Endnote、Reference Manager、Mendeley、Zotero、JabRef 等，国内的有 Noteexpress、Notefirst、医学文献王、文献之星和新科学等。这些文献管理软件的检索、导入、管理等功能各有不同。

练一练8-2

常用的文献管理软件有（　　）
A. Endnote　　　B. Zotero　　　C. Mendeley　　　D. NoteExpress

答案解析

下面以 Endnote 管理软件为例，结合药学文献的检索特点，对软件的功能进行介绍。

（一）Endnote 的功能

Endnote 是由 Thomson Scientific 公司在 20 世纪 80 年代推出的一款文献管理软件，也是一款目前应用最为广泛的文献管理软件。该软件支持的国际期刊参考文献格式有 3776 种，写作模板几百种，涵盖各个领域的杂志，能直接连接上千个数据库，并提供通用的检索方式，且能管理的数据库没有上限，能与 Word 联用，系统资源占用小。因此，Endnote 可实现对互联网中不同数据库的文献资源建立文献库、分类、下载并插入相应的参考文献条目，可以对个人文献资源进行管理和使用，非常方便快捷。

Endnote 的主要功能有在线搜索文献，建立文献库和图片库，收藏、管理和搜索个人文献、图片及表格，编辑库内文献、合并文献库、定制文稿、引文编排等。其实，Endnote 的功能主要表现在两个方面：①将各类文献采用 Filters 整理建库，进而以比较直观的形式显示文献，从而便于文献管理；②在论文写作过程中，利用 Output Styles，按照期刊或者书籍形式编辑参考文献格式，进行输出，从而辅助论文写作和投稿。

（二）Endnote 的菜单栏

以 Endnote 管理软件 X9 版本为例，软件菜单栏包括七个部分，从左到右依次是"文件（File）""编辑（Edit）""参考文献（References）""组别（Groups）""工具（Tools）""窗口（Window）"和"帮助（Help）"。如图 8-1 所示。

1. File 菜单栏　如图 8-2 所示。主要涉及 Endnote 数据库的管理，由上到下依次为"New"表示新建数据库；"Open Library"表示打开本地数据库；"Open Shared Library"表示通过 Endnote 共享数据库；"Open Recent"右侧三角号显示最近常打开的数据库，可以直接选择打开相应数据库；"Close Library"表示关闭数据库；"Save a Copy"表示复制另存数据库；"Export"和"Import"表示将文献或文

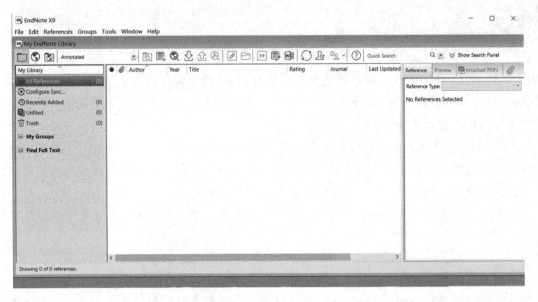

图 8-1　Endnote 菜单栏

件导出或导入数据库，其中"Import"右边的三角形号显示"Endnote Import Filt"和"Endnote Import Folder"；"Compressed Library（. enlx）"表示压缩数据库，可在出现的对话框界面压缩数据库内所有文献题录或需要的文献题录，并根据是否需要附件内容进行保存；"Exit"表示退出文献管理软件。

2. Edit 菜单栏　如图 8-3 所示。主要包括文献题录的剪切、复制、粘贴、清除、全选、去重、查找和替换，字体、字号、格式编辑，以及文件输出格式（Output Styles）、Filters 导入与编辑（Import Filters）、连接文件（Connection Filters）和偏好设置（Preferences）。"Output Styles"是论文撰写中的文献格式，在论文写作插入文献时应用，可直接下载官方已有的格式，或者根据个人需要自行编写。"Import Filters"可以新建 Filter，或者打开 Filter 管理器编辑管理已有的 Filter。最后的"Preferences"是根据个人习惯设置 Endnote 中的参数，如"Display Fields"表示 Endnote 主界面文献所需要显示的顺序或内容。

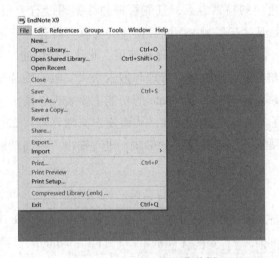

图 8-2　Endnote File 菜单栏

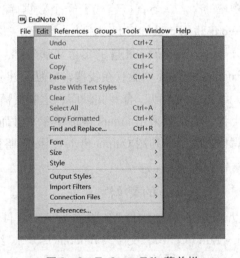

图 8-3　Endnote Edit 菜单栏

3. Reference 菜单栏　主要是对文献题录进行管理与编辑，包括新建、编辑、移动、拷贝题录，发送题录至邮箱，向题录中添加文件，PDF 阅读界面设置，文献全文检索，文献题录更新，文献题录内图像设置，显示或隐藏文献题录，文献库记录摘要，文献题录找重等。

4. Groups 菜单栏 主要根据文献类型或文献所属领域对数据库内的文献进行分组管理，包括新建组、建立智能组，组重命名、编辑、删除组，移动文献至别的组，建立、删除、重命名组集，隐藏组。其中"建立智能组"是以所有文献题录中共有的某类或多类信息为关键词，如作者、出版年或题目，文献管理软件将含有此类信息的文献进行智能分组的管理方式。所创建的智能组，其组名可根据该组文献的共有信息进行命名。"Create From Groups"是将多个组内的文献根据指定关键词进行提取并建立新组。"Group Set"表示多个组的总和，可以将某个领域内的文献整理在一个组集当中。

（三）Endnote 的工具栏

Endnote 的工具栏，其左侧显示文献库的模式，包含了"本地文献库模式""在线搜索模式（临时数据库)""本地 & 在线搜索集成模式"。"本地文献库模式"界面仅显示本地已经下载并整理在 Endnote 中的文献。"在线搜索模式（临时数据库)"显示可以进行在线搜索的多种文献库，可用于文献在线搜索。从左到右依次为"文献导出格式（Output Style)""复制在线数据库文献到本地数据库""新建数据库""在线检索""导入""导出""全文检索""打开文献链接""打开附件""插入引用的参考文献""设置参考文献格式""前往 Word 文字处理""同步本地与在线数据库""数据库分享"和"库内检索"。

（四）Endnote 的数据库建立

用 Endnote 新建数据库有 2 种方式：①在 Endnote 程序启动时选择"Create a New Endnote"，即可建立数据库；②在已经打开程序的主界面，点击"File"→"New"，选择数据库保存地址并键入数据库名称，也可以建立数据库。Endnote 数据库中文献导入的方式主要有 4 种，分别是网络数据库导入、Endnote 软件直接联网下载、PDF 或文献文件夹直接导入和手动输入。下面分别介绍。

1. 网络数据库导入 绝大多数的网络数据库都提供将其文献直接导入文献管理软件的功能。如 PubMed、Web of Scince、中国知网数据知识服务平台、万方数据知识服务平台等，都可以通过网络数据库直接将文献输出到 Endnote 数据库中。下面以中国知网数据知识服务平台、万方数据知识服务平台为例进行重点介绍。

（1）中国知网数据知识服务平台导入 现在已经支持 Endnote 直接访问和下载功能。例如，以"新冠病毒检测"为关键词，采用中国知网数据知识服务平台进行中文文献检索，检索结果如图 8-4 所示。

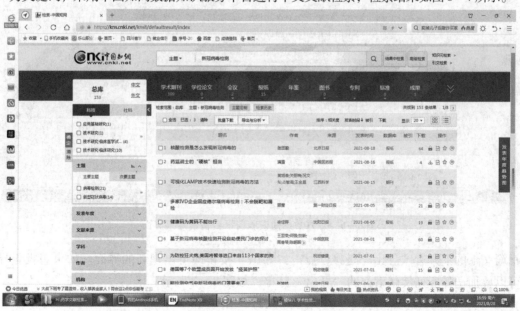

图 8-4 中国知网数据知识服务平台检索结果界面

选择需要的文献，点击"导出与分析"下拉菜单的"导出文献"，选择"Endnote"，如图 8 – 5 所示。中国知网数据知识服务平台文献导出界面，点击"导出"并保存文件。然后打开 Endnote 导入文件界面，"Endnote File"选项中选择"Endnote Import File"，在对话框上选择刚保存的.txt 文件，点击"Import"按钮即可导入之前选中的文献。

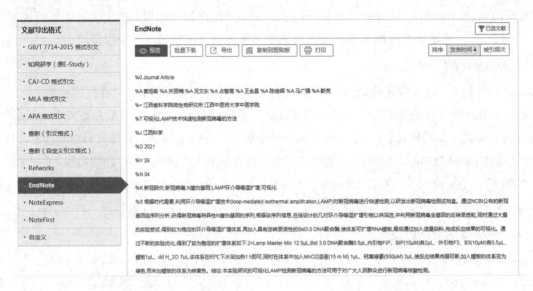

图 8 – 5 中国知网数据知识服务平台文献导出界面

（2）万方数据知识服务平台导入 支持 Endnote 直接访问和下载功能。例如，同样以"新冠病毒检测"为关键词，采用万方数据知识服务平台进行中文文献检索，检索结果如图 8 – 6 所示。

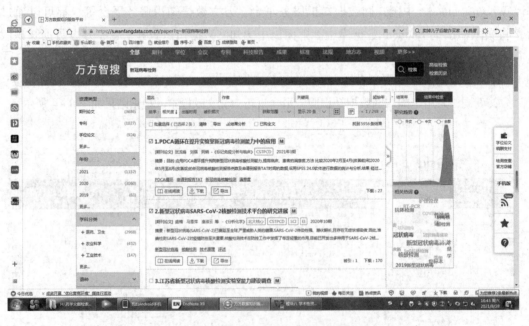

图 8 – 6 万方数据知识服务平台检索结果界面

在每篇文献的下方有"导出"链接，点击"导出"按钮即可出现新的界面。如果想批量导出多篇文献，可以叠加选择所列文献下方的"导出"链接，如图 8 – 7 所示。

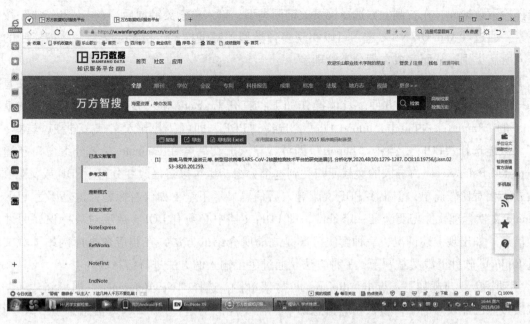

图 8-7　万方数据知识服务平台文献导出链接界面

　　在出现的新的界面中选择"Endnote"，点击"导出"并保存文件。万方数据知识服务平台文献导出界面如图 8-8 所示。然后打开 Endnote 导入文件界面，"File"选项中选择"Import File"，在对话框上选择刚保存的 .txt 文件，点击"Import"按钮即可导入之前选中的文献。

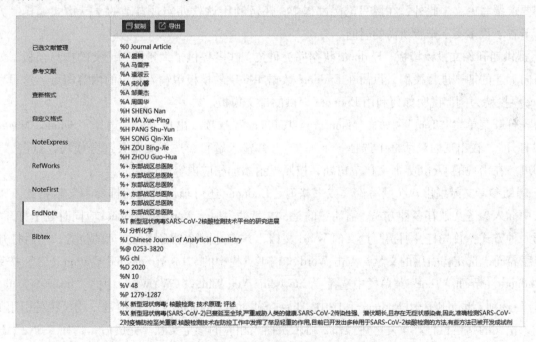

图 8-8　万方数据知识服务平台文献导出界面

　　2. Endnote 软件直接联网下载　若通过 Endnote 软件直接进行文献下载，首先需要设置常用数据库。在"Edit"菜单栏中点击"Connection Files"，然后选中"Open Connection Manager"，会出现列表，勾选所需选择的数据库，即在 Endnote 左侧出现已勾选数据库。

　　还有一种方法：在 Endnote 主界面左侧"Online Search"界面下，出现对话框，勾选所需数据库，选择"Choose"即可。

选择检索数据库，在右侧上方选择检索关键词类型，输入检索关键词后，点击"Search"按钮即可完成检索。通过"And/Or/Not"选项可以实现多种类型关键词检索。检索完毕后，将搜索到的文献选中，拖入所属类别，从而完成文献分类管理。

3. PDF 或文献文件夹直接导入　对于本地已经下载完成的文献，通过 PDF 或文献文件夹直接导入 Endnote 软件，这种方法比较方便。具体操作如下：打开 Endnote 导入界面，若导入单篇文献，选择"File"下的"Import"，再点击"Import File"，选择"PDF"即可；若导入文献文件夹，选择"Import Folder"，只能选择"PDF"，点击"Import"即可。导入成功后会在 Endnote 左侧分组窗口新增加一个组"Imported References"，导入的文献便归类到这个分组。也可以自己改变分组。PDF 或文献文件夹直接导入方法相对比较简单，但很多 PDF 文献导入后信息显示不全，如仅有标题，这是因为 PDF 文件导入 Endnote 文献管理软件需要满足一定条件，即 PDF 文档中必须有 DOI（数字对象标识）号才会显示完整的信息。如出现上述情况，一种解决方案是之前所介绍的方法，在相应数据库网站下载文献题录或通过 Endnote 软件下载文献题录；另种方法是通过手工输入的方法进行信息输入。

4. 手动输入　步骤如下：点击"References"菜单栏，选择"NewReference"即可新建一条文献题录，依次按照已经设好的字段填入相应信息即可。需要注意的是，"Author"信息必须一人一行填写，否则软件无法区分是一个人名还是多个人名，关键词也需要一个关键词一行填写。当然，并不是所有信息都要输入进去，使用人只需填写重要的关键信息即可，比如"Title""Year"。

（五）Endnote 撰写论文功能

Endnote 除了具有上述介绍的文献管理功能外，还可利用其内置的论文模板，非常方便地按照所投稿期刊要求撰写论文。此外，在撰写论文过程中，还可利用该软件实现自动的文献格式编排，为科研工作者节省了很多文字排版所需的时间。

1. 提供期刊论文投稿模板　Endnote 数据库为科技工作者提供了大量期刊论文的撰写模板。如果读者准备向上述的期刊进行投稿，只需在 Endnote 数据库提供的模板中输入相应的内容即可。这里以杂志《Science》投稿为例，说明如何利用 Endnote 提供的论文模板。

首先打开菜单栏"Tool"中的"Manuscript Template"选项，出现界面，选择"Science Magazine"，点击"打开"，在出现的对话框中选择"下一步"，并输入题目，选择文章各部分模块，点击"完成"按钮即可。在出现的 Word 界面文档空白处，按照提示添加相应内容即可。

2. 辅助参考文献编排　在撰写论文或书籍时，Endnote 还可辅助自动编排参考文献格式。Endnote 在论文中插入参考文献有多种方式。需注意的是，文献插入时，Word 和 Endnote 应同时处于打开状态。

第一种方式：首先打开所撰写论文的 Word 文档，并将光标移至需插入文献的位置，然后打开 Endnote 程序界面，选定待引用的文献，点击 Word 文档工具栏中的"Insert Selected Cration（s）"按钮，或者在 Endnote 主界面"Tool"菜单栏中选择"Cite While You Winte（CWYW）"中的"Insert Selected Citation（s）"选项，也可以采用 Endnote 程序中"Inser Selected Citation（s）"快捷键，均可将待引用的参考文献插入论文的指定位置。重复上述操作，可依次插入相应的参考文献。完成后，选择"Stye"选项中的投稿期刊类型，点击下方的"Update Citation and Bibliography"，Word 文档中的参考文献即按照杂志设定的格式进行编排。

第二种方式：只需直接在 Endnote 中选定待引用的参考文献，右键选择"Copy"，在论文的 Word 文档中右键单击需插入参考文献的位置，直接粘贴即可。选定文献格式后，仍旧点击下方的"Update Citation and Bibliography"即可完成参考文献的格式编排。

3. 修改 Output style　目前最新的 Endnote 版本数据库可兼容超过 2000 多种期刊的引文格式，如果科技工作者拟向上述期刊投稿，可不用对引文格式进行设定。如作者拟投稿杂志超出了上述期刊范围，此时需自行设定格式。一般建议在已有的比较相近的期刊格式中进行修改。在菜单栏 "Edit" 中选择 "Output Styles"，点击 "Open Style Manager"，在出现的界面中点击 Edit，即可进入文献格式编辑界面。根据所需要的期刊格式，在相应位置进行逐一编辑即可。

四、思维导图 　微课4

思维导图的英文是 mind map，又称脑图、心智地图、脑力激荡图、灵感触发图、概念地图、树状图、树枝图或思维地图，是一种图像式思维的工具或一种利用图像式思考辅助工具。是使用一个中央关键词或想法引起形象化的构造和分类的想法：它用一个中央关键词或想法以辐射线形连接所有的代表字词、想法、任务或其他关联项目的图解方式。思维导图是有效而且高效的思维模式，应用于记忆、学习、思考等的思维"地图"，有利于人脑扩散思维的展开。

（一）思维导图的特点

1. 使文字直观化　图片往往比文字更容易被人所接受理解，它以最适合我们观看习惯的方式，更直观地展现所有内容，刺激大脑思维的拓展和思考。

2. 逻辑思维严谨　以图形和关键词的方式呈现，将烦琐的文字以简单清晰的方式罗列在图上，有利于增强思考的逻辑性和分析事物间的关系。

3. 节省时间　思维导图主要以关键词做记录为主，因此能够节省大量书写时间。无论是知识还是记录的内容，只需要记录关键词，通过脑图自然回想其详细内容，再加上图形注解即可。

4. 发散思维，结构清晰　思维导图的制作往往是从一个中心点开始慢慢向外扩展，以点及面。这样的呈现方式可以让思维架构更清晰，从而有利于思维发散。

除了普通思维导图结构，还有鱼骨图、二维图、树形图、逻辑图、组织结构图等，以结构化的方式来展示具体的内容，可以帮助人们在学习和工作中提高效率。

（二）常用的思维导图软件

制作思维导图的软件有很多，比如 XMind、Coggle、iMindmap、FreeMind、MindMaster、MindNode、MindManager、Mindomo、Wridea、Stormboard、WiseMapping、Popplet、Text to Mind 等。下面介绍几款。

1. XMind　是一款非常实用的思维导图软件，支持 Windows、Mac、Linux、iOS 以及浏览器，它的文件扩展名为 .xmind，可以在导出时选择仅导出图片进行保存，也可用 Word、Powerpoint、Acrobat 等工具直接打开编辑，这样可以实现分享思维图。此外，XMind 还支持导入用户的 MindManager 和 FreeMind 文件，从而在从这两个软件转向 XMind 时，保证之前绘制的思维导图不会丢失。

XMind 不仅可以绘制思维导图，还能绘制鱼骨图、二维图、树形图、逻辑图、组织结构图（Org、Tree、Logic Chart、Fishbone），并且这些展示形式之间可以方便地进行转换。可以导入 MindManager、FreeMind 数据文件。灵活定制节点外观、插入图标，具有丰富的样式和主题。XMind 的主界面如图 8 - 9 所示。在编辑界面可以根据需要制作思维导图。

Xmind 的优点是简单易用、美观并且功能强大，拥有高效的可视化思维模式，具备可扩展、跨平台、稳定性的功能，是一个开源项目，可以免费下载并自由使用，除了地图结构，XMind 还提供树、逻辑和鱼骨图，具有内置拼写、搜索、加密、音频笔记等功能。XMind 能够导出的格式很多，其中最有用的是图片格式。

2. MindMaster　是深圳市亿图软件有限公司推出的一款跨平台思维导图软件，是比较好的思维管理工具，在整理工作思路，简化工作流程，做好会议记录，进行任务管理、时间管理等方面都非常的实用。

MindMaster 提供 12 种不同布局样式，除了常规布局之外，还提供了单向导图、树状图、组织架构

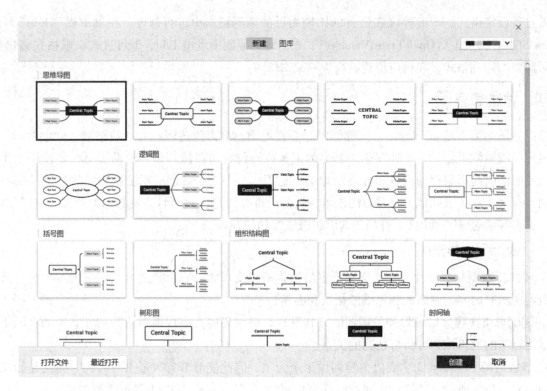

图 8 - 9　XMind 主界面

图、鱼骨图（头向左）、鱼骨图（头向右）、水平时间线、S 形时间线、垂直时间线、圆圈图、气泡图及扇状放射图等（图 8 - 10）。

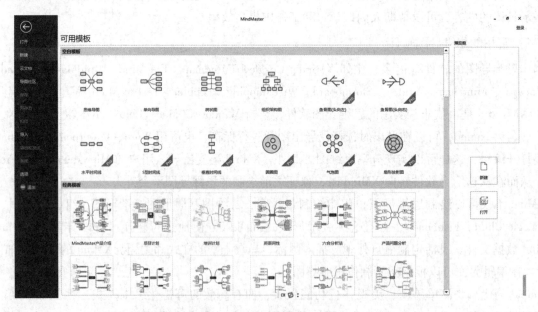

图 8 - 10　MindMaster 主界面

3. FreeMind　是一款跨平台的、基于 GPL 协议的自由软件，用 Java 编写，是一个用来绘制思维导图的软件。其产生的文件格式后缀为 .mm。可用来做笔记、脑图记录等。FreeMind 具有许多特性，比如扩展性、快捷的一键展开和关闭节点、快速记录思维、多功能的定义格式和快捷键。支持 Windows、Linus 和 Mac 等多种操作系统，具有一键"展开/折叠"功能以及"链接"跟随操作，因而比 MindManager 的操作与导航更便捷。但是该软件无法直接展开多个思维中心点，它仅支持逻辑图、常规思维导图，不支持模板。

4. Coggle（在线）　是一个免费的在线协作思维导图工具，设计美观，简约漂亮。需要 Google 账号，可导出 PDF、PNG、TXT 格式，支持多人协作、嵌入网页等。用户可以使用谷歌账号同步登录，并可以邀请其他好友浏览或者共同编辑。

Coggle（在线）的优点是方便快捷，可以与朋友和同事分享、协同工作，支持快捷键、撤销或重做，支持多人协作，可以通过拖拽插入图片，可以嵌入第三方网页，可以操作历史记录，当设计完成后还可以创建一个链接公开分享。但是免费的脑图样式很少。

总之，思维导图已经成为一种新潮的思维工具，很多人将思维导图软件作为工作必备软件，通过图形和非线性的方式，将头脑中的想法更有逻辑感、组织感地表达出来，让思维可视化。有利于团队工作有序地梳理、整理资源、规划项目进度等。

第二节　Web 在信息获取中的应用 🄴微课5

Web 的本意是蜘蛛网和网，在网页设计中我们称为网页，现广泛译作网络、互联网等。对于普通的用户来说，Web 只是一种环境，即互联网的使用环境、氛围、内容等；对于网站制作、设计者来说，它是一系列技术的复合总称（包括网站的前台布局、后台程序、美工、数据库领域等技术）。对于我们来讲，可以通过 Web 获取想要的信息。

一、学术博客

博客（Blog）实际上是 Web Log 的缩写，Log 本来的意思是指"航海日志"，后来泛指任何类型的流水记录，Web 是指互联网，所以说 Blog 就是"网络日志"。具体说来，博客这个概念解释为使用特定的软件，在网络上出版、发表和张贴个人文章的人。

一个 Blog 就是一个网页，它通常是由简短且经常更新的帖子所构成的，这些张贴的文章按照年份和日期进行排列。Blog 可以是其他网站的超级链接和评论，也可以是个人日记、照片、诗歌等，正是这种自由的交流方式，使它成为继 Email、BBS、ICQ 之后的第四种交流方式。

学术博客，旨在发表学术思想，传播与交流学术观点以及共享学术知识、信息的博客。学术博客由学术人员撰写，以学术为主题，具有传播学术信息、表达学术见解、维护更新、保存记忆、写作、交互、建立联系等功能，能够揭示博客作者潜在的主题偏好。

二、聚合内容

聚合内容是指根据一定主题或者关键词将网站原有内容进行重新组合排序而生成一个新的列表或专题页面。网站聚合的初衷是方便用户对同一主题相关的内容进行拓展阅读，但是发展到目前，这种聚合成了很多网站为了在搜索引擎中快速获取流量而使用的一种 SEO 技术手段。

聚合内容的实质意义是，在策划网站内容的时候，为了能够让所运营的网站在外界看来更加专业、专注，会让网站整体围绕一个主题进行展开，也就是说，整个网站都只说明一个问题，或者是网站定义一个大的类别，然后将该类别延伸出来的子类别作为网站的内容或者是标签进行展开编写，让网站看上去仍然是在围绕一个主题进行扩展。内容聚合在搜索引擎中尤为重要。

权威性网站使用内容聚合。一般来说，很多人在行业中为了树立自己的权威性或者是专业性，都会让自己的网站表现得更加权威，所以专注的内容是少不了的，比如有些人从事 SEO 培训行业，那么他们的网站关键词往往就会只有"SEO 培训"，以后的主题都围绕这个词进行展开，这样一来，在外界浏览中就会让阅读者感受到权威性。

综合型网站不同于权威性网站。很多大型的网站由于其涉及的主题比较多，所以网站整体会显得很不专业，同时网站的相关关键词也不会获得好的排名和大量的流量，所以为了能够获得稳固的流量导入，大型综合型网站都会在目录中使用内容聚合手段，让目录在搜索引擎中表现良好，从而获得好的排名。还有的网站会针对某一个特定的标签采用内容聚合技术。

三、网络百科

网络百科，是利用互联网技术对人类的知识信息进行编辑、出版，为用户提供海量、全面、及时的百科内容。百科网站对于公众而言，是一种知识获取途径，其知识不仅要具备有据可查、尽量准确的属性，还需要保持冷静的立场，以不影响读者的客观判断为准则，而以此为信条的百科网站在这个世界上已经存在很多了，比如百度百科、互动百科、搜狗百科、维基百科、360百科等。

1. 百度百科　是百度公司推出的一个内容开放、自由的网络百科全书平台，在中文百科中最为权威、最为强大。百度百科的产品服务有百科词条、编审系统、用户投诉、用户积分体系等。其网址为 https：//baike. baidu. com。

2. 互动百科　是一个中文百科网站，致力于为中文用户免费提供海量、全面、及时的百科信息，并通过全新的维基平台不断改善用户对信息的创作、获取和共享方式。互动百科的产品服务有百科网、HDWIKI、互动词海、词媒体服务、百科行家。其网址为 http：//www. baike. com。

3. 搜狗百科　是一部内容开放、自由的，几乎涵盖所有领域知识、服务和互联网用户的中文知识性网络百科全书。作为新一代百科，搜狗百科较传统百科在技术架构、数据结构化、结果呈现等方面，均进行了全面优化，腾讯搜搜百科的内容并入搜狗百科后，信息量也更为丰富。搜狗百科的产品服务有词条内容、产品界面、用户系统等。其网址为 http：//baike. sogou. com。

4. 维基百科　是一个基于维基技术的多语言百科全书式的协作计划，是用多种语言编写而成的网络百科全书。维基百科的特点是自由内容、自由编辑。它是全球网络上最大且最受大众欢迎的参考工具书，名列全球十大最受欢迎的网站。其网址为 https：//www. wikipedia. org。

5. 360百科　原名好搜百科，是专业的中文百科，也是360搜索的重要组成部分，其内容涵盖了所有领域知识。其宗旨是帮助用户更加及时、便捷地获得准确、权威的知识与信息，并且通过和360搜索的结合以及同专业网站的合作，给予用户全面的服务。其首页以绿色为主色调，简洁大方，包括在关注、悬赏编辑、百科热搜、历史上的今天、百科学霸榜等模块。其网址为 https：//baike. so. com。

四、社会网络

SNS，专指社交网络服务，包括社交软件和社交网站；也指社交现有已成熟普及的信息载体，如短信SMS服务。SNS的另一种常用解释全称为 Social Networking Services，即"社交网站"或"社交网"。SNS也指 Social Network Software（社交网络软件），是一个采用分布式技术，通俗地说，就是采用 P2P（Peer to Peer）技术构建的下一代基于个人的网络基础软件。比如人人网（校内网）、开心网、原始村。

社交网络服务是一个平台，建立人与人之间的社交网络或社交关系的连接。例如，利益共享，活动、背景或现实生活中的连接。一个社交网络服务，包括每个用户（通常是一个配置文件）的社交联系和各种附加服务。大多数社交网络服务都基于网络的在线社区服务，并提供用户在互联网互动的手段，如电子邮件和即时消息。有时被认为是一个社交网络服务，但在更广泛的意义上说，社交网络服务通常是指以个人为中心的服务，并以网上社区服务组为中心。社交网站允许用户共享想法、图片、文章、活动、事件。

在今天，互联网已经成为不可或缺工具，人们更希望利用网络能为自己的工作、个人发展提供更加便捷、高效的支撑和帮助。因此，在 SNS 已经建立起的诚信平台上，其商务价值逐渐展现出来。很多人都了解 SNS 得以发展的依托理论"六度空间"，甚至有人会找出一些该理论中节点之间的系数问题所在，但人们往往忽视了一点，SNS 中节点与节点之间传递的是信任，而利益关系又往往是在信任中产生的。目前以 Viadeo、天际网为代表的商务型实名制平台，则可以看作 SNS 应用中的又一提升阶段。它们不但坚持采用实名机制，对用户学习背景和工作背景的真实度要求也非常高，经过几年的沉淀，整体用户的层次普遍较高。如天际网在 Open Social（社交网站开放式平台）下，互相开放应用编程接口，使所有参与 Open Social 的网站都能共用资源，从整个互联的平台中实现了更大程度的资源利用。在这种 SNS 平台中，那些想要真正拓展人脉、发展商业、有共同事业追求的用户，通过此平台提供的可信任人际托管服务，满足其拓展人脉网络的需求。

SNS 通过分布式软件编程，将现在分散在每个人设备上的 CPU、硬盘、带宽进行统筹安排，并赋予这些相对服务器来说很渺小的设备更强大的能力。这些能力包括计算速度、通信速度、存储空间。在互联网中，PC 机、智能手机都没有强大的计算及带宽资源，它们依赖网站服务器，才能浏览、发布信息。如果将每个设备的计算及带宽资源进行重新分配与共享，这些设备就有可能具备比那些服务器更为强大的能力。这就是分布计算理论诞生的根源，是 SNS 技术诞生的理论基础。

目前国内主要的 SNS 应用网站类型有平台类、商务类、文化类、工具类、地方类、情感类、社群类、校园及娱乐类，以及由电信运营商管理的 SNS 站点。

第三节　即时通信软件及其应用 微课6

PPT

即时通讯（instant messaging，IM）是目前因特网上最为流行的通讯方式，各种各样的即时通讯软件层出不穷；服务提供商也提供了越来越丰富的通讯服务功能。即时通信允许两人或多人使用网络，实时地传递文字消息、文件、语音与视频交流。按使用用途，分为企业即时通讯和网站即时通讯，根据装载的对象又可分为手机即时通讯和 PC 即时通讯。

即时通讯是一个终端联网的即时通讯网路的服务。即时通讯不同于 E－mail，它的交谈是即时的。2010 年以来，许多即时通讯服务开始提供视讯会议的功能，网络电话与网路会议服务开始整合为兼有影像会议与即时讯息的功能。

一、即时通信工具的功能与特点

即时通信工具的基本功能包括即时聊天、语音电话、发送个人或团体信息、添加好友、讨论组、群聊、即时语音、图片或视频、红包等。即时通信工具除了可以实时交谈和互传信息，还集成了数据交换、语音聊天、网络会议、远程协助、电子邮件的功能。其中，聊天功能是即时通信工具最基本、最重要的功能，基本上每一种即时通信工具在这个功能上的操作都差不多。现在很多即时通信工具除了基本功能之外，也可以很方便地浏览新闻、在线咨询，非常方便。

即时通信工具具有简单易用、完全免费、实现移动办公的特点，并且支持组织结构。通过即时通信工具可以随时随地联系同事和好友。消息、公告、文件可同时发送到手机和 PC 端。

即时通信工具不再是一个单纯的聊天工具，它已经发展成集交流、资讯、娱乐、搜索、电子商务、办公协作和企业客户服务等为一体的综合化信息平台。随着移动互联网的发展，互联网即时通信也在向移动化扩张。目前，重要的即时通信提供商都提供通过手机接入互联网即时通信的业务，用户可以通过手机与其他已经安装了相应客户端软件的手机或电脑收发消息。即时通讯利用的是互联网线路，通过文字、语音、视频、文件的信息交流与互动，有效节省了沟通双方的时间与经济成本。

二、微信、专业微信公众平台及其应用

微信是腾讯公司于 2011 年推出的为智能终端提供即时通讯服务的免费应用程序。微信支持跨通信运营商、跨操作系统平台，通过网络快速发送免费（需消耗少量网络流量）语音、视频、图片和文字，同时，也可以使用通过共享流媒体内容的资料和基于位置的社交插件"摇一摇""朋友圈""公众平台""语音记事本"等服务插件。

微信公众平台，简称公众号。有三种类型：服务号、订阅号和企业号。其中，公众平台服务号，是公众平台的一种服务号类型，旨在为用户提供服务。公众平台订阅号，是公众平台的一种账号类型，为用户提供信息和资讯。企业号，是具备将企业销售售后和企业内部 OA 打通的微信企业号，具备微信订阅号和微信服务号无法比拟的强大功能。

在这个网络盛行的时代，无纸化学习似乎越来越流行。不管是微信的朋友圈，还是微信公众号，都是我们可以获取信息和学习的途径。

👁 看一看

药学相关的微信公众号

医药类微信公众号大致分为以下几类。

1. 政策类

中国药审（微信号：zhongguoyaoshen）

国家医保局（微信号：gh_ cfebb676d443）

2. 新闻评论类

药融圈（微信号：yaorongquan2017）

药物简讯（微信号：yaowujianxun）

E 药经理人（微信号：eyjlr2013）

医药代表（微信号：mrclub）

药学进展（微信号：ppsyxjz）

3. 咨询公司和券商行研

艾意凯咨询（微信号：LEKConsulting）

TiPLab（微信号：tiplab）

另外，各类药企都有自己的公众号。

三、腾讯 QQ 及其在学习上的应用

QQ，是腾讯 QQ 的简称，是一款基于互联网的即时通信软件。QQ 覆盖了 Windows、macOS、iPadOS、Android、iOS、Windows Phone、Linux 等多种主流平台。腾讯 QQ 支持在线聊天、视频通话、点对点断点续传文件、共享文件、网络硬盘、自定义面板、QQ 邮箱等多种功能，并可与多种通讯终端相连。作为即时通信工具的一种，腾讯 QQ 具有即时通信工具的功能和特点，因此也是我们获取信息和学习的一种途径。

目标检测

答案解析

一、单选题

1. 以下不属于云笔记软件的是（　）
   A. 有道云笔记　　　　　　　B. XMind　　　　　　　　　C. OneNote 笔记
   D. 印象笔记　　　　　　　　E. 为知笔记

2. 支持中文参考文献标准以及 EI 收录期刊双语参考文献格式，对中文文献的题录更新能力较强的一款文献管理软件是（　）
   A. Endnote　　　B. Zotero　　　C. NoteExpress　　　D. Mendeley　　　E. Reference Manager

3. 即时通信工具最基本、最重要的功能是（　）
   A. 聊天　　　B. 传送文件　　　C. 邮件辅助　　　D. 浏览咨询　　　E. 群组功能

二、多选题

1. 下列属于制作思维导图软件的是（　）
   A. MindManager　　　　　　B. Zotero　　　　　　　　　C. XMind
   D. XMind　　　　　　　　　E. FreeMind

2. Web 在信息获取中的应用有（　）
   A. 网络百科　　B. Zotero　　　C. 社会网络　　　D. 学术博客　　　E. 信鸽

3. 下列属于即时通信工具的有（　）
   A. QQ　　　B. 微信　　　C. YY 语音　　　D. 飞信　　　E. XMind

4. 即时通信工具的功能一般有（　）
   A. 传递文字消息　　　　　　B. 传送文件　　　　　　　　C. 语音聊天
   D. 视频交流　　　　　　　　E. 邮件辅助

三、问答题

1. 常用的云笔记软件有哪些？试列举 5 个。

2. 常用的文献管理软件有哪些？试列举 5 个。

3. 常用的即时通讯软件有哪些？试列举 5 个。

（李静华）

书网融合……

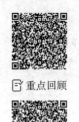

重点回顾

微课1

微课2

微课3

微课4

微课5

微课6

习题

项目九　药学文献写作

学习目标

知识目标：

1. 掌握　医药文献的写作格式，医药文献的投稿程序，医药文献综述的写作步骤。

2. 熟悉　医药文献国内外常见学术不端行为检测系统。

3. 了解　医药文献综述的类型、特点；核心期刊的概念及其评价标准；药学文献综述的类型、特点、目的和意义。

技能目标：

能够运用药学文献撰写步骤撰写药学专业文献；会运用国内外学术不端检测系统对药学专业文献进行检测；会对非法出版物进行鉴别。

素质目标：

培养学生具备药学论文撰写的全局意识；具有知识产权意识。

导学情景

情景描述： 自从进入 21 世纪，人类便步入数字信息化时代，生活和工作方式都发生很大改变，这一切发展和进步都离不开信息。

某职业院校药检专业毕业的学生小王，在企业岗位上努力落实所学理论知识，认真提高实践操作技能，理论和实践能力取得双重进步，他不仅熟练掌握药品质检流程，还优化工作环节，为企业药品检验工作的效率提高做出很大贡献。最近小王想整理资料、发表论文，他该如何撰写和投稿呢？

情景分析： 药学学术文献是药学人进行交流和分享的一个重要载体，了解药学学术文献的撰写步骤和投稿方式，可以让作者更加快捷有效地发表药学文献。

讨论： 1. 药学学术文献写作有固定的格式吗？

2. 如果抄袭其他作者写出来的学术文献，能不能被发现呢？

学前导语： 随着人们对医药知识认识的深入，药学文献在药学研究中的作用也凸显出来，撰写和高效地利用医药文献也逐渐被药学研究者所认同，我们要严格按照药学文献的格式进行撰写，让药学研究者共同推动药学的发展。

PPT

第一节　论文投稿信息的选择与获取

一、核心期刊及其评价 e微课1

（一）核心期刊概述

核心期刊是某学科的主要期刊。一般是指所含专业情报信息量大，质量高，能够代表专业学科发展水平并受到本学科读者重视的专业期刊。有关专家研究发现，在文献情报源的实际分布中，存在着一种核心期刊效应，即世界上某一专业的大量科学论文，集中在少量的科学期刊中。

国内有七大核心期刊（或来源期刊）遴选体系，具体如下。

（1）北京大学图书馆"中文核心期刊"。

（2）南京大学"中文社会科学引文索引（CSSCI）来源期刊"。

（3）中国科学技术信息研究所"中国科技论文统计源期刊"，又称"中国科技核心期刊"。建有《中国科技论文与引文数据库》（CSTPCD）。

（4）中国科学院文献情报中心"中国科学引文数据库（CSCD）来源期刊"。

（5）《中国人文社会科学核心期刊要览》，由中国社会科学院文献信息中心研制。2000年推出首版，建有《中国人文社会科学引文数据库》（CHSSCD）。

（6）《中国核心期刊目录》（RCCSE），由武汉大学邱均平教授主持研制。

（7）《中国学术期刊综合引证报告》，由清华大学图书馆和中国学术期刊（光盘版）电子杂志社研制。每年发布，建有《中国引文数据库》（CCD）。

（二）核心期刊评价

专家学者往往从以下六个方面来对核心期刊进行评价。

1. 期刊的社会影响和学术地位 来源期刊必须具备较强的社会影响力和较高的学术地位。有较好的学科声誉，能吸引本学科国内外高水平的作者发表高质量的论文，同时拥有稳定的读者群。来源期刊的收录重点为重要科学技术领域的国家级学术期刊；各级自然科学学会的会刊；中国科学院研究所和重点高等院校的学报；地方级优秀的学术研究期刊。

2. 期刊编辑的规范性和时效性 来源期刊必须按照国际、国内的编辑惯例进行编辑，并执行CSTPCD（科技论文与引文数据库）对源期刊的有关规范要求。应具备完整的文献书目信息，包括刊名和年卷期、论文题目和摘要、关键词和分类号、全面的作者信息、规范的参考文献，以及其他重要的科学计量数据。

来源期刊还必须保持严格的出版周期，不能随意拖期、误期，并按照规定准确、及时地将期刊和数据磁盘寄到中国科技信息研究所信息分析研究中心。

3. 国内外著名大型检索系统收录情况 文献是否被国内外著名大型检索系统收录为源期刊是CSTPCD评估入编期刊学术水平的重要依据。例如，美国《科学引文索引》（SCI）、美国《科学引文索引（扩展版）》（SCIE）、美国《工程索引》（EI）、美国《化学文摘》（CA）、英国《科学文摘》（SA）、日本《科学技术文献速报》、俄罗斯《文摘杂志》，以及我国《中文核心期刊要目总览》等国内外著名大型检索系统，都是CSTPCD经常查阅和参考的检索工具。

4. 期刊的学术内容和评审机制 来源期刊的学术内容应能反映本学科领域的最新研究成果和重要的科研基金研究项目。能够扩展该学科某一领域的知识体系，具有自己的学科特色和不可替代的地位。同时，来源期刊还应具有全国范围内权威专家组成的编辑委员会，以对期刊论文进行严格的学术评审。

5. 期刊文献计量指标的定量分析 CSTPCD利用科技期刊综合评价指标体系对申请入编期刊进行定量化的综合评估，并对所有来源期刊进行经常性跟踪测评，力求准确、客观地评价各类期刊。这些评价指标包括总被引频次、影响因子、即年指标、基金论文比例、论文作者地区分布数等。定性与定量相结合的评价原则是CSTPCD选刊过程独具特色的方面。

6. 特殊情况的统计考虑 为了使评价结果更加准确、全面，CSTPCD对一些特殊情况给予专门考虑。考虑到新学科和高技术学科的期刊，以保证学科和知识的完整性；考虑到边远地区以及新发展地区的期刊，以保持地区范围的完整性。

练一练9

核心期刊主要从哪几个方面进行评价？

答案解析

二、论文拟投稿期刊的选择

一篇论文在从构思到成功发表这一系列过程中，投稿是重要一环，作者应十分重视，掌握投稿要领与技巧，研究投稿策略，使自己的佳作投对期刊之门，投杂志所好。

（一）投稿前的准备

1. 论文的标准化与规范化 作者应认真学习并掌握国家制定的有关标准，可重点学习和掌握以下标准：GB/T 7713—2006《学位论文编写规则》、GB 3179—1992《科学技术期刊编排格式》、GB/T 6447—1986《文摘编写规则》、GB/T 3806—1995《文献叙词标引规则》、GB/T 7714—2005《文后参考文献著录规则》、GB 3100—1993《国际单位制及其应用》、GB 3101—1993《有关量、单位和符号的一般原则》以及 ISO 4—1997《信息和文献出版物标题和标题字缩写的规则》等。如有问题及时进行标准化修改。

2. 按稿约与投稿须知书写 作者认真阅读杂志的稿约与投稿须知，按约稿与投稿须知的要求办理。

3. 提高论文命中率 稿件录取与否关键在于稿件的质量，即文稿的先进性、科学性和实用性，其次是以"巧"取胜。"巧"是指文章的逻辑、结构和表达技巧以及严密性、科学性和说服力，这也是论文被录用关键。

4. 请资深专家审阅或推荐完成的文稿 最好请一位资深专家或知名学者审阅并提出修改意见，认真修改，保证论文的质量易于被刊用。

（二）选择医药期刊

向何处投稿、如何递送稿件是很重要的，在投寄前应查阅有关杂志所设的栏目和具体要求（如格式、篇幅等）；查阅相关卫生主管部门颁布的文件，以便发表的论文能用于职称晋升；了解医药期刊出版周期（周刊、旬刊、半月刊、月刊、双月刊、季刊、年刊、不定期刊）情况，以便缩短发表周期。那么，如何确定向何种期刊投稿？

1. 按质投稿 如论文内容新颖、富于创意、质量一流，应投"权威"杂志——中华系列杂志，但要求高、刊出概率低。

2. 按期刊知名度及其出版周期投稿 选择知名度较高的期刊进行投稿，可以对所投文章进行高质量的核稿。另外，在投稿过程中还要考虑期刊的出版周期，一般来说，出版周期与对稿件的需求是正比关系，考虑到这两点因素，投稿命中录就会有所提高。

（三）不能一稿多投

一稿多投是指同样的文稿或实质内容基本相同的文稿投给两个或两个以上的期刊，这种情况是不允许的，几乎所有的科技期刊都不允许"一稿多投"，但以下情况不属"一稿多投"：①已被其他刊物退稿的论文；②发表初步报告后再发表完整的论文；③无刊号的内部资料再以有刊号的形式公开发表。

（四）在退稿面前不气馁

退稿对投稿人来说是经常的事，尤其是初学者应有心理准备，遇到退稿后应认真分析一下退稿的可能原因：是否选题陈旧？是否有类似文章发表过？是否所投期刊与稿件内容不符？是否文章论点不鲜明、结论不明确、重点不突出？再考虑一下退稿是否有另投的可能性，应如何修改，再投哪家杂志较合适等。只要认真反思、重新修改，成功之路就在你的脚下，成功发表的希望就在你的不懈努力中得以实现。

三、投稿平台的选择与利用

学术论文定稿后需要借助投稿平台进行投稿，投稿平台的选择与利用对于论文的成功投稿起到关键的作用。研究者选择比较多的投稿平台是中国学术期刊论文投稿平台（图9-1）。其网址为http：//www. cb. cnki. net。

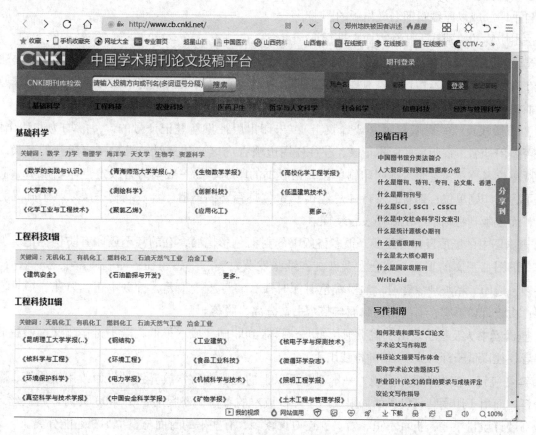

图9-1 中国学术期刊论文投稿平台首页

选择好适合的投稿平台，接下来就可以进行投稿操作了，步骤如下：第一步，在平台首页选择论文的归属学科；第二步，在归属学科下选择心仪的期刊；第三步，选择期刊进入期刊的网站链接；第四步，申请期刊投稿账号；第五步，填写论文和作者详细信息；第六步，发送稿件。

💗 **药爱生命**

信息检索技术从古至今都有运用，具有世界影响力的博药学文献巨著《本草纲目》也运用了一定的检索方式进行检索。

《本草纲目》由明代李时珍撰写于嘉靖三十一年（1552年）至万历六年（1578年），刊于1590年。本书共190多万字，载有药物1892种，收集医方11096个，汇集精美插图1160幅，其总例为"不分三品，惟逐各部；物以类从，目随纲举"。其中以部为"纲"，以类为"目"，分16部（水、火、土、金石、草、谷、菜、果、木、服器、虫、鳞、介、禽、兽、人）60类。各部又是按照"从微至巨""从贱至贵"。可见，本书用生物进化的发展思想体现了检索。使用《本草纲目》的医药学工作人员在检索的时候，遵循这个规律就能高效地检索到所要的文献资料。

四、非法出版物的鉴别

《出版管理条例》和《出版管理行政处罚实施办法》规定了非法出版物不允许包含的内容及其鉴定单位和方法，非法出版物不仅欺骗消费者，也对出版事业产生了很大的危害，目前市面上出现的盗版书主要有以下几类：伪称根本不存在的出版单位印制的图书；盗印、盗制正版图书，并在社会上公开发行销售；在社会上公开发行而不署名出版单位，或署名非出版单位的图书；被明令解散的出版单位成员擅自重印，或以原编辑部名义出版的图书。

非法出版物的鉴别从下几个方面来进行。

1. 查看封面、插图和广告　新闻出版署规定严禁用色情、凶杀的文字和图画招徕读者；非法刊物还往往在封面上标出挑逗性目录；有些刊物的期、卷号有意搞得模糊不清，以便长期销售，这些非法刊物的插图也往往印有色情、淫秽、恐怖、凶杀画面。

2. 查看版权页　一看版权页（或扉页上），未印出版社重新登记证号的，一般均为非法出版物；二看是否盗用社名，盗版书的版本记录，往往盗用边疆省（区）出版社或已撤销出版社的名义，甚至编造出版单位名称；三看是否标明印刷单位，正版书的印刷单位一般均为省级定点印刷厂家，而盗版书往往不标明印刷单位；四看总发行（总经销）单位是否含糊不清，合法刊物一般以某个邮局为总发行单位，而盗版刊物则不标出邮局发行字样。

3. 查看图书的纸质及印装质量　很多盗版书的封面色彩艳丽，有的甚至还印有防伪标记。但如果认真翻一下图书正文的页面，就会发现破绽：纸张发黄发脆、手感粗糙；印刷质量低劣、版心不正、错别字多，透印、粘脏现象普遍，油墨着色时深时浅；装订质量很差，折页不正，刀花、短页、连刀页较多；由于订口不牢，有些书的封面与整个书瓤分离、脱落。

4. 查看卖书人及售价　由于盗版书从纸张、排版到印刷，成本很低，既不付稿酬又逃避税收，因此兜售者往往以低于标价 2~3 倍的价钱出手。

5. 查看装订　按出版业的常规，一本 200 页以上的正版书常常放弃铁丝订而改用锁线订、塑线或无线胶订。而由于印刷装订设备的局限或出于降低成本的考虑，盗版书 300~400 页仍常用铁丝订。而且盗版书装订质量很差，折页不正，短页、连刀页较多，有些书的封面与整个书瓤还能分离。

6. 查看是否像复印件　有的盗版书不另排版，而是依原书翻版照排，这样可以免去文字上的错误与排版上的丑相，但纸张上墨点多，字迹也比较虚，看上去很像复印件。

第二节　文献的合理使用与引用

PPT

一、学术规范与学术行为不端 ⓔ 微课 2

学术规范是文献合理的前提和保障，学术规范指的是学术共同体内形成的进行学术活动的基本规范，或者根据学术发展规律制定的有关学术活动的基本准则，学术规范涉及学术研究的全过程和学术活动的各个方面，包括学术研究规范、学术评审规范、学术批评规范、学术管理规范。

学术不端行为是在建议研究计划、从事科学研究、评审科学研究、报告研究结果中的捏造、篡改、剽窃、伪造学历或工作经历。这不包括诚实的错误和对事物的不同解释和判断。教育部在 2009 年 3 月

19日就进一步加强高等学校学风建设惩治学术不端行为，发出《关于严肃处理高等学校学术不端行为的通知》。

近年来，为了净化学术领域，学者对于学术不端的行为研究较多，对其判断逐渐客观。为了进一步给研究者一个相对常态的学术领域，国内外出台了很多种学术不端行为的检测系统。

二、国内学术不端检测系统

（一）中国知网学位论文学术不端行为检测系统

中国知网从2006年开始正式立项研发学术不端文献检测系统。在三年的工作中，历经算法研究、原型系统开发、大规模数据测试、性能测试、系统集成测试等多个阶段的艰苦工作，已经达到大规模实用化的成熟程度。"学位论文学术不端行为检测系统"（简称TMLC）主要为检测研究生培养过程中，研究生学术论文发表及学位论文中出现的不端行为提供辅助工具。

点击CNKI主页栏目中的"学术不端"可进入中国知网学术不端文献检测系统（图9-2），也可登录CNKI科研诚信管理系统研究中心的主页进入检测系统。该系统提供以下五大类的检索入口。

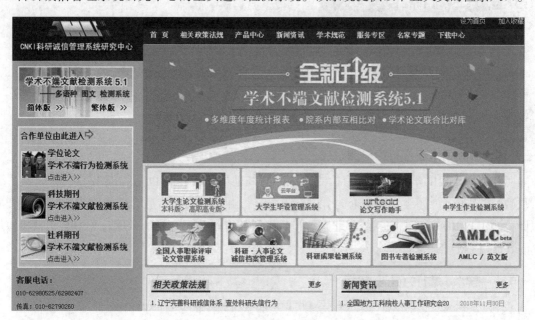

图9-2　中国知网学术不端行为检测系统首页

1. 科技期刊学术不端文献检测系统　专门为科技期刊编辑部提供检测服务，仅限检测科技期刊稿件。可检测抄袭与剽窃、伪造、篡改、不当署名、一稿多投等学术不端文献。

2. 社科期刊学术不端文献检测系统　专门为社科期刊编辑部提供检测服务，仅限检测社科期刊稿件。可检测抄袭与剽窃、伪造、篡改、不当署名、一稿多投等学术不端文献。

3. 学位论文学术不端行为检测系统　专门为研究生院部提供检测服务，仅限检测研究生毕业论文。可检测抄袭与剽窃、伪造、篡改等学术不端文献。

4. 学术不端文献（期刊）检测系统　为人事部门在职称评选、人物评优、先进评选、人才引进等活动中提供辅助审核手段，提供科学、准确、客观的线索与依据。

5. 大学生论文抄袭检测系统　用于辅助高校教务处检查大学生毕业论文是否存在抄袭剽窃等学术不端行为，有助于提高大学生论文质量。

（二）万方论文相似性检测系统

万方论文相似性检测系统是基于万方数据公司所收录的期刊论文、学位论文、万方数值数字化期刊全文数值库、万方数值学位论文、常识服务平台的全文数值库等海量数据，运用先进的检测算法研制而成，具有检测速度快、检测准确等特点。国内第二大数据集成商万方数据，在 CNKI 推出 AMLC 后终于拿出了一个与 CNKI 相提并论的产品，在 2010 的 3 月，万方公司的网站上出现了万方论文相似性检测系统的链接。论文相似性检验测定体系的官网如图 9 − 3 所示。万方数据将检测费用定在 10 元/万字，可以直接通过自己在万方数据的账户登录，并进行论文的检测，通过检测可以看到万方数据提供的两种检测报告（简明版和详细版）。

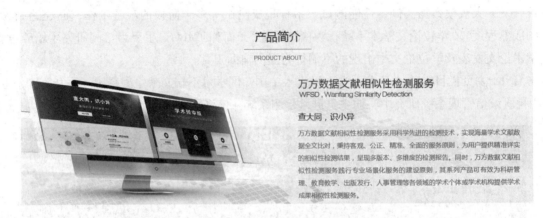

图 9 − 3　万方学术不端行为检测系统首页

（三）国内其他学术不端行为检测系统

除知网和万方推出的学术不端行为检测系统外，其他的研究机构也陆续推出了一些检测系统（图 9 − 4），检测机构很多，如维普通达论文引用检测系统、由武汉大学信息管理学院出版科学系开发的文档相似性检测工具 ROST 反剽窃系统、北京智齿数汇科技有限公司开发的全球首个中文文献相似度比对系统 PaperPass 检测系统等。

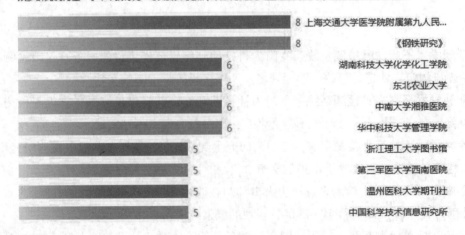

图 9 − 4　学术不端行为相关机构

三、国外学术不端检测系统

反学术不端和反剽窃系统作为论文初筛工具已经成为欧美高校的常用软件，国外高校对于反剽窃的研究高度重视，在反剽窃领域的研究也比较成熟。常见的国外科技文献数据库的学术不端文献检测系统平台的有以下几种。

（一）Turnitin

Turnitin 是全球最权威的英文检测系统，被提交检测的文章均为系统自动检测，无任何人工的干预，所检测出来的结果是系统与 Turnitin 所收录的海量文献进行对比分析后自动得出的结果（图9-5）。

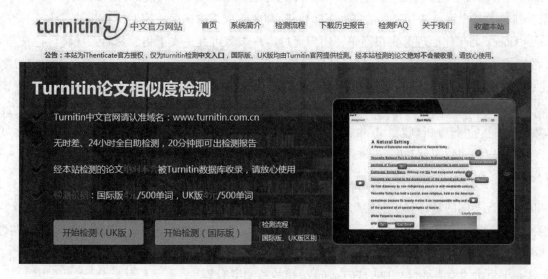

图9-5　Turnitin 检测主页

Turnitin 提供给教育工作者强大而有效的工具，以促进学生们的写作技巧和独立评价思考能力。Turnitin 已经成功地在全世界 90 多个国家、超过 7000 所高等院校中应用，全球数百万的教师及学生都在使用 Turnitin 的实时评分工具和剽窃侦测服务。

目前，Turnitin 已经成为业界的领导者。每天收到的学生论文超过 10 万份，已经成为教育界必不可少的工具。Turnitin 依靠行业中最先进的搜索技术建立的持续增长的庞大数据库，来帮助教育工作者对学生作业中含有的不恰当的引用或潜在的剽窃行为进行侦测和比对。

Turnitin 的比对数据库中拥有超过 4000 万篇学生论文，索引超过 120 亿的 internet 网页，超过 1 万种主流报纸、杂志及学术期刊，数以千计的书籍（包括文学名著）。

（二）Cross Check

Cross Check 是 Cross Ref 组织下属的一个子网。总部位于荷兰的 Elsevier 公司和总部位于英国牛津的 Blackwell 公司是学术界的两大出版集团，一共出版了 2500 多种期刊。因为剽窃正在变成一种普遍情况，所以出版集团也和大学一样不得不采取行动了。Blackwell 的总裁 BobCampbell 说："编辑们越来越频繁地向我们抱怨这类事情。"Cross Ref 最初是由几家出版商于 2000 年创立的非营利性组织，其宗旨是通过出版商之间的集体合作，让用户能够访问原始研究内容。Cross Ref 也可以被看作一个数据库，存储它代理注册的 DOI（Digital Object Identificator，数字对象标识符）；Cross Ref 还是一个技术架构，用来建立在不同出版商的网络平台上出版的 STM（Science Technical Medical）期刊内容之间的链接，被称为"跨出版商链接"，或"跨平台链接"，这是 Cross Ref 最重要的作用。

这种链接机制背后最核心的技术是 DOI，就是给网上的每篇文章分配一个唯一的身份识别代码。目前 CrossRef 已有 3000 多家会员单位（出版商、学协会等）。

Cross Check 是由 Cross Ref 推出的一项服务，用于帮助检测论文是否存在剽窃行为。它的软件技术来自 iThenticate。在国际出版链接协会（PILA）的牵头下，国际几大出版商和电子电气工程师协会（IEEE）及美国计算机学会（ACM）共同参与了这项全球性的项目。正是由于 Cross check 能够在全球范围内最大限度地检查和防范学术剽窃行为，达到严正学术道德、净化学术空气的目的，使其一举赢得全球学术与专业出版者协会（ALPSP）颁发的 2008 年度全球最佳出版创新奖。目前全球会员单位有 50 多家，包括一些国际科学出版集团和科学学会，如自然出版集团（NPG）、爱思唯尔、施普林格、威立·布莱克威尔（Wiley Blackwell）、英国医学期刊出版集团（BMJ）、泰勒弗朗西斯出版集团（Taylor & Francis）、美国科学进步协会（AAAS）、美国物理学会（APS）等。我国的浙江大学学报（英文版）在国家自然科学基金重点期刊项目的资助下，也于 2008 年成为中国第一家 Cross check 会员。

Cross Check 的工作原理其实很简单，用户通过客户端将可疑论文上传，然后系统将该论文与 Cross Check 数据库中的已发表文献进行比较，最后报告给用户可疑论文与数据库中已发表文献的相似度，以百分比表示，并将相似的文本标示出来。当其相似度总量超过 50% 时，系统会自动显示黄色背景，以提示操作者。只要点击其中的相似度数据，系统便直接进入具体报告列表，操作者可以对论文具体的"文本重叠"现象进行分析判断。其中，界面的左栏为上传的被检测文本，凡与之匹配的对比文献相似部分，系统均以相同的颜色和序列号标识；右栏的每个单篇匹配文献的相似度大小顺序排列。

（三）国外其他学术不端行为检测系统

和国内情况不同的是，除了上述几家国际著名的学术不端文献检测平台外，国外还有相当多的学术不端文献检测平台。如 Safe Assign、爱思唯尔的 PERK、马里兰大学的 The Plagiarism Checke、Plagiarism checker 公司的检测平台、Article Checker 公司的检测平台、Plagiarism search 公司的检测平台、Plagiarism detect 公司的检测平台、The plagiarism 公司的检测平台等。

第三节　药学文献综述及其利用

文献综述是针对某一学科中的专题而搜集大量的信息资料，按照一定的分析方法分析而成的一种学术资料，药学文献综述就是通过药学领域的学科信息收集和整理分析而得到的。

文献综述可以反映所研究领域的最新进展和研究沿革，不仅可以反映新的发展动态，还能够得出此领域的新技术和新原理。高质量的药学文献综述文章不仅能使读者纵览全局，而且可以从中受到启迪，对其正在进行的相关研究有着极为重要的参考价值。由此可知，文献综述的学术地位是很重要的。

一、药学文献综述的类型

1. 研究进展动态　此种文献综述大都以介绍某一学科领域或课题最新研究进展、发现及主要研究的动向为主要内容，作者广泛收集、阅读了中外文献资料，具有把握学科专业发展动态的知识水平，且在该学科领域有较深造诣。

2. 研究急需问题　此种文献综述研究药学研究中遇到的尚不成熟的、资料分散而又急需了解、解决的实际问题。随着药学科学的发展，新的病种不断被发现，新的药物不断问世，并在临床使用，或在医疗实践中不断提出新的问题，药学工作者把这些新的问题、分散的资料及时加以综述，从中找出其内在的规律，为解决临床实际问题的参考甚至为预测未来的趋向提供依据。

3. 专业学术会议　这类综述文章是把国际的、全国性的或区域性的专业学术会议概况和与会代表的论文加以综合而撰写成的专题学术会议材料或专业学术会议论文综述，它侧重于对专业学术会议内容的报道。

二、药学文献综述的特点 ⓔ 微课3

药学文献综述鉴于其对象的特殊性，也具有一定的特点。

1. 科学性 医药文献的写作要客观地记叙、评价研究，在设计、研究、资料整理、数据分析、讨论、结论、问卷调查等过程中都要科学严谨地反映客观事实，绝对不可以为片面地追求理想的结论而随意篡改数据和结果。

2. 准确性 该特点不仅有赖于作者对实验、观察过程的精确记录，还需要对研究结果做出合乎逻辑的推理，并且在写作时要善于归纳整理，摒弃与论文无关的内容，精炼地运用语言文字，准确地选定名词术语等，这就要求作者掌握医药论文的写作特点，熟练地运用医药论文写作技巧。

3. 规范化和标准化 医药论文涉及大量的医学名词、术语、药，以及数量、单位、符号和缩写形式等，这些既涉及国际、国家规范、标准，也涉及专业或学科规范、标准。因此，规范化和标准化是医药文献的一个重要特点。

4. 前沿性 医药文献的发表必须有其科学研究价值和临床研究结论，是科研人员和实践工作者的理论依据和下一步研究的基础，所以必须具有前沿性，要有新的理论研究成果。

5. 伦理性 医药文献常涉及被试动物、志愿者和患者，因此写作时必须遵守医学伦理道德，例如，注意执行动物保护法，维护志愿者和患者的隐私权、肖像权，注意为患者保守秘密等，特别是涉及人工授精、人体药物试验、变性手术、性医学的内容，某些特殊的误诊、误治病例报告等，更应注意遵守医学伦理道德，把握写作分寸。

三、药学文献综述的目的和意义

1. 为了科学研究工作的需要 要进行一项科研工作，必须不断收集和大量阅读有关文献资料，从科研设计、选题到具体的研究方法和步骤，都必须反复推敲和论证，所以说，科研工作者最好围绕某一研究领域从不同的角度撰写有关文献综述。

2. 对药学领域的知识点进行归纳和总结 药学文献综述虽然不是由作者自己全部完成的研究，但它是作者在大量阅读专业文献的基础上结合自己的研究领域进行的综合性文献撰写，是对某一药学领域知识点的归纳和总结，为有需要的研究提供综合的理论支撑。

3. 提高药学水平 中、青年工作者撰写文献综述的过程，也是不断学习和提高的过程，从翻译外文原著，到做文献卡片、文献分类卡片、写读书笔记，提高综合分析、思维能力、写作技能，锻炼和培养科学的思维方法、分析问题和解决问题的能力，才能保持清晰的思路，跟上科学发展的步伐，这些基本功的训练，对中、青年科技工作者将产生深远的影响，为工作奠定良好的基础。

四、药学文献撰写步骤

（一）选题

对于写出一篇好的医药文献综述论文，选题至关重要，文献综述选题应根据作者所从事专业范围、专长及科研工作需要而确定，可以全面系统地介绍某一学科专业领域的新进展，也可以选择其分支学科，或者仅介绍一个课题或某一侧面的最新技术、最新成果，但应设法避免重复他人已经写过的文献综述。

一般来讲，药学综述选题要遵循以下原则：第一选题应是跟自己研究相关的领域，第二选题要有新颖性，第三选题要有可行性。另外，在选题时还有一个选"热点"还是"冷点"问题的抉择，仅从向杂志投稿来看，有些"热点"过热，"冷点"过冷，选题过于集中，甚至重复，反而难以被杂志选中，有些方面人们似乎并不重视，但可能会很有苗头，如果在选题时加以注意，那么就可能在这方面取得成功。

（二）收集、查阅有关文献资料

综述题目确定之后应尽可能地广泛收集、阅读与选题相关的文献资料，这是写好文献综述的基础。药学科学发展很快，每年每个学科专业都有大量的文献发表，尽快查阅到所需重要文献资料的方法很多，以下介绍几种常用的方法。

（1）优先考虑查找的文献。

（2）充分利用各种检索手段检索有关文献。

（3）重要的国际、国内专业学术会议论文也不可忽视。

（4）文献的粗读与精读及取舍。

（三）写作构思与提纲

作者在进行上述工作之后，头脑中已经对选题所涉及的国内外研究现状及存在的问题有了概括的认识，接下来需要再将精取的文献资料按选题要求分类、归纳和整理，按照选题的中心意图确定论文的层次和标题，草拟出综述文章的提纲，一般来讲，在大量获取文献资料的过程中，作者头脑中的构思和提纲已逐渐形成，对草拟的提纲再仔细斟酌、推敲，必要时再行调整或修正之后，即可进行文献综述的写作。

（四）撰写论文

医药文献综述一般包括以下几个部分：①综述题目；②作者所在的工作单位和姓名（也可仅写出作者姓名，工作单位在文后注明）；③摘要和关键词（便于电子计算机储存和检索）；④前言（引言）；⑤综述正文（主体部分或称为核心部分）；⑥总结（结语）；⑦参考文献目录。这里主要阐述引言、正文、总结和参考文献部分的写作方法和内容要求。

1. 综述题目 所谓"题好一半文"，一个好的选题对论文来说是十分重要的。医药工作者在开始写论文前，需要闯过选题这个关卡，那么，怎么进行选题呢？

文章选题一定要与所投刊物的办刊宗旨、定位、风格一致。

首先，每一个学术期刊都有它的办刊宗旨、定位、个性、特色，没有个性和特色的刊物是没有生命力的。办刊最忌讳的就是大综合，面面俱到。期刊分专业性学术刊物和综合性学术刊物，它们的读者定位是不同的。一般来说，综合性学术刊物要求选题宏观一些，不太欢迎有过于烦琐的数学计算、过于明细的图表公式的文章；而专业性学术期刊，选题可以专深一些。这样，才能做到知己知彼，百战不殆。

其次，选题大小要适中，不宜过大也不宜过小。选一个大题目，只可能是大题小做或大题大做。大题大做并非学术期刊上一篇论文的容量所能承载的，可能要做成一篇博士论文或写成一部书。如果大题大做还非要做成学术期刊论文，那就只能是天马行空，面面俱到，却面面不深。如果大题小做，则只能是蜻蜓点水，泛泛而谈，也会缺乏深度。

最后，选题要有创新要新颖。

2. 作者信息 写出真实的作者信息。

3. 摘要和关键词 论文摘要又称概要、内容提要。摘要是以提供文献内容梗概为目的，不加评论和补充解释，简明、确切地记述文献重要内容的短文。其基本要素包括研究目的、方法、结果和结论。具体地讲，就是研究工作的主要对象和范围、采用的手段和方法、得出的结果和重要的结论，有时也包括具有情报价值的其他重要的信息。关键词是综述中涉及的主要内容，通过关键词可以对文献进行精确检索。

4. 前言　目的是使读者对所综述的内容有一个初步的认识轮廓，以便引导读者进一步阅读全文的兴趣，应包括写作的目的、有关概念、所涉及的内容和时间范围，扼要地介绍有关问题的现状和焦点，为引出正文打下基础。

5. 正文　是医药文献综述的主体部分或称为核心部分。写作方法很多，可因文题大小、内容、所涉及的范围及作者的写作技巧而有所不同，不管采用何种写作方法，写作内容都应着重论述其历史和现状、发展趋向、各学派的主要观点和依据、争论的焦点、当前研究的新发现和存在的主要问题、存在的薄弱环节、对未来发展前景的展望。所引用的资料应确切无误，论据、论证要充分有力，说理应令人信服，对不同观点，甚至相反观点，要客观地如实反映，综述者本人的观点、看法可以表明或已内涵其中，在文中不应占主要地位。

6. 总结（结语）　主要是概括正文部分的主要内容，指明该学科领域当前国内外的主要研究成果、发展动向、其应用价值、实际意义、目前存在的主要问题及分歧所在、今后的发展趋势和前景。对这方面有丰富经验和已从事过该项研究工作者，最好能提出自己的见解，如赞成什么、反对什么、今后应注重发展什么等。

7. 参考文献　是医药文献综述的重要组成。它概括正文部分的主要部分，参考文献是文献综述写作的重要依据。

? 想一想

你认为药学文献综述中哪个步骤是核心？

答案解析

（五）写作注意事项

在撰写药学文献综述过程中，需要注意以下的问题。

1. 标题　要能反映文献中特定的内容，要用恰当简明的词语，应避免使用含义笼统、泛指性很强的词语，一般不超过 20 字，必要时可加副标题，尽可能不用动宾结构，而用名词性短语，也不用"……的研究""基于……"等表述。

2. 摘要　应具有独立性和自含性，即不阅读全文，就能获得必要的信息。要使用科学性文字和具体数据，不使用文学性修饰词；不使用图、表、参考文献、复杂的公式和复杂的化学式，非公知公用的符号或术语；不要加自我评价，如"该研究对……有广阔的应用前景""目前尚未见报道"等。摘要能否准确、具体、完整地概括原文的创新之处，将直接决定论文是否被收录、阅读和引用。长度控制在 200~300 字。摘要一律采用第三人称表述，不使用"本文""文章""作者""本研究"等作为主语。

3. 关键词　是为了便于做文献索引和检索而选取的能反映论文主题概念的词或词组，每篇文章标注 3~8 个关键词，词与词之间用全角分号隔开。中文关键词尽量不用英文或西文符号。但要注意，关键词中至少有两个来自 EI 控词表。一般高校数字图书馆均可查到。

4. 中图分类号　请查阅《中国图书馆分类法》（第 4 版）。一般要有 3 位数字，如 TM344.1。

5. 引言　作为论文的开端，主要回答"为什么研究"这个问题。应简明地介绍论文的背景、相关领域的研究历史与现状，以及著者的意图与分析依据，包括论文的追求目标、研究范围和理论、技术方案的选取等。引言应言简意赅，不要等同于文摘，或成为文摘的注释。引言中不应详述同行熟知的，包括教科书上已有陈述的基本理论、实验方法和基本方程的推导。在正文中采用比较专业化的术语或缩写用词时，应先在引言中定义说明。引言一般不超过800字，且不计入章节编号。

6. 内容　写作的时候要注意科学性、真实性和科研究性，内容的格式要严格按照规定，论文中出现的表格要严谨，图标要清晰，结论或结语应准确、简明、完整、有条理，可以提出建议、设想、改进意见或有待解决的问题。

👁 **看一看**

不当下载文献事件

对文献检索数据库中某一时间段、学科领域、类型的数据库进行批量下载，对全文数据库中某种期刊进行连续下载，利用下载工具对网络数据进行自动检索和下载等行为均属于恶意下载。

国内某高校图书馆恶意下载文献曾被严重警告，经查，该高校图书馆内数个 IP 短时间内在某数据库中下载文献多达 12 万余篇，某日下载文献 5.7 万篇，涉及 245 种期刊。

数据库超量下载产生的后果严重，全校 IP 对该数据库的使用权被冻结，该数据库旗下的 EI 数据库也被同时冻结。这不仅导致全校师生无法对数据库访问，更是严重影响了学校的声誉。所以同学们在进行学术研究的同时，一定要提高版权意识，给文献检索营造一个风清气正的环境。

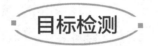

答案解析

一、单选题

1. CSSCI 指的是（　　）

　　A. 北京大学图书馆"中文核心期刊"

　　B. 南京大学"中文社会科学引文索引来源期刊"

　　C. 中国科学技术信息研究所"中国科技论文统计源期刊"

　　D. 中国科学院文献情报中心"中国科学引文数据库来源期刊"

2. 全球最权威的英文检测系统是（　　）

　　A. Cross Check　　　　　　　　　　　　B. Safe Assign

　　C. Turnitin　　　　　　　　　　　　　D. plagiarism search

　　E. theplagiarism

二、多选题

1. 中国知网学术不端文献检测系统提供（　　）检索入口

　　A. 科技期刊学术不端文献检测系统　　　B. 社科期刊学术不端文献检测系统

　　C. 学位论文学术不端行为检测系统　　　D. 学术不端文献（期刊）检测系统

　　E. 大学生论文抄袭检测系统

2. 药学文献综述的特点有（　　）

　　A. 科学性　　　　　　　　　　　　　　B. 准确性

　　C. 规范化和标准化　　　　　　　　　　D. 前沿性

　　E. 伦理性

三、问答题

1. 简述什么是核心期刊。

2. 简述药学文献综述的特点。

四、实践题

1. 请用中国知网学术不端文献检测系统检测一篇学术论文。

2. 请按照药学文献综述的撰写步骤撰写一篇关于新型冠状病毒肺炎疫苗的综述。

（姜云莉）

书网融合……

 重点回顾　　 微课1　　 微课2　　 微课3　　 习题

参考文献

[1] 陈燕，李现红. 医药信息检索 [M].3 版. 北京：人民卫生出版社，2018.

[2] 章新友. 文献检索 [M]. 北京：中国医药科技出版社，2017.

[3] 潘伟男. 文献检索 [M]. 北京：中国医药科技出版社，2020.

[4] 乔晓强. 药学文献检索 [M]. 北京：科学出版社，2017.

[5] 刘川，侯艳，刘辉. 医药文献检索与利用 [M]. 成都：四川大学出版社，2018.

[6] 赵玉虹. 医学文献检索 [M].3 版. 北京：人民卫生出版社，2018.

[7] 高巧林，章新友. 医学文献检索 [M]. 北京：人民卫生出版社，2016.

[8] 陆伟路. 中西医文献检索 [M]. 北京：中国中医药出版社，2016.

[9] 李勇文. 医学文献查询与利用 [M]. 成都：四川大学出版社，2017.

[10] 李振华. 文献检索与论文写作 [M]. 北京：清华大学出版社，2016.

[11] 周毅华. 医学信息资源检索教程 [M]. 南京：南京大学出版社，2016.

[12] 常傲冰. 中医药文献检索与利用 [M]. 北京：科学出版社，2016.

[13] 孙思琴，郑春彩. 医学文献检索 [M].4 版. 北京：人民卫生出版社，2018.

[14] 朱江岭. 国内外专利信息检索与利用 [M]. 北京：海洋出版社，2016.

[I5] 刘泰洪. 文献检索与综述实训教程 [M]. 北京：中国人民大学出版社，2018.

[16) 章新友. 中药文献检索 [M].2 版. 北京：人民卫生出版社，2018.

[17] 黄海. 医学文献检索 [M]. 北京：中国医药科技出版社，2018.

[18] 毕玉侠. 药学信息检索与利用 [M]. 北京：中国医药科技出版社，2015.

[19] 陈平，张铁群. 实用生物医学信息检索 [M]. 北京：科学出版社，2015.

[20] 颜世伟，柴晓娟. 文献检索与利用实用教程 [M]. 南京：南京大学出版社，2015.